U0230142

侯振民临证经验集

主　审　侯振民

主　编　刘光珍　王世荣

副主编　黄　华　李聚林　李怀长

编　委（按姓氏音序排列）

侯海清　侯海颖　黄　华　李怀长

李聚林　梁春华　刘爱军　刘光珍

刘丽坤　穆志明　石　乔　王世荣

邢建月　张　越　张永康　赵保东

人民卫生出版社

·北京·

图书在版编目（CIP）数据

侯振民临证经验集 / 刘光珍，王世荣主编 . —北京：人民卫生出版社，2023.7

ISBN 978-7-117-35011-2

Ⅰ. ①侯… Ⅱ. ①刘…②王… Ⅲ. ①中医临床 – 经验 – 中国 – 现代 Ⅳ. ①R249.7

中国国家版本馆 CIP 数据核字（2023）第 120875 号

人卫智网	www.ipmph.com	医学教育、学术、考试、健康，购书智慧智能综合服务平台
人卫官网	www.pmph.com	人卫官方资讯发布平台

侯振民临证经验集
Hou Zhenmin Linzheng Jingyanji

主　　编：刘光珍　王世荣
出版发行：人民卫生出版社（中继线 010-59780011）
地　　址：北京市朝阳区潘家园南里 19 号
邮　　编：100021
E - mail：pmph @ pmph.com
购书热线：010-59787592　010-59787584　010-65264830
印　　刷：北京瑞禾彩色印刷有限公司
经　　销：新华书店
开　　本：710×1000　1/16　印张：15
字　　数：253 千字
版　　次：2023 年 7 月第 1 版
印　　次：2023 年 8 月第 1 次印刷
标准书号：ISBN 978-7-117-35011-2
定　　价：89.00 元

打击盗版举报电话：010-59787491　E-mail：WQ @ pmph.com
质量问题联系电话：010-59787234　E-mail：zhiliang @ pmph.com
数字融合服务电话：4001118166　E-mail：zengzhi @ pmph.com

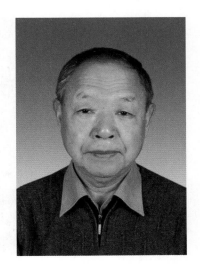

侯振民

男，汉族，1937 年生，山西太原人，主任医师、教授，北京中医药大学师承教育硕士研究生导师，山西省首批名老中医，侯振民全国名老中医工作室专家，第三、四批全国老中医药专家学术经验继承工作指导老师，第一、三批全国中医临床优秀人才研修班指导老师。曾任山西省中医药研究院大内科副主任、干部老年病科主任、名老专家诊疗中心主任，山西省干部保健委员会中医专家组负责人，山西省中医药学会常务理事、内科专业委员会主任委员，山西省傅山医学研究会常务副会长，山西省药膳养生学会名誉会长，山西省优秀中医临床人才研修班教委会副主任，山西省老科学技术工作者协会卫生分会常务理事，中国老年保健医学研究会理事，中国老年学学会中医研究委员会委员。

从事中医临床、科研、教学工作近 60 年，绝大多数时间，特别是从 1987 年开始一直进行着老年病的研究和治疗工作，积累了丰富的临床经验——辨治内科杂病重视抓主症，论治老年病重视补肾固本、健脾培元、开郁化痰、活血化瘀，学术特色鲜明。

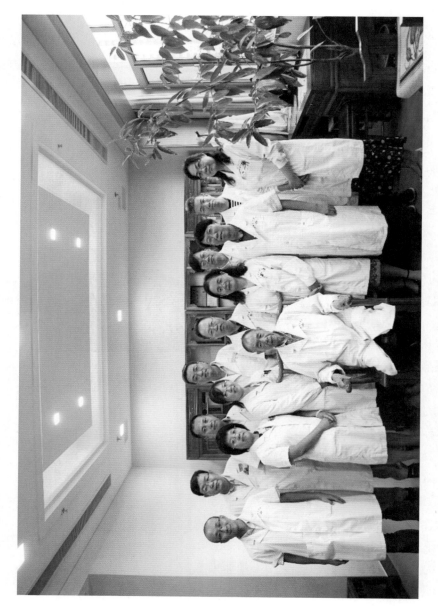

侯振民先生与传承工作室工作人员在一起（摄于 2020 年）

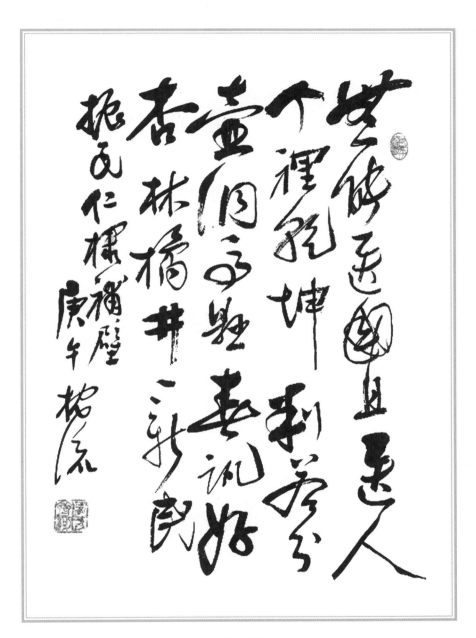

印会河题词

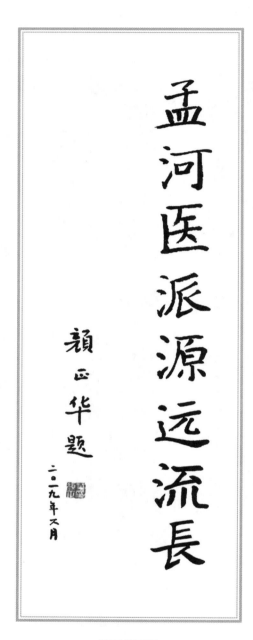

孟河医派源远流长

颜正华题

二〇一九年三月

颜正华题词

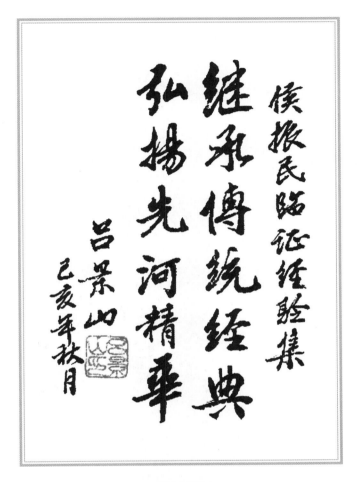

候振民临证经验集

继承传统经典
弘扬先河精华

吕景山
己亥年秋月

吕景山题词

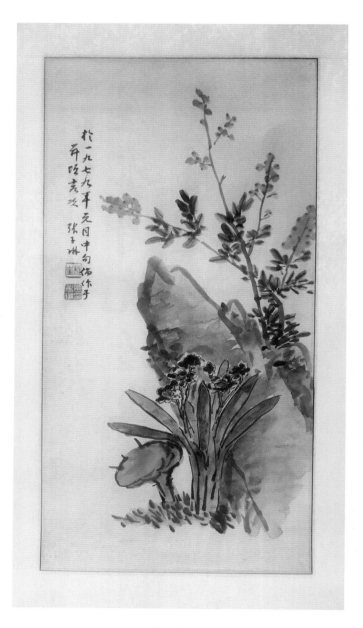

张子琳画作

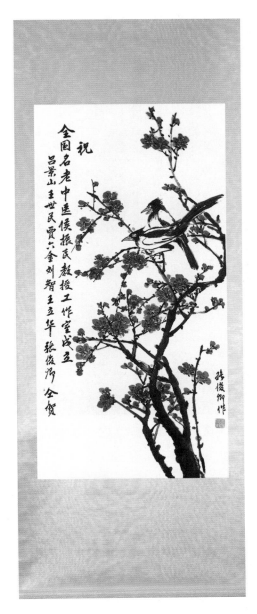

张俊卿画作

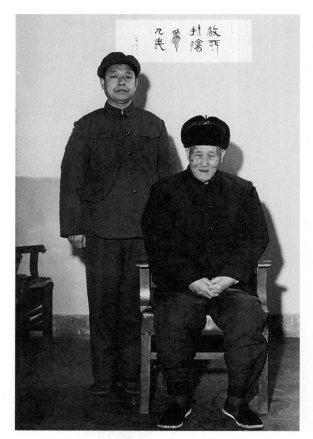

与医学"启蒙老师"张子琳老师合影

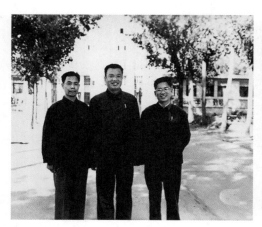

与印会河老师合影

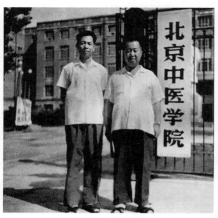

与刘渡舟老师合影

王世民序

　　全国名老中医、三晋老年病专家侯振民先生，是我相识半个世纪的同道挚友。先生怀悬壶仁人之术，组建了三晋孟河医派团队，以良医博爱之心、精湛高超医术名闻遐迩。

　　先生博学广集，先后师从山西省名老中医张子琳、李翰卿及北京中医药大学教授印会河、刘渡舟四位老师，尽得真传，妙法在心，灵活变通，方证结合。凝六十年心血开发研制了耄塞通丸、通脑灵胶囊、前列通胶囊、骨质疏松胶囊，特别是耄塞通丸具有补虚通便、降脂抗衰的双重功效，并获批国家新药，实为老年病患者之福音。

　　先生治学严谨，言传身教，璞玉雕琢成大器，但寄心香启后人，门下弟子出类拔萃者不乏其人。为流芳岐黄，精英弟子搜集汇编了先生之学术思想及临证经验，辑成《侯振民临证经验集》。是书乃先生师承所学又结合临床经验的再升华，辨证论治，对症用药，凝聚着先生毕生心血，实为宝贵的名医临床经验总结。

　　有幸在付印前先睹为快，阅后深感杏林春暖，医者仁心跃然纸上。欣然提笔作序，惟愿先生之术嘉惠医林，泽惠万家。

国医大师

2019 年 5 月

侯振民序

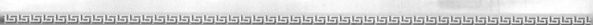

　　中华医道源远流长,余所生长的三晋大地,是国医发祥灵秀之地,悬壶济世是余一生所求。从上世纪五十年代至今,临证近六十载,回首往昔,张子琳先生、李翰卿先生、刘渡舟教授、印会河教授等四位恩师的教诲犹在昨日。恩师们对中医经典的深研细会,令余由衷钦佩。他们的期许和鼓励,句句在耳,声声入心。在传承他们高明医术医道的路上,余始终不渝,坚定前行。

　　在恩师印会河教授的引领下,余有幸成为孟河医派之三晋传人,甚感殊荣。通过长期潜心研习,感悟到医学贵精,惟有一丝不苟地学习经典,博闻多识,立足临床不断精进,不断充实自我,才能够领悟前人的智慧,才能将医道医术的精髓了然于胸,从而做到师古而不泥古,在汲取百家精华的基础上不断升华,以临证为务,以疗效为衡,灵活遣方,济世救人。

　　为医者,精湛医道医术的同时,还要有高尚医德。当常修从医之德,常怀律己之心,以大医精诚作为医者之准则,坚守住自己的本真之心,踏踏实实诊病疗疾。

　　感谢山西省中医药研究院的鼎力支持,为余营造良好的科研医疗工作环境。余继承先辈经验,结合临床实践,创新诊疗思路,为老年病的治疗,先后研发出国家级新药芪黄通秘软胶囊及多种院内制剂,多年来广泛运用于临床,取得了较好疗效。

　　岁月流逝,鬓发已苍。如何更好地传承发扬祖国医学精粹,余寄厚望于门下弟子。欣慰的是,弟子们将余所传心领神会,百名弟子当中,不乏中医界栋梁之材,早已青出于蓝而胜于蓝。弟子们搜集整理出这部临证经验集,使我几十年所学所得可以薪火相传,流芳岐黄。惟愿勠力同心,将中医药这一中华传统文化之瑰宝发扬光大。

　　文集既成,付印在即,门生诸君邀余作序,拙以成章,忝列篇首,权以为序。

并州侯振民

2019 年 12 月于太原

12

目　录

第一章　名医之路 ……………………………………………………………… 1

第一节　从医小传 ……………………………………………………………… 1

　　一、遵父愿，疗母疾，救"含灵"，笃志学医 …………………………… 1

　　二、拜名师，秉传承，研经典，孜孜以求 ……………………………… 1

　　三、明医理，勤临床，重科研，学验丰硕 ……………………………… 2

　　四、扬国医，育后学，重传承，光大中医 ……………………………… 2

第二节　学术渊源 ……………………………………………………………… 3

　　一、师从张子琳先生，立论平正，注重培补，善于调理，用药轻灵 …… 4

　　二、师从李翰卿先生，精研经方，守常达变，明析证候，辨治疑难 …… 5

　　三、师从印会河教授，精研内科，师古不泥，紧抓主症，辨病辨证 …… 6

　　四、师从刘渡舟教授，经方立身，方证相应，古今接轨，灵活遣方 …… 8

　　五、遵先师熟读经典，通背条文，深究经文，临证结合，多获效验 …… 10

第三节　学术思想 ……………………………………………………………… 10

　　一、"补肾"为治疗老年疑难病基本大法 ………………………………… 10

　　二、"健脾"为老年病康复的基本大法 …………………………………… 12

　　三、"调神"为治疗老年失眠的基本大法 ………………………………… 14

　　四、"开郁"为治疗老年郁证的基本大法 ………………………………… 14

　　五、"抓主症"辨证论治内科杂病 ………………………………………… 15

第二章　临证经验 ……………………………………………………………… 17

第一节　专病治疗经验 ………………………………………………………… 17

　　一、从肾论治原发性骨质疏松症经验 …………………………………… 17

　　二、辨治老年便秘经验 …………………………………………………… 19

　　三、从肝论治前列腺增生经验 …………………………………………… 20

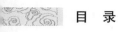

目　录

四、眩晕辨治经验 ····································· 21

五、汗证辨治经验 ····································· 25

六、郁病治疗经验 ····································· 27

七、从痰论治咳、喘、哮经验 ························· 29

八、痰热上扰之神志病辨治经验 ······················· 31

九、痛症辨治经验 ····································· 32

十、肝胃不和辨治经验 ······························· 38

十一、肝脾不调腹泻辨治经验 ························· 40

十二、阴虚痢治疗经验 ······························· 41

十三、五更泄治疗经验 ······························· 42

十四、外伤头痛治疗经验 ····························· 43

十五、老年失眠辨治经验 ····························· 43

第二节　用药特色 ····································· 48

一、遣方用药思路 ····································· 48

二、对药应用 ··· 50

（一）白芍—甘草 ····································· 50

（二）荆芥—白芷 ····································· 50

（三）青葙子—夏枯草 ································· 51

（四）鱼腥草—山豆根 ································· 51

（五）当归—龙齿 ····································· 51

（六）芦根—枇杷叶 ··································· 52

（七）䗪虫—降香 ····································· 52

（八）蝉蜕—全蝎 ····································· 53

（九）当归—肉苁蓉 ··································· 53

（十）紫苏叶—生姜 ··································· 53

（十一）香附—紫苏叶 ································· 54

（十二）大青叶—苍耳子 ······························· 54

（十三）党参—白蒺藜 ································· 54

（十四）酸枣仁—龙眼肉 ······························· 55

（十五）木瓜—牛膝 ··································· 55

（十六）何首乌—决明子 ······························· 55

（十七）珍珠母—夜交藤 ······························· 55

第三节　医话精选 ·· 56

　　一、印会河逍遥散加减法 ·· 56

　　二、祛湿解毒凉血热白头翁汤是良方 ·························· 57

　　三、谈半夏、生姜、甘草三泻心汤的运用 ·················· 58

　　四、活血化瘀一得 ·· 59

　　五、腹胀从饮治 ·· 60

第三章　验方集锦 ·· 61

第一节　经验方 ·· 61

　　一、左金丸加味 ·· 61

　　二、急性痢疾验方 ·· 62

　　三、急性泄泻验方 ·· 62

　　四、久痢阴虚湿热经验方 ·· 63

　　五、五更泄根除方 ·· 64

　　六、痰火失眠验方 ·· 64

　　七、半身病验方 ·· 65

　　八、治疗鼻窦炎方 ·· 66

　　九、化瘀通气方（侯振民自拟方） ······························ 66

第二节　常用抓主症方 ·· 67

　　一、白虎汤 ··· 67

　　二、白头翁汤加味方 ·· 68

　　三、半夏泻心汤加减方 ··· 68

　　四、保和丸加减方 ·· 69

　　五、大柴胡汤加味方 ·· 70

　　六、大黄牡丹皮汤加减方 ·· 71

　　七、导赤散加味方 ·· 71

　　八、膈下逐瘀汤加减方 ··· 72

　　九、苓桂术甘合泽泻汤方 ·· 72

　　十、六君子汤加减方 ·· 73

　　十一、平肝清晕汤 ·· 73

　　十二、启膈散加减方 ·· 74

　　十三、羌活胜湿汤加减方 ·· 74

十四、清空膏加减 ……………………………………………… 75

十五、清气化痰汤加减 ………………………………………… 75

十六、射干麻黄汤加减方 ……………………………………… 76

十七、肾着汤加味方 …………………………………………… 77

十八、苏羌解表汤 ……………………………………………… 78

十九、痛泻要方加味方 ………………………………………… 79

二十、五积散加减方 …………………………………………… 80

二十一、五子衍宗丸加味方 …………………………………… 80

二十二、芎菊茶调散加减方 …………………………………… 81

第四章　临床医案 ……………………………………………… 83

　第一节　肺系疾病 …………………………………………… 83

　　一、感冒案 ………………………………………………… 83

　　二、咳嗽案 ………………………………………………… 84

　　三、肺胀案 ………………………………………………… 93

　　四、肺痈案 ………………………………………………… 94

　　五、肺痿案 ………………………………………………… 96

　　六、湿疹案 ………………………………………………… 98

　　七、皮肤瘙痒案 …………………………………………… 99

　第二节　心系疾病 …………………………………………… 100

　　一、口疮案 ………………………………………………… 100

　　二、心悸案 ………………………………………………… 103

　　三、不寐案 ………………………………………………… 106

　　四、汗证案 ………………………………………………… 108

　第三节　肝胆系疾病 ………………………………………… 111

　　胁痛案 ……………………………………………………… 111

　第四节　脾胃系疾病 ………………………………………… 113

　　一、腹痛案 ………………………………………………… 113

　　二、痞满案 ………………………………………………… 116

　　三、泄泻案 ………………………………………………… 118

　　四、便秘案 ………………………………………………… 120

　第五节　肾系疾病 …………………………………………… 124

一、水肿案 ·· 124

二、遗尿案 ·· 125

三、肾着案 ·· 127

四、腰痛案 ·· 128

五、淋证案 ·· 133

六、前列腺增生案 ·· 134

第六节　脑系疾病 ·· 136

一、头痛案 ·· 136

二、眩晕案 ·· 139

三、中风案 ·· 143

四、痫病案 ·· 146

第七节　肢体经络疾病 ····································· 148

一、行痹案 ·· 148

二、着痹案 ·· 149

三、骨痹案 ·· 150

四、肩凝症案 ·· 151

第五章　讲稿集粹 ··· 153

第一讲　桂枝汤及其加减的临床应用 ····················· 153

第二讲　刘渡舟应用苓桂术甘汤类治疗水气上冲证的临床经验 ··········· 161

第三讲　温病辨治心法 ································· 174

第四讲　小柴胡汤加减的临床应用 ······················· 184

第五讲　心下痞与泻心汤 ······························· 191

第六讲　印会河老师论肺痿与肺痈 ······················· 196

附一　传承脉络 ··· 203

附二　学术成果 ··· 213

第一章

名医之路

第一节 从医小传

一、遵父愿,疗母疾,救"含灵",笃志学医

侯振民,祖籍山西省平遥县安固村,1937年出生于山西省太原市,中学时就读于太原五中。由于母亲多病,常陪母亲就诊于与太原五中仅一路之隔的山西省中医研究所,看到医院众多受疾病折磨的患者,并从母亲的诊治中体会到了中医药的有效性,自幼即怀有仁慈之心的他,萌生了做一名中医,为母治病,为百姓大众疗疾的愿望。及至毕业,父亲也希望他能学医。1958年3月,年轻的他负着重托,作为全省500多名考生中录取的40名学员之一,考入山西省中医研究所举办的第一届中医学徒班并担任班长。1958年11月,山西省中医学校成立后,李翰卿所长为了让全省招收的首批中医学徒能够接受良好的中医教育,又把全部学徒班的学员编为山西省中医学校的第三班,上午跟师门诊,下午集体上课。如此系统地学习了中医的四大经典著作,以及内科、外科、妇科、儿科、针灸等中医课程和生理学、病理学、解剖学、微生物学、西医内科学等西医课程,打下了扎实的医学基础,步入了中医的殿堂。

二、拜名师,秉传承,研经典,孜孜以求

1958年,作为中医学徒班的学生,侯振民拜师山西省名老中医张子琳先生。拜师后张子琳老师教他的第一句话是:"学医先学做人。"要求"一辈子做好事不做坏事",这对侯振民一生如何做人,如何做事,影响很大。其次,才让他从《医学三字经》《汤头歌诀》《药性赋》《濒湖脉学》等启蒙书学起,并要求全部能够熟练背诵。1962年,李翰卿老师又系统地传授了他"伤寒论113方使用法"。

1964年，刘渡舟教授带北京中医学院学生来山西省中医研究所实习，侯振民有缘结识了这位全国著名的老中医，并尊其为师长。1972年侯振民去北京中医学院进修时，刘渡舟又介绍他与著名老中医印会河认识。在刘、印二位师长的指导下，侯振民又系统地学习了刘老讲授的《伤寒论》，印老讲授的《温病学》，名医祝谌予讲授的《金匮要略》，以及任应秋老先生对《内经》的诠释。上午跟师门诊，下午独立诊病，晚上在图书馆学习。在跟印会河教授一年多的学习中，他收集印会河教授亲诊的有效病例，并分门别类地加以整理，书写学习体会，向老师请教。他务实、执着、孜孜以求的学习精神，对老师的崇拜与尊敬，印会河教授看在眼里，并收他为徒。自此，侯振民更加发奋，系统研究孟河学派学术思想，总结印会河教授诊疗经验，并被作为孟河医派第五代弟子记录于李夏亭《孟河医派三百年》。

三、明医理，勤临床，重科研，学验丰硕

1961年侯振民于山西省中医学校毕业，因成绩优异被分配到山西省中医研究所工作至今。他从事中医临床、科研、教学工作的近60年中，绝大多数时间，特别是近30年来一直进行着老年病的研究和治疗工作。1984年，他担任山西省中医研究所（大）内科副主任，具体负责该科的中医查房和会诊工作。1987年干部老年病科成立后，又任该科主任，从此全面开展了中医老年病的治疗与研究工作。30多年来，他研究成功并应用于临床的成药有治疗老年便秘的"艽塞通丸"以及"艽塞通软胶囊"，治疗老年脑血管病的"通脑灵胶囊"，治疗老年前列腺肥大的"前列通胶囊"，治疗老年骨质疏松症的"骨质疏松胶囊"，治疗老年高脂血症的"复方大蒜油胶囊"，治疗老年糖尿病的"复方苦瓜降糖胶囊"，治疗老年顽固性失眠的"除痰安神颗粒"。其中，"艽塞通软胶囊"进行了成果转让。此外，还研制了老年保健食品"八仙延寿饼干"，进行了"山西省太原地区健康老年人常量及微量元素水平含量的研究"。完成科研项目7项，5项经过科研成果鉴定，3项获得山西省科技进步奖二等奖，其中1项获中国老年学学术成果奖。

四、扬国医，育后学，重传承，光大中医

为了开展对外交流，宣传中医学博大精深的奥义，扩大海外影响，山西省中医药研究院组织了11人的医疗队，侯振民有幸随队赴马来西亚医疗并讲

学 1 年。当时 11 人被随机分配到马来西亚的各个州工作，他被分到柔佛州的"马中中医诊疗中心"工作，并与当地的中医师公会建立了友好关系，在那里进行多次学术讲座，受到广大马来西亚中医界同仁的好评，被聘为马来西亚柔佛州中医针灸学院客座教授。

2003 年，侯振民被聘为第三批全国老中医药专家学术经验继承工作指导老师，赵保东主任医师为其学术继承人，完成师承教学工作。2005 年，全国优秀中医临床人才刘光珍主任医师也拜侯振民为指导老师。2008 年，侯振民再次被聘为第四批全国老中医药专家学术经验继承工作指导老师，王世荣医生、刘爱军医生成为侯振民的学生。2012 年，侯振民作为第三批全国中医临床优秀人才研修项目指导老师带教张永康及王世荣主任医师。侯振民按照传统中医的师承方法，将"师承"全国名老中医印会河、刘渡舟两位教授和山西省名老中医张子琳先生及李翰卿老所长的全部临床经验，以及侯振民在临床实践中的体会和盘托出，毫无保留地传授给学生。在跟师临证实践时，侯振民为了保证看病的质量，为了对患者负责，也为了能有时间给学生讲解他遣方用药的思路，一个门诊最多限看 20 人次。遇有病证复杂的情况，侯振民总是沉吟斟酌再三，方予处方。对学生所写病案、月记详细阅改，指出体会中的欠缺部分，并定期授课，讲授印会河"中医内科新论"及李翰卿"伤寒 113 方的运用"，重点并反复讲解印老 38 首抓主症方，指导编写《印会河抓主症经验方解读》(中国中医药出版社出版)。

作为中医人，侯振民从未忘记过自己的责任和使命，为了中医药事业的发展不辞劳苦，奔走呼号。由于种种原因，到 1980 年为止，山西省还没有中医学院，顺应着当时国家改革开放的大好形势，在省市领导的支持下，侯振民联络了山西省中医研究所的中医骨干，发起并成立了"山西省中医业余大学"，侯振民担任教务主任。学校开办 10 余年，为山西省培养出了一批中医人才。2009 年，年逾古稀的侯振民，仍一心牵挂着山西的中医事业，面对中医人才短缺的现状，焦急万分。与王世民、吕景山、原明忠、刘智、刘光珍等一起向山西省中医药管理局建议开办山西省优秀中医临床人才研修班。目前该班已办 4 期，带教山西省优秀中医临床人才 130 余人。

第二节　学　术　渊　源

侯振民推崇仲景之学，精通温病学派叶天士、吴鞠通之说，师从近代名医张子琳先生、李翰卿先生、印会河教授及刘渡舟教授，启蒙于张子琳，提高于李翰卿，成才于印会河、刘渡舟。兼收并蓄，汲取各家精华，摒弃门户之见，以临证为务，以疗效为衡，自成一家。

一、师从张子琳先生，立论平正，注重培补，善于调理，用药轻灵

侯振民早年启蒙于本省名老中医张子琳先生。张子琳（1894—1983），字桂崖，号宏达，山西省五台县人。自幼从父学医，启蒙于《医学三字经》《四言脉诀》等，续习以《伤寒论浅注》《灵素集注节要》，并在老中医刘采臣先生的指导下，攻读《内经》《伤寒论》《金匮要略》等经典著作。稍长即随父临证见习，并诵习陈修园、徐灵胎、唐容川诸家著作，对陈修园的医书探讨尤为深刻。26岁即悬壶开业，声誉渐起。从1957年始任职于山西省中医研究所（山西省中医药研究院前身），直至退休。擅长于中医内科、妇科及外科疾病的辨证论治，为著名中医临床家。受陈修园学术思想的影响，张老的学术特点为立论平正，注重培补，善于调理，常用平淡轻灵之药获取疗效。如以五淋散（赤茯苓、当归、甘草、赤芍、山栀）加蓄、瞿麦、滑石、陈皮统治淋证。善用二陈汤加减统治中焦诸病，用五皮饮加减统治水肿等，均为平平正正、有益无损之法。临证用药，张老力求辨证准确，用药轻灵，不主张大方大药，"以巧破千斤"。对慢性病的治疗，重视培补调理，扶正而祛邪。他不轻易使用一些克伐药物，如枳实、青皮、三棱、莪术等。即使是实证患者祛邪也只是衰其大半而止。对于久治不愈的疑难病症调理，张老认为，医生更应坐镇从容，胸有成竹，有守有变。"守"，就是病情即使千变万化，治疗也应始终万变不离其宗，治病必求其本。"变"，就是药随证变，有是证，用是药，随证加减，不能胶柱鼓瑟。张老还特别注重顾护脾阴。他认为：各脏腑都由阴阳两方面组成，脾脏既有阳，也必有阴；脾阴虚多见于素体虚弱者，胃阴虚多见于素体尚盛，急性热病伤阴者。其主症为食欲不佳，甚或不饥不食，口干，大便干结不爽，小便短黄。创立了"加减异功散"一方。钱乙的五味异功散（人参、茯苓、白术、陈皮、炙甘草）是温补脾阳之专方，张老以辽沙参易人参，以山药易白术，以生甘草易炙甘草，再加麦冬、石斛、莲子、扁豆、鸡内金等，将其裁化为"加减异功散"，使该方治疗作用由补脾阳变为补脾阴、开脾胃，往往收效。

针对不同类型的疾病，张子琳先生在长期的医疗实践中总结出自己的"坐底方"。凡血分病多用四物汤；气分病多用四君子汤；脾胃病多用二陈汤、小

建中汤；寒湿痹证常用黄芪桂枝五物汤；调肝多用逍遥散；崩漏常用自拟加味胶艾汤；不育多用赞育丹等。再根据病情在"坐底方"的基础上推敲和加减，形成了自己的处方用药规律。

侯振民21岁始从师于张子琳先生，深谙其学术思想与用药特点，并将其运用于老年病和一些慢性病的治疗。老年人年老体弱，脏气渐衰，既受不得峻补大补，也受不得峻攻克伐之品，故侯振民治疗老年病及慢性病，多以补肾填精、健脾益气为法，用药平和，量小轻灵，缓补慢调。遇痰、瘀之证，亦多予健脾化痰、益气活血、行气活血、养血活血等法，鲜予攻伐、破血之剂。治疗慢性病，则敢于守法，善于守法，如治疗老年便秘，不予峻下之品，而予毛塞通丸，每日一丸常服，益气补肾，养血润便；又如以通脑灵胶囊常服治疗老年痴呆，也为缓图其功。侯振民临证，也常用张子琳先生之"坐底方"及经验方调治疾病并灵活化裁，如常用张氏平肝清晕汤治疗阴虚阳亢之头晕，以四物清疹汤治疗湿疹、皮癣等，以四神丸合理中丸治疗五更泻，等等，常可收效。为了更好地传承张子琳先生之临证经验，2018年，年已81岁的侯振民带领弟子王世荣、李聚林、黄华参加了张子琳医案临证实录系列丛书的编写工作。

二、师从李翰卿先生，精研经方，守常达变，明析证候，辨治疑难

李翰卿，字华轩，又名希缙，1892年出生于山西省灵丘县，自幼随其舅父张玉玺学医习文，15岁即可诊病，后以第一名考入山西医学传习所，学习三年，系统学习中医经典，涉猎各家学说。35岁悬壶并州，因医术精湛、医德高尚而享誉并州，被誉为山西四大名医之首。1957年始任山西省中医研究所第一任所长。侯振民有幸受其教诲。李翰卿先生师法仲景，善用经方。对《伤寒论》精研细究，结合数十年临床使用经方的经验，撰著了《伤寒论113方临床使用经验》一书，该书对每方均详尽介绍其主证、药物、方义和临证运用经验，并将其毕生之研究体会融入其中。如桃核承气汤方主治证的按语中言：此方对于昼日明了、暮则谵语之蓄血证有效。对于缠绵不愈的牙痛症，去桂枝加生地、丹皮有奇效。他主张师古方重在师其法，古方不能尽合今病，临证用药，应守法度而不拘于定方。如用经方，从临证实践中品验，如脉证病机完全符合，用原方即有效验，此时加减不是治错就是画蛇添足。但方证只要有一方面不符，即须加减适宜才行。如治腹胀，川朴为君，兼虚者加人参，兼呕者加生姜、半夏，即师法厚姜半甘参汤之意也；如系实胀，加枳实、大黄，即承气

之意;寒者,加干姜;寒热往来者,加柴胡;腹痛者,加芍药;寒热夹杂者,往往干姜、黄连寒热并用,仿泻心汤、黄连汤之意。只要掌握精神,随证加减,皆能取效。总之,不论固守原方还是加减使用,均应做到方由证定,药随法出,才能药病相符,效如桴鼓。

对于疑难之症,李翰卿先生尤重辨析其夹杂证情。尝言:"一般来讲,慢性病、危重病夹杂证居多;急性病、轻微病夹杂证少见;身体素质好的急性病患者夹杂证少;体质差或兼有慢性病的急性病患者夹杂证多。在夹杂证中,有表里夹杂、寒热夹杂、虚实夹杂、阴阳夹杂、脏病兼腑、腑病兼脏,或数脏之病同见,数腑之病共存,数经之病并发,数络之病齐现,等等。在衡量夹杂证时,尤应重视它们之间的比例关系。如在表里关系中,有表而夹里与里而夹表的不同;在寒热关系中,有寒中夹热与热中夹寒的不同;在虚实关系中,有实中夹虚与虚中夹实的不同;在阴阳关系中,有阳虚中夹有阴之不足与阴虚中夹有阳之微亏的不同;及至脏腑关系中,有脏虚夹有腑之微实与腑实夹有脏之虚损的不同;等等。怎么鉴别呢?一般采用脉、色、腹、证相互对照之法,即若表里证俱在时,症状的多少是区别表里多少的关键;虚实俱在时,脉、色、腹诊相结合,是区别虚实孰多孰少的关键;至于数脏、数腑、数经、数络共存者,症状表现多者为多,少者较少。脉象所代表的寒、热、虚、实,则是衡量夹有寒、热、虚、实的重要指标。若大实如羸状,或至虚有盛候,则必须借助腹诊加以辨别。"

侯振民作为李翰卿先生的学生,对李翰卿《伤寒论113方临床使用经验》反复研读揣摩,并将其运用于临床治疗中,在我们跟师学习期间,侯振民给我们详细讲授了这本书。在辨治疑难病时,从抓主症入手,排除假象,探查本质,明析其寒热、虚实、表里阴阳的比例关系,选方择药。对主证设主方,对兼证则遵中医"急则治其标""缓则治其本""寒者温之""热者清之""虚者补之""实者泻之"治则,随证治之。并承继李翰卿先生药少力专、务求精当之遣方用药理念,处方药少力专,组方用药严密灵巧,方中有方,方中有药,药中有方,药中有药,常以小方小剂而取效。如侯振民曾治一咳嗽迁延不愈的患者,只疏以三拗汤加蝉蜕、桔梗五味药,三剂而愈。

三、师从印会河教授,精研内科,师古不泥,紧抓主症,辨病辨证

侯振民曾于1972年师承印会河教授学习,并成为印会河教授入室弟子。印会河教授,名石,字枕流。1923年出生于江苏省靖江县西乡,祖父印玉衡,

讳漈，于"通儒"以后又博览医书，成为"通医"，小儿推拿尤为所擅。其父秉忠公曾投孟河名医黄理堂先生门下，专习内科杂病，尽得黄老医生临床经验，并间接获得孟河医派清末名医费伯雄氏（《医醇賸义》作者）之所传，后又从当时靖江著名外科老中医龚老四学习外科内托外消及刀针手术，方悬壶本县，疗效卓著，名噪远近。有"小孟河"之称。印老五周岁开始攻读四书五经，学完初中课程后，即开始了中医学习。背诵《汤头歌诀》《医学心悟》《医宗必读》，学习《温病条辨》《医醇賸义》，并溯本求源，研读《内经》《难经》《伤寒论》《金匮要略》以及《中藏经》《诸病源候论》和金元四大家之著作。理论与实践相结合，在父亲的苦心培育下，经由侍诊抄方、口述录方到独立看病处方几个阶段的锻炼，1940年独立开业后，疗效显著，不到20岁就被誉为"江南小名医"。1957年8月奉调至北京中医学院任教，主编《中医学概论》及《中医基础理论》第5版全国统编教材，著有《中医内科新论》《外感热病总论》等。

印会河的治学观点为师古而不泥古，主张在前人的基础上加以变革，要有意识地吸收和应用现代科学技术，剖析和验证中医学的科学内涵，使中医学的理论和临床诊疗能跟上现代世界医学科学发展的步伐。印老于1961年曾写文章《伤寒金匮贬》，对《伤寒论》《金匮要略》两书，在肯定其继往开来创立辨证论治体系伟大功绩的基础上，从病因、诊断、治疗及误治救逆等方面指出了其不足之处。将外感热病按其性质不同划分为温热、湿热和温热夹湿三大类型。温热属燥热一类，因其有伤阴耗津血之特点，故其治法即以祛热（包括辛凉发汗、清泄和养阴等法在内）和保津血（包括滋阴、凉血、生津和急下存阴等法在内）二者为重点。湿热则系由湿郁而生热，不易伤阴而重在伤阳，且祛湿即可通阳，湿去则其热不能独存，故对于湿热证的治疗，即着重以祛湿为务，至热度上升较高时，方配合苦寒药物，取其寒以清热、苦以燥湿，原则上仍以治湿为主。温热夹湿与感寒化热二证型，不具备传变的规律性，予以随证治之。同时，印老认为，辨证是基础，辨病是方向，中医西医两者的辨证与辨病同是认识论的两个阶段，即由低级到高级、由感性认识到理性认识的过程应该是一致的。应该而且能够把西医的辨病和中医的辨病统一起来，把西医的检查结果和中医的辨证辨病结合起来，具体地说，就是使西医的诊断有机地加入中医的辨证规律和内容，为中医的辨证论治体系服务，以便更科学地提高中医的辨病水平。印老抓主症辨治疾病，就是辨证论治和辨病论治在临床实践中的具体体现。很多疾病都错综复杂、矛盾重重，抓不住其主要矛盾则头绪万千，很难解决。一经抓住主症，把握住主要矛盾，疾病就会向愈。在《印会河中医内科新论》中共列述38首抓主症方运用于临床，疗效显著。

侯振民在随印会河学习时，通过跟师临证，听老师讲解，及对老师诊治病案的仔细推敲，及其后对印会河《中医内科新论》的学习，继承了印老对外感热病和内伤杂病的认识和论治方法并加以发展，运用于临证实践。把外感热病按其病证的本质，分为温热、湿热、温热夹湿、伤寒。以卫气营血辨证辨治温热病；以三焦辨证辨治湿热病；以随证变通的方法辨治温热夹湿；以六经辨证辨治伤寒太阳、少阳证。对内伤杂病的治疗承继印老"抓主症"辨证论治学术思想，将印老38首抓主症方广泛运用于临床，并将此法用于肺系疾病及脾胃病的诊治中。

四、师从刘渡舟教授，经方立身，方证相应，古今接轨，灵活遣方

刘渡舟教授是研究《伤寒论》学术的大家，辽宁省营口市人，少年时先后受业于营口名医王志远、大连名医谢泗泉。在老师的指导下先后学习了《黄帝内经》《难经》《神农本草经》《伤寒论》《金匮要略》等中医经典。此后，又对金元四大家与温病学说进行了深入钻研，并融会贯通。出师后悬壶于大连，擅用"经方"，屡起沉疴，医名大噪。1945年参加南京中医师特种资格考试，以优秀成绩获准通过。1950年始进卫生部中医进修学校深造，系统学习了现代医学的基础理论及临床课程，1956年奉调任教于北京中医学院。刘渡舟教授提出了六经实质论、方证相对论、辨证知机论、古今接轨论、气机论、火热论、水气论、肝胆论等学术观点，发展和延伸了伤寒论学说。同时，刘渡舟教授也是卓越的临床大师。刘渡舟教授特别强调，学中医基础理论是为了更好地在临床上防病治病，要将学到的理论切实运用到临床上去，达到"学用结合，学以致用"。

侯振民曾随刘渡舟教授临证学习。初学之时，侯振民见刘渡舟教授对经典理论出口成诵，深感自己之不足，唯恐难得真学。刘渡舟见其犹疑，便鼓励说："你不要着急，你一天跟我和印老学一方一招，一年就是365条经验，你们现在比我们学医时的条件好百倍，两年下来肯定能当个好大夫。"自此侯振民遂安下心来，上午跟师门诊，下午独立诊病，晚上在图书馆学习，此两年成为侯振民学习的黄金时代，至今仍难忘怀。

刘渡舟对侯振民影响最大的为方证相对论、古今接轨论。刘老的"方证相对论"对侯振民临证运用方证辨治方法起到了引领作用。《伤寒杂病论》共

有 257 方,证以方名,名由证立,有一证必有一方,有是证必有是方,方证一体。认识疾病在于证,治疗疾病在于方。方与证乃是伤寒学的关键。方证辨证是一种独特的辨证模式。方证指与某个方剂具有良好对应与契合关系的病证。《伤寒论》载 113 方,其方结构严谨,药味精练,配伍有度,煎服得法。刘老认为使用经方的关键在于辨证是否精确,辨证精确就在于了解辨证之机,辨证之机就在于能否抓住主证。主证是指决定全局而占主导地位的证候。如以方证而言,则有以发热、汗出、恶风为主的桂枝汤主证;以恶寒无汗、身痛气喘为主的麻黄汤主证;以口苦喜呕、胁痛、胸满、往来寒热为主的柴胡汤主证;以烦渴、大汗出、高热、脉大为主的白虎汤主证;等等。主证是诊断之标准也是投方之指征。抓主证方法有两个最主要的特点,其一,抓主证一般不须要直接对病因、病位、病势、病性之病机分析,病机辨析皆潜在于主证辨析中;其二,主证多与首选方剂关联在一起,抓主证即有汤证辨证的特点。刘老认为,要做到方证相对,第一是继承,对六经为病之证、误治救逆之法、随证施治之方,都要背诵如流,娴熟于心;第二是灵活运用,将大论之方与证,进行分析、研究、归纳,融会贯通,会之一意,运用于临床实践。

对侯振民为医遣方用药影响较大的还有刘渡舟的"古今接轨论"。刘渡舟教授在临床上虽以善用"经方"而自成一家,但同时他也非常重视对于后世"时方"的挖掘与整理。他认为,方虽有古、今之分,但有同气连枝的内在联系,经方为方之源,时方为方之流,二者一脉相承,当相互借鉴。如后世方中的麻黄、桂枝、大黄、柴胡等药所构成的方剂,多是从《伤寒论》的麻黄汤、桂枝汤、承气汤、柴胡汤演变而来。因此,在临床运用中,既不能厚古而薄今,又不能倡新而非古,从方剂学发展的角度来看,经方药少而精,有鬼斧神工之力、起死回生之效,且方义隽永,药味精当,耐人寻味;时方则涵盖面广,有情调各异之妙、承前启后之功,多思路开阔,立意新颖。应将"经方"(古方)与"时方"(今方)巧妙地结合起来,用"古方"以补"时方"之纤弱,用"时方"以补"古方"之不全,取长补短以增强临床疗效。因此,在方剂的运用上,刘渡舟提出"古今接轨"的新观点。使古方、今方、古今接轨方,灵活自如地融合在一起运用于临床,既是对古人经验的很好继承,又是对中医药学的一个创新发展。

侯振民随师临证,学习体会经方方证、经方方药配伍特点及刘老在临床上的灵活运用。临证谨守方证之基本病机,抓主证以遣方,以经方为基处方用药,或经方加减,或两方化裁,灵活用治于多种疾病。并承继刘渡舟"古今接轨论"，将经方的精要与时方的灵活相结合，用治于内科杂病。如用桂枝汤合玉屏风散治疗体虚营卫不和之汗证，用桂枝龙骨牡蛎汤、金匮肾气丸合缩泉丸用治于心肾气虚之遗尿，当归贝母苦参丸合导赤散治疗湿热瘀结之膀胱炎，以旋覆花汤合血府逐瘀汤用治于气滞血瘀之胸痹等，均为经方接轨时方的典型例证。侯振民还常常将刘老自制方用治于临床，以刘氏自制柔肝滋胃饮（川楝子、佛手、橘叶、丹皮、白芍、沙参、麦冬、玉竹、生地）柔肝、滋胃、调气治疗肝阴虚性肝胃不和；以刘氏益胃和肝汤（沙参、麦冬、玉竹、生地、枇杷叶、荷蒂、川楝子、郁金、白芍）滋胃阴、和肝气治疗胃阴虚性肝胃不和，疗效甚佳。

五、遵先师熟读经典，通背条文，深究经文，临证结合，多获效验

　　侯振民先后师从于张子琳、李翰卿、印会河、刘渡舟四位中医大家，形成了以经方为基，守方达变，古今结合，善守善变，药精量轻的制方思想，掌握了抓主症辨证论治的辨治方法，并基于对经典理论的学习，求索老年病之因机证治。《内经》描述的以男八女七为基数的增龄性变化，明确说明了生长、发育、衰老与肾之精气的盛衰密切相关。《素问·上古天真论》曰："肾者主水，受五脏六腑之精而藏之，故五脏盛乃能泻。今五脏皆衰……天癸尽矣，故发鬓白，身体重，行步不正，而无子耳。"肾虚是人体衰老的主要原因及机制。而《内经》《脾胃论》关于脾胃的论述亦提示了脾胃在人体衰老中的重要意义。《内经》言"土者生万物""有胃气则生，无胃气则死"，《脾胃论》则提出脾胃元气论，"真气又名元气，乃先身生之精气也，非胃气不能滋之。"侯振民结合多年诊治老年病的观察体会，认为老年人五脏皆虚，而以肾虚为本。肾虚是老年病的根本病因病机，脾虚是影响老年病康复、不能向愈的主要因素，由脾肾气虚所产生的痰、瘀等病理产物是老年病进展甚则发生变证的诱发因素。治病必求其本，故治宜补肾健脾，复中州之气，填先天之精，并祛除痰、瘀等碍阻气血之邪，使气血和调，阻抑老年病的进展，促进老年病的康复。

第三节　学术思想

一、"补肾"为治疗老年疑难病基本大法

　　基于中医肾之生理功能的认识及多年治疗老年疑难病临床实践的体

会，侯振民认为：暮年之辈，五脏皆虚，肾虚为本。如《素问·阴阳应象大论》所曰："年四十，而阴气自半也，起居衰矣；年五十，体重，耳目不聪明矣；年六十，阴痿，气大衰，九窍不利，下虚上实，涕泣俱出矣。"肾虚是人体衰老的根本原因，又是各种老年疾患发生的基础，各种肾虚证候严重到一定程度，即可引发各种老年性疾病。肾虚也是老年骨质疏松、老年便秘、老年痴呆、老年失眠等老年疑难病的根本病因及基本病机。故治疗老年疑难病应从肾论治，以"补肾"为治疗老年疑难病的基本大法。

（一）补肾益髓，活血止痛治疗老年骨质疏松症

骨质疏松症是以骨量减少，骨组织退化、显微结构破坏为特征，骨的脆性增加致易发骨折的一种全身性骨骼疾病，属中医学"骨痹""骨痿"及"腰痛"等范畴。侯振民认为，肾在体合骨，肾藏精，精生髓，髓居骨中，骨的生长发育有赖于骨髓的充盈及其所提供的营养。肾充则骨健，肾虚则骨痿。老年骨质疏松症属于骨衰老，其根本原因为年老体衰，肾精亏虚，骨髓失充，骨骼失养，脆弱无力而发为骨质疏松症。故治本之法当予补肾益髓，生髓壮骨。同时，侯振民认为，肾精不足则肾气不化，气虚运血无力，血行涩滞，骨失充养，也是导致骨痿的另一重要病机，故在补肾的基础上，加用行气活血化瘀之品。侯振民集多年临床实践经验，研制开发了院内制剂骨质疏松胶囊，用于防治老年骨质疏松症。

（二）补肾填精，润肠通便治疗老年便秘

老年便秘为老年多发病，也是疑难病之一。临证常见大便干结，努挣难下，大多患者不用通便药则不便。侯振民认为，老年便秘之因，缘于"老"。年老则肾气日衰，肾精虚损，而肾司二便，肾气虚推动无力，肾精亏，精血津不能互生，肠道失润，而致便秘。气虚、精（津）亏、血燥是导致老年便秘的主要病机，而肾虚精亏为其基本病机，故治以补肾填精为主并兼以养血润肠通便。研制耄耋通用治于老年便秘，现更名为益肾通便丸广泛用治于临床。

（三）补肾益气，化瘀开窍治疗中风后遗症及老年痴呆

中医理论认为，"肾藏精，精生髓""脑为髓之海"。脑又为元神之府，主宰人的"灵机、记性"等智能活动。肾精气充盛，髓海得养，则神机聪明，思维敏捷，肢体矫健。肾精气亏虚，则脑失所养，神机失聪，反应迟钝，肢体废用。侯振民认为，老年痴呆及中风后遗症，其基本病机为肾之精气虚损，髓海失养，兼之元气不足，运血无力，或气虚血失所摄，血溢络外，瘀血阻于脑窍，神机不灵。故治疗以补肾益气为治本之法，以活血开窍兼治其标。研制通脑灵胶囊

（现更名为参茸通脉胶囊）广泛运用于此类病症的治疗。

（四）补肾健脾，活血利水治疗老年特发性水肿

老年特发性水肿是无明确原因而出现的水肿。西医学的主要治疗方法是对症利尿。侯振民经过多年临证实践及观察体会，认为老年特发性水肿的基本病机根源于肾气的虚衰。肾主水，肾气具有主司和调节全身水液代谢的功能。《素问·水热穴论》说："肾者，胃之关也，关门不利，故聚水而从其类也，上下溢于皮肤，故为胕肿。胕肿者，聚水而生病也。"《诸病源候论》曰："肾虚则水气流溢，散于皮肤，故令身体浮肿。"老年人肾气虚衰，肾阳衰微，久则肾虚及脾，肾脾俱虚。脾气虚，运化失司；肾气虚，膀胱气化不利，水湿潴留，泛溢肌肤发为水肿。主要症状为：颜面及两下肢水肿，而以两下肢尤甚，按之凹陷不起，神疲肢冷，舌淡胖，苔白腻，脉沉细。故其治疗大法，应以补肾健脾温阳为主。同时，气虚帅血运血无力，血行瘀滞，血不利则为水。故在补肾健脾、益气温阳的基础上，加用活血利水之法，标本同治。方以济生肾气丸合实脾饮加泽兰、王不留行等补肾健脾，温阳活血而利水，使肾脾气阳得复，瘀滞得祛，阴翳得消，水气得化，水肿自消。

（五）补肾益肺，定喘止哮治疗咳、喘、哮

中医理论认为，肾主纳气。肾精充足，肾气充沛，摄纳有权，则呼吸均匀和调。若肾精亏虚，肾气衰减，摄纳无力，肺吸入之清气不能下纳于肾，则会出现肾不纳气的表现，见呼吸浅表，或呼多吸少、动则气喘等症。侯振民认为，老年人之咳喘哮，或由肺气久虚，久病及肾，或由年老体衰，肾气虚衰，均可致肾气的摄纳功能失常而致病。临床上主症为动则气喘，呼长吸短，并伴腰膝酸软，手足不温，甚则二便不禁，下肢水肿。治疗则当补肾益肺，定喘止哮。临证选方多以都气丸加肉桂、补骨脂、胡桃肉，喘甚者，加黑锡丹。

二、"健脾"为老年病康复的基本大法

侯振民精研中医经典，总结多年调治老年病的经验，认为：对于老年慢性病，上虚治肺，中虚治脾，下虚治肾，上中下皆虚取其中。脾为中土，胃为十二经之源，水谷之海，平则万化安，病则万化危。脾胃是人体受纳、腐熟水谷，吸收精微物质和维持生命的本源，为气血生化之源。脾胃的功能直接关系到人体气血的充和与否，脾胃气盛则水谷充盈，生化有源，人体的气血精津才能充盈，脏腑、经络等组织器官才能得到濡养和滋润，生理活动才能恢复正常，促进慢性病的康复。故健脾补后天之本为老年病康复的基本大法。

（一）健脾养胃，益气生血用治于慢性病及术后恢复期

侯振民认为，老年慢性病及术后恢复期，无论其原发病是何种疾病，都存在某种程度上的气血精津的不足，要使气血精津充盛，促进病体的康复，则必须健其脾胃，滋其化源，益气生血。《金匮要略》言："虚劳里急，诸不足，黄芪建中汤主之。"侯振民治疗水肿、消渴、心悸、眩晕、虚劳等病及各种肿瘤术后、肺结核恢复期、白血病等疾病，凡临床主症见虚羸少气、倦怠无力、舌淡胖、脉弱无力者，即予黄芪建中汤加减。对伴中气下陷者，则予辛甘温之剂，补其中而升其阳，予李东垣之补中益气汤加减。同时，侯振民认为，脾以升为健，胃以降为和。脾胃为全身气机升降之枢纽，而"治脾胃之法，莫过于升降"。故在健脾养胃的同时，侯振民多加入升降气机之品，升清阳，常予柴胡、升麻、葛根等；降胃气，常用旋覆花、代赭石、枳实、厚朴、莱菔子等。如在治疗中气虚所致胃下垂时，则予补中益气汤加枳实方。另外，侯振民在使用辛甘温益气健脾的同时，加用小量苦味药以健胃，常用黄连、龙胆草、大黄，一般予3g，取苦能降气之性，以复脾胃之健运。通过健脾、升阳、降气，使脾胃得健，化源得充，气血充盛，元气得复，而机体脏腑之生理活动恢复正常，促进病体的康复。

（二）健脾补肾，化痰活血用于预防中风、胸痹

侯振民认为，肾虚是人体衰老的根本原因及机制。肾为先天之本，肾中精气的盛衰决定了人体的生长、发育和衰老。肾虚也是老年人患病的主要原因及病机。同时，脾胃虚衰亦为老年人发病和病情加速的重要因素。脾胃为后天之本、气血生化之源，脾胃虚衰，不能充养肾之精气，不能化水谷精微为气血以充养机体，则易发早衰，甚则引发疾病。脾胃除具有化生水谷精微为气血以濡养周身的作用外，还能运化水湿，与肾之气化、肺之宣发肃降共同维持水液代谢正常的功能。脾肾气虚，水液代谢失常，聚而成湿，炼而成痰。痰湿壅阻，血行不畅则生瘀；气虚血行不利可致瘀；阳虚寒凝可致瘀；阴虚血滞，脉道不利可致瘀。临床多表现为高脂血症、高黏滞血症、动脉硬化等。痰瘀痹阻脉道则易引发中风、胸痹等病。遵从中医治未病思想，未病先防，既病防变。对于表现为脾肾不足兼有痰瘀阻滞征象的老年人，当予扶正祛邪，标本同治，以补肾填精为基，以复肾元。"肾元盛则寿延，肾元衰则寿夭。"同时注重培补脾土。李东垣《脾胃论》言："若胃气之本弱，饮食自倍，则脾胃之气既伤，而元气亦不能充，而诸病之所由生也。"脾胃健则化源充，元气复。在扶正健脾补肾的同时，予以祛邪，化痰活血，使痰瘀得祛，气机调畅，以防痹阻。研制开发通脑灵胶囊、复方大蒜油胶囊用于中风、胸痹的防治。

三、"调神"为治疗老年失眠的基本大法

侯振民基于对经典的学习及多年治疗老年失眠的经验,认为老年失眠主要因于老年人肾之真阴精血不足,兼之脾胃功能虚损,气血阴精化生乏源,而心藏神,血舍神,精血互生,精亏血少则不能养心涵神,神不守舍而发为虚性失眠;肾精亏则精血不能互生而致肝血虚,肝体阴而用阳,血虚不柔肝,肝失疏泄,郁而化火,兼之脾虚不运,痰湿内生,痰火扰神而见失眠;暮年之辈,其气必虚,气虚帅血运血无力,久而生瘀,心神失养,阳不入阴,神不守舍,而致失眠。故老年失眠以虚为主,由虚致实,夹杂痰、热、瘀等实邪,而成虚实错杂证。其总的病机为气血不和,阴阳失交,神不守舍。遵《内经》"补其不足,泻其有余,调其虚实"治则,侯振民采用"调神"法以治失眠。其意有三:其一,扶其正,去其邪,正复邪去以安其神谓之调;其二,滋升其阴,泻降其火,水火既济以安神谓之调;其三,畅其气机,和其血脉以安神谓之调。运用调神法,补虚泻实,和气血,以平为期,使阴阳相和而神自调,寐自安。

四、"开郁"为治疗老年郁证的基本大法

侯振民基于对经典理论的学习及多年的临证实践,认为老年郁证的主要受病部位在肝,肝主疏泄,老年人由于工作能力的丧失、生理状态的衰减、生活环境的孤独、感情的脆弱,极易受到"七情"之气的干扰,使肝失疏泄,以致气血失于调畅,发为郁病。气、火、食、痰、瘀所致之郁均根于气郁,即以气郁为本,然后变生诸郁。故治疗郁证应以"开郁"为基本大法。临证以疏肝理气开郁治疗因气郁所致郁病;开郁泻火治疗因火郁所致郁病;开郁除痰,化浊开窍治疗因痰郁所致郁病;开郁通络,活血化瘀治疗因血郁所致郁病。同时,侯振民认为,老年郁病亦多由虚所致。年老肾之精气日虚,气血阴阳皆损。肾精亏不能生髓益脑,髓海空虚则神明不用,情志不稳;乙癸同源,精血互生,精亏血少则不能柔肝而肝失疏泄之职;水火相济,肾水亏无以济心火,心火亢则神不宁。肾精为人体元气之根本,肾精亏虚则元气衰惫,《医林改错》言:"元气既虚,必不能达于血管,血管无气,必停留而瘀。"气血郁滞是老年抑郁症的关键病机。元阳虚损,犹天之无日,阴霾笼罩,无以生化运转,气血精津不足,痰、浊、湿内生,生机暗淡,精神颓萎而发为郁病。对于由虚致郁者,当予开郁为先,兼以补虚。予补肾填精、温阳补虚、养血活血、益气通阳诸法以收良效。

五、"抓主症"辨证论治内科杂病

"主症"是反映疾病内在本质的一个或多个症状或体征,抓主症辨治疾病即以临床主症为依据遣方用药。《伤寒论·辨太阳病脉证并治》中101条言:"伤寒中风,有柴胡证,但见一证便是,不必悉具。"提示在临床中运用小柴胡汤时,应善抓主症,不必诸症皆备。《伤寒论》中各条文书写体例亦均以主症表述而对应主方,奠定了抓主症辨治疾病的基础。印会河教授认为辨证是基础,辨病是方向,只有把中医的辨病和中医的辨证结合起来,才能辨析疾病的本质。而疾病本质的外在表现即主症,抓主症就是抓住了疾病的主要矛盾,其他便可一环松一环地缓解下来了。基于《伤寒论》《金匮要略》及历代名家医著,结合多年临证经验,印会河教授总结出系列抓主症方广泛应用于临床。

侯振民认为抓主症辨证论治是西医辨病和中医辨证相结合,以患者最痛苦的症状为线索,抓住疾病的规律和关键,针对证候特点,在诸多疗效满意的方药中加以筛选,定方定药,这些方药再经过临床反复验证,效果确实可靠,最终确定为"抓主症"方。在临床上只要见此症,就用此方,往往会收到满意效果。

在辨治肺系疾病时,侯振民倡导以"痰"作为治疗咳、喘、哮的辨证要点,"痰"是咳、喘、哮三症的共同病理产物。咳、喘、哮三者均为气机的升降出入失其常度所致。肺主气、肾纳气,气出于肺,根于肾而生于脾,其中肺是气机升降出入的枢纽,无论外感风寒、风热、风燥,或肺脾肾的功能失调,均能影响肺的呼吸升降而诱发咳、喘、哮。导致三者的病理因素都与"痰"有直接关系,这是因为:①肺为娇脏,不耐寒热,喜温润和平,又上焦如雾,只能受得天然之正气,受不得外来之客气,若外感寒热病邪,闭阻肺气,所谓得阳气煎熬则成痰,得阴气凝聚则为饮,终成痰饮,影响肺的呼吸升降而出现咳、喘、哮。②肺主宣化,脾主运化,肾主温化,三者是机体水液代谢的主要脏腑,功能失调就会聚湿生痰,故痰是三者功能失调的病理产物。肺虚不能化津则痰浊内生;脾虚不能化生水谷精微上输养肺,反而积湿生痰,即所谓脾为生痰之源,肺为贮痰之器;肾阳不足则水泛为痰,所谓肾水射肺,均能导致肺的呼吸升降失其常度,而产生咳、喘、哮。③如机体阴虚内热,或感受燥热之邪,燥胜则干,是湿的反面,肺失濡润,功能失调,出现无痰和少痰,亦能引起肺燥咳喘。

因此，咳、喘、哮的发病与痰的产生在病因病机上有密切的关系。所以常以痰的色、量、形、味以及咳痰的爽与不爽作为寒热虚实的辨证依据来辨治咳、喘、哮。在临床治疗时，抓住痰的色、量、形、味以及咳痰的爽与不爽，结合咳、喘、哮的主症与兼症灵活用方遣药，进行辨治。

在辨治脾胃病时，侯振民从抓主症入手。中医脾胃系统包括了脾、胃、肠、肝胆等脏腑。五脏藏而不泻，六腑泻而不藏。胃与肠同属六腑，主通主降，故六腑多以不通不降为病。脾胃相表里，脾为五脏之一，主升主运，故脾多由不升不运致病。侯振民在脾胃病的辨证中，属虚者常按脾论治，属实者则从胃治之。抓主症辨治脾胃病，即从其主要症状入手，首辨在胃、在脾、在肠、在肝胆；次辨其证候的虚实寒热，在气在血，予以施治。

侯振民基于中医经典及历代医家著作的学习，承继印会河教授抓主症辨治内科杂病思路，结合多年临床经验，形成了自己抓主症辨析疾病遣方用药的特色辨治方法。侯振民认为，要运用好这一辨治方法，医者必须具备以下几个方面能力：其一，要有扎实的中医基础理论知识，精研中医经典理论，熟谙先人经验；其二，掌握疾病的中医病因病机及西医发病机制、诊断依据，具有分析疾病病性、病位、病机关键的能力；其三，明晰主要症状与相应疾病的对应关系，抓主症、抓特点，据主症选方择药。侯振民抓主症辨治方法用于常见内科病证及内科疑难病证的治疗，抓主症执简驭繁，解决主要矛盾；也用于西医诊断明确的疾病，根据西医病理改变，明晰中医核心病机，确定代表性临床主症而遣方用药。临证凡见主症者，即以相应方剂主之，形成了较系统而又简明有效的辨治方法。

第二章

临证经验

第一节　专病治疗经验

一、从肾论治原发性骨质疏松症经验

（一）"肾虚血瘀"为原发性骨质疏松症的中医基本病机

骨质疏松症是以骨量减少、退化、骨组织显微结构破坏为特征,骨的脆性增加致易发骨折的一种全身性骨骼疾病。在老年人中发病率极高。

侯振民精研中医理论及前贤对该病的认识,结合自己的多年临床实践,认为原发性骨质疏松症属于骨衰老。人体的衰老主要有两大病理因素:一为肾虚;二为血瘀。其中肾虚为本。肾主一身之气,肾气虚则推动、温煦失职,气虚而血行涩滞而生瘀。肾为先天之本,藏精,主骨生髓。肾精充足,则髓的生化有源,骨骼得到髓的滋养而坚固有力。老年肾气渐衰,肾精虚少,骨髓化源不足,不能营养骨骼而出现骨骼脆弱无力。临床上表现为腰膝酸软、腰背困痛、举步无力等肾虚症状。老年之气血衰,气道涩,气虚血瘀,使精微不布,骨失充养,而致"骨不坚",促进骨质疏松的发生。临床骨质疏松患者多有痛有定处,夜间尤甚,舌下脉络曲张、舌紫暗有瘀斑、口唇暗红、皮肤瘀斑等血瘀证的表现。

（二）补肾益髓,活血止痛为治疗原发性骨质疏松症的基本大法

侯振民以肾虚血瘀为原发性骨质疏松症的基本病机,而肾虚是本,是其发病的核心病机。"治病必求其本",治疗本病应从肾论治,宗补肾益髓、活血化瘀为其治疗大法。补肾益精,骨髓充盈则骨质健壮,血能养筋则筋骨劲强。侯振民总结多年经验,研制骨质疏松方用治于该病。

（三）骨质疏松方

组成: 熟地9g,山萸肉9g,山药12g,枸杞子9g,菟丝子9g,鹿角霜9g,当归9g,白芍12g,炙甘草9g,䗪虫9g,降香9g,牛膝9g,鸡内金9g。

方义：方中熟地、山萸肉、山药、枸杞子、菟丝子、鹿角霜阴阳双补，补肾填精，为君药。当归、白芍、炙甘草养肝血舒筋脉，使精血互生。降香，辛，温，为香中之清烈者也，味辛而能散能行，化瘀行血，理气止痛；䗪虫，咸，寒，主入肝经血分，性善走窜，能破血逐瘀而通经化久瘀，并具续筋接骨之效。二药相伍，寒热相平，辛香走窜，共奏行气活血、化瘀止痛之效，使血行而精微得布、筋骨得养，为臣药。牛膝归肝、肾经，活血通经，补肝肾，强筋骨；鸡内金健脾消食而理滞，可资化源，又可防补肾药之滋腻碍胃，为佐药。

（四）体会

骨质疏松症是老年常见病、多发病，同时也为老年疑难病之一。侯老师认为本病主要是由于肾虚所致。肾藏精，主骨，生髓；肾气不足，肾精亏损，则骨髓失充，骨骼失养，脆弱无力发为骨质疏松症。同时，气虚血瘀、骨失所养也为其发病的关键因素。现代医学研究证明，人体骨矿含量随年龄变化的规律与中医学肾主骨理论相符合。骨质疏松的发生与肾虚衰老症状的产生相一致。研究还证实，阳虚时红细胞压积增高，全血黏度、平均红细胞体积增高和平均红细胞血红蛋白浓度降低；阴虚时红细胞压积降低，纤维蛋白原增高，血浆黏度升高，血沉加速，故不论阴虚阳虚，血液均处于高凝状态。高凝状态使细胞周围的环境改变，组织灌注不足，缺血缺氧，细胞聚集增加，红细胞变形能力降低，影响了细胞的物质交换，导致钙吸收不良，骨质疏松必然发生，故肾虚是导致骨质疏松的主要原因，血瘀是其进一步的促成因素。肾虚与血瘀共同导致骨质疏松症的发生。

侯老师骨质疏松方体现其诊治思路有三：①遵治病必求其本治则，从肾立论，兼以活血；②阴阳双补，精血共调；③立方平正，性味平和，补而不滞。方中以熟地、山萸肉、山药、枸杞子肾肝脾共补而以补肾阴为主；菟丝子、鹿角霜补肾阳而填精；当归、白芍、炙甘草养肝血柔筋骨；䗪虫、降香寒温相伍，辛香走窜，行气活血，化瘀止痛，起到改善和调节血液循环，恢复骨骼营养的作用；牛膝活血通经，补肝肾，强筋骨；鸡内金健脾消食，补而不滞。该方广泛用治于老年原发性骨质疏松症的治疗，临床及实验研究表明，其对缓解本病症状、改善骨密度均有显著疗效，不但优于常规的补钙疗法，而且无任何毒副作用，现已成为山西省中医药研究院防治骨质疏松症的基本中药制剂之一。

二、辨治老年便秘经验

（一）对老年便秘因、机、证、治的认识

侯老师认为，暮年之辈，五脏皆虚，气血阴精皆损。五脏之中，肾为其本。肾气具有主温煦推动、司二便开合之功，肾之阴精具有滋养全身诸脏腑之用。老年人肾之精气阴阳虚损，脾运不健，大肠传导无力，又兼精、津、血不能互生，肠腑失润，无以助水行舟，积滞内停而成便秘。故老年便秘证属以虚为本，由虚致实，虚实夹杂。遵《内经》"虚则补之，实则泻之"治则，侯老师治疗老年便秘有三法：其一，益气养血法。通过益肺脾之气，增强脾的运化、转输功能及肺的宣降、输布功能，一方面使肠道转运功能增强，另一方面又促进了肠道水液的敷布。同时，予以养血润燥，使肠道得润。其二，补肾益精法。补肾温阳可复阳气之推动温煦作用，使二便开合有度，益肾之阴精可滋五脏六腑。其三，养血活血润肠为主，泻下导滞为辅。因气虚而血瘀，因血虚而血燥，予养血活血则可使肠道得润，同时伍以多脂濡润之品，缓以通便，兼以小量泻下导滞之品去其积滞。基于上述认识，结合多年临床经验，侯老师开发研制出毫塞通方，用治于老年便秘。

（二）毫塞通方

组成：黄芪 30g，当归 15g，何首乌 10g，肉苁蓉 10g，黑芝麻 9g，胡桃肉 9g，炒决明子 10g，熟大黄 9g，枳实 15g，杏仁 9g，桃仁 9g。

功效：益气养血，补肾通便。

主治：老年便秘。气虚，血燥、津（精）亏的虚中夹实证。主症见：大便干结，努挣乏力，腰膝酸软。

制方原理：本方证为气虚血燥津精亏虚，气虚则推动无力，血燥津（精）亏则无以助水行舟，因虚致实而成便秘。据《内经》虚则补之、实则泻之、燥者濡之治则，本方以补虚润肠通便为法，方中黄芪甘温健脾益气，以助脾运，加强传导之职；当归甘温滋润，用以补血润肠通便，共为君药。肉苁蓉、何首乌补肾，益精血，黑芝麻、胡桃肉补阴血，四药补肾润肠通便，共为臣药。以上四药合用可健脾益肾，养血滋阴，以治病之本。大黄、枳实、决明子为佐药，其中大黄导滞通便，推陈致新；大黄伍以当归，名为玉烛散，见于《本草正》，对血燥便秘用之最当；枳实行气破结，伍大黄，乃取承气汤之意，可加强通便导滞之力，以治病之标实。杏仁、桃仁润肠通便，杏仁又可宣降肺气而通便。佐以寒凉之决明子，既可润肠通便，又可兼制当归、黄芪、肉苁蓉之温，使之成为寒温

适宜、平和无偏盛之剂。诸药合用,适用于老年功能性便秘虚中夹实证。

　　加减运用:偏肾阳虚者去炒决明子,加巴戟天10g;偏脾虚者,去炒决明子,加生白术30g;偏阴虚者加生地10g、玄参10g;口干便干较甚者,加芦根30g、枇杷叶9g;肺虚不宣兼腹胀者,加桔梗9g、紫菀9g。

　　(三)体会

　　毫塞通方为侯振民老师治疗老年功能性便秘虚中夹实证的经验方。老年功能性便秘是老年人的常见病多发病之一。老年人肾之精气阴阳皆衰,每因气阳虚损运行推动无力、血虚精亏不能濡润而致大便干结,艰涩难下,甚则脘腹胀满,实邪内结。侯老师抓住老年便秘本虚标实、由虚致实、虚实夹杂之根本病机,从益气养血、补肾益精、养血活血、润肠导滞立法,标本兼顾,攻补兼施,补不滞腻,通不伤正。老年便秘患者服之多效。侯老师还常将此方用治于妇女产后便秘、中风后遗症便秘、冠心病心绞痛便秘患者,每获良效。临床与实验研究表明,该方兼有降脂抗衰的功效。学习老师用药经验,体会遣方用药依据及思路,我亦将此用治于慢性肾衰竭尿毒症长期血液透析大便干结或艰涩难下的患者,这些患者肾之阴阳皆衰,气血均虚,兼之长期血透脱水,控制水的摄入,津枯血燥,二便不通,甚为痛苦,予此方药治疗颇有疗效。

三、从肝论治前列腺增生经验

　　(一)对前列腺增生因、机、证、治的认识

　　前列腺增生,中医多将之归于"癃闭"的范畴。侯老师将之归于"前阴癥积",认为该病虽见小便不通或不利,病位在膀胱,但膀胱气化不利,因于积块压迫尿道。而前阴癥积多与肝有关。肝脉络阴器,肝气郁结,疏泄失常,气滞而血瘀,从而影响三焦水液的运送及气化功能,导致水道通调受阻。《灵枢·经脉》云:"肝足厥阴之脉……是主肝所生病者……遗溺,闭癃。"故他认为,治疗前列腺增生当从肝论治,疏肝解郁,活血化瘀,软坚散结,从而使水道疏通,解除尿道阻滞。临证常予前列通方以加减。

　　(二)前列通方

　　侯老师所拟前列通方由生牡蛎(先煎)30g,丹参、赤芍、当归、玄参、夏枯草、海藻、昆布、海浮石(先煎)各15g,牛膝、柴胡各9g,川贝母(分冲)3g,肾精子5粒组成。

　　本方具有疏肝解郁、活血化瘀、软坚散结的功效,主治前列腺增生所致的尿潴留、尿滴沥、尿等待、夜尿多等。方中柴胡疏肝解郁;当归、赤芍、丹参理肝经之瘀阻；牛膝引药下行；生牡蛎、海浮石、玄参、川贝母、夏枯草、海藻、昆布同有软坚散结之作用，以消肿块，肾精子为猪膀胱中结石，与玄参共用利水通淋。

（三）体会

前列腺增生为老年男性常见病之一。侯老师辨治该病思路有以下几个方面：

1. **辨析病本，从本论治** 本病表现为小便的不通或不利，病位在膀胱，但影响膀胱气化不利的病本为前列腺癥积，肿块的压迫，故解除压迫、祛除瘀积为治本之法。

2. **从肝论治** 足厥阴肝经起于足大趾，上行经膝，循大腿内侧绕阴器，至小腹，夹胃两旁，属肝络胆，向上穿过膈肌，分布于胁肋部，沿喉咙的后边，向上进入鼻咽部，上行连接目系，出于额，与督脉会于头顶。在经脉之间又有交接延伸，故肝经癥积可影响全身诸躯百骸。从肝经之循行可知，肝经绕阴器，抵少腹，故凡肝经所先病者，如遗尿、癃闭等，均可以从肝论治。

3. **疏肝活血散结为治疗大法** 肝气郁结，疏泄失职，气滞血瘀，可影响三焦水液的运化和气化，致使水道的通调受阻，形成癃闭。故治疗从疏肝理气解郁、活血化瘀、软坚散结三方面入手。前列通方以逍遥散与消瘰丸为基本方加减而成。柴胡、当归、赤芍、丹参疏肝理气，活血化瘀，解肝经之郁，散肝经之瘀滞，并合玄参、贝母、生牡蛎及夏枯草、海藻、昆布等软坚散结；肾精子通淋利尿；怀牛膝为佐使药，活血引药下行。诸药合用，疏肝活血散结而通淋。

4. **抓主症，辨识基本病机，予主方；识兼症，随症加减** 前列通方为侯老师"抓主症"的常用方剂，见有老年前列腺增生、小便癃闭的病，即率先用此，同时辨识其兼症而加减用药。兼见咳嗽气逆、肺气壅滞者，加用桔梗、紫菀开肺气，利三焦；兼见阴虚津少者，加三甲复脉汤；兼见阳虚甚者，加附子、淫羊藿温阳化气行水；兼湿热证者，加黄柏、石莲子、皂角刺、紫花地丁清热利湿解毒。

四、眩晕辨治经验

（一）从痰饮论治眩晕

痰饮是人体水液代谢障碍所形成的病理产物。一般以较稠浊的称为痰；清稀的称为饮。痰饮为害，可上犯颠顶清窍，下注足膝，随气升降，周身内外皆到,五脏六腑皆有。痰饮致眩晕,首见于张仲景《伤寒论》《金匮要略》,认为痰饮是眩晕发病的原因之一。元代朱丹溪倡导痰火致眩学说,提出"无痰不作眩,痰因火动"。侯老师认为肝郁气滞、横逆犯脾,脾病聚液而成痰。痰郁化热或肝郁化火,炼液为痰,均可化为痰热。胆经受病,无形之痰热上扰则见头目眩晕。而脾胃失运,痰湿中阻,则清阳不升,浊阴不降,痰浊上蒙而见头重如蒙,视物旋转。如脾阳不足,痰饮内停,阳气不升,则可见头目眩晕或起则头眩。三证均因痰饮而致眩晕,但其病因、病性、病机有所不同,临证需详加辨识。痰热因气火而生,眩晕虽病位在清窍,脏及肝、胆、脾、胃,主症头目眩晕来势迅速,并兼肝郁胆热、横逆犯胃之扰神呕吐酸苦、心烦口苦等症,属阳证。痰浊上蒙因脾运不健,痰湿内阻,浊气不降,主症见头重目眩,兼见痰浊中阻、胃失和降之温温欲吐;水饮内停则多见起则头眩,伴见脾阳不足,饮停中焦,胃失和降之呕吐清涎,均属阴证。临证抓主症而辨证,分别施以降火除痰、燥湿祛痰、温阳化饮之法,并辅以升清降浊之法,使痰热、痰湿、水饮得祛,气机调畅,升降有常,则眩晕自止。侯振民运用印氏柴芩温胆汤治疗肝胆郁热、痰热上扰所致的内耳性眩晕,西医称梅尼埃病。发作时头目旋转,印老形象地称之为"头目旋晕",因于肝胆郁热,炼液成痰,无形之痰热上扰所致,治以清泄肝胆,降火除痰。本方为侯老师"抓主症"常用方,凡病见头目眩晕、呕吐酸苦、羞明畏光者,均率先用之,效果良好。

1. 清泻肝胆,降火除痰

适应证:痰热上扰型眩晕。

辨证要点:头晕目眩呈发作性,转侧加重,羞明畏光,耳胀耳鸣,呕吐酸苦,口苦,心烦易怒,舌质红,苔黄,脉弦。

方药:印氏柴芩温胆汤。

柴胡 9g,黄芩 9g,半夏 9g,青皮 9g,枳壳(实)9g,竹茹 9g,龙胆草 9g,栀子 9g,蔓荆子 12g,苍耳子 9g,大青叶 30g。

方解:柴胡、黄芩、龙胆草、栀子清泻肝胆;半夏、竹茹清除痰热而和胃;青皮、枳壳(实)下气降火而除痰热;蔓荆子散肝经风热,清利头目;苍耳子上通颠顶,散风热火邪;大青叶清热解毒。

加减:睡梦纷纭者加珍珠母 30g,夜交藤 30g;呕吐者加生姜 3 片;痰热症状较重者加天竺黄 9g,胆南星 9g;大便干者加大黄 9g。

2. 燥湿祛痰,健脾和胃

适应证:痰浊上蒙型眩晕。

辨证要点：头重如裹，视物旋转，胸脘胀闷，温温欲吐，苔白腻，脉弦滑。

方药：半夏白术天麻汤加味。

半夏 9g，白术 12g，天麻 9g，茯苓 15g，陈皮 9g，泽泻 9g，生姜 3 片，大枣 6 枚，甘草 9g。

方解：陈皮、半夏除痰理气，燥湿化痰；茯苓利水渗湿，白术燥湿，共用以健脾利湿；天麻息风止眩晕；生姜、大枣、甘草健脾和胃；泽泻能使清气上升，并利水湿而下走。

加减：多眠睡者加菖蒲 9g、远志 6g 化痰开窍；胸闷、纳呆、腹胀者加薏苡仁 9g、砂仁（后下）6g 理气化湿；耳鸣、胸闷者加葱白（1 截）、郁金 9g、石菖蒲 9g 通阳开窍；兼血瘀证者加降香 9g、䗪虫 9g 行气活血。

3. 温阳蠲饮，健脾利水

适应证：痰饮内停型眩晕。

辨证要点：头目眩晕或起则头眩，小便少，胸脘胀满或心悸气短，或胃脘部有振水音，呕吐清涎，舌淡，苔白滑，脉弦。

方药：苓桂术甘汤加味。

茯苓 30g，桂枝 9g，白术 9g，甘草 9g，泽泻 9g，半夏 9g，生姜 3 片。

方解：茯苓、泽泻淡渗水湿，利水而升清阳；桂枝温阳化水；白术、甘草健脾以运化水湿；泽泻合白术成泽泻汤利饮补脾；半夏、生姜、茯苓合而为小半夏加茯苓汤和胃止呕，宣阳利水。合而用之，共奏温阳化饮、利饮升清之功。

加减：干呕吐涎沫，巅顶痛者加吴茱萸 3g 散肝脾阴寒，降逆止呕；尿少肢肿者加车前子 15~30g、葶苈子 9g 利水消肿；咳喘者加前胡 9g、桔梗 9g 以宣肺，加葶苈子 9g、桑白皮 9g 泄肺利水；身瞤动而水气上泛者，加附片 9g 温补肾阳。

（二）从阴阳失衡论治眩晕

侯老师以为，人体的正常生命活动，是阴阳两个方面保持着对立统一的协调关系，处于动态平衡的结果，即所谓"阴平阳秘，精神乃治"。人体阴精与阳气互为依存，相互制约，阳中有阴，阴中涵阳，如两者对立制约的关系失常则变生诸病。如肝肾阴精虚损，不能制阳，则阳气偏亢。阳主生，主动。肝阳亢于上，则变为眩晕，即如《素问·至真要大论》曰"诸风掉眩，皆属于肝"。平肝清晕汤是张子琳先生治疗阴虚阳亢的经验方，侯老师反复用之于临床，凡证属阴虚阳亢眩晕者，应用本方加减滋阴潜阳，扶阴抑阳，平衡阴阳，疗效甚好。运用于现代医学所属之高血压、脑动脉硬化和神经衰弱引起的眩晕的治疗。

适应证：阴虚阳亢型眩晕。

辨证要点：眩晕，每遇用脑过度或情绪激动或精神紧张加剧，腰困，急躁易怒，耳鸣少寐，舌红，苔薄黄，脉弦。

治则：滋补肝肾，平肝潜阳。

方药：张氏平肝清晕汤加味方。

生白芍 15~30g，生地 9~15g，生石决明 30g，生龙牡各 30g，菊花 9g，白蒺藜 9g，珍珠母 30g，夜交藤 30g。

方解：方中生白芍、生地滋补肝肾之阴；生石决明、生龙牡平肝潜阳，二者并用，具滋肝肾阴、潜上亢之阳的功效。菊花、白蒺藜明目而清头风；珍珠母、夜交藤镇静安神。诸药合用，共奏滋肝肾、潜肝阳之功。

加减：大便干者加火麻仁 30g；手足心烧者加丹皮 9g、地骨皮 15g；纳差者加炒谷麦芽各 15g、鸡内金 15g；四肢麻木者加当归 9g、丝瓜络 9g、牛膝 15g、木瓜 9g；失眠者加炒酸枣仁 30g；心悸者加龙齿 30g、琥珀 3g。

（三）从虚论治眩晕

侯老师总结多年临床实践经验，将由虚致眩者分为两大类：一为因于中气不足，清阳不升，浊气上蒙或气血亏虚，不能上荣发为眩晕。二为因于肾之阴精亏虚不能上充于脑而致眩。肾藏精，精生髓，髓充脑，脑为髓之海，髓由精生。"在下为肾，在上为脑，虚则皆虚"（《医碥》）。故肾精充盛则脑髓充盈，肾精亏虚则髓海不足而发为眩晕。正如《灵枢·海论》所言："脑为髓之海，其输上在于其盖，下在风府……髓海有余，则轻劲多力，自过其度；髓海不足，则脑转耳鸣，胫酸眩冒，目无所见，懈怠安卧。"中气不足，清气不升者，予以益气升清，方以补中益气汤加味治之；肾阴不足者，方以杞菊地黄丸加味治之，并于益肾阴药中加入杜仲、川断等补阳之品，阳中求阴。中虚得补，肾之阴精得充，则清窍自明，眩晕得止。

1. 益气升清

适应证：清气不升型眩晕。

辨证要点：头目眩晕，遇劳则发，神疲懒言，纳差，便溏下坠，舌淡苔白，脉虚动。

方药：补中益气汤加味。

黄芪 15g，党参 15g，当归 15g，白术 12g，甘草 9g，陈皮 9g，升麻 9g，柴胡 9g，蔓荆子 9g，生姜 9g，大枣 5 枚。

方解：黄芪、党参、白术、甘草补益中气；升麻、柴胡、蔓荆子升举清气；当归养血和营，协党参、黄芪补气养血；陈皮理气和胃，使诸药补而不滞。诸药全用,补其中,升其阳,阳升而浊阴降则眩晕自止。

加减:出汗多者加山茱萸 9g、五味子 9g;肢冷者加熟附片 9g、肉桂 6g;血虚心悸怔忡者加龙眼肉 30g、炒酸枣仁 30g、远志 6g;耳鸣甚者予李东垣益气聪明汤:黄芪 15g,人参 15g,葛根 4g,蔓荆子 9g,白芍 6g,黄柏 6g,升麻 3g,炙甘草 3g。

2. 补肾益精

适应证:肾阴不足型眩晕。

辨证要点:眩晕,头脑发空,腰膝酸软,午后为甚,心烦掌烫,舌红,少苔,脉细。

方药:杞菊地黄汤加味。

枸杞子 9g,菊花 9g,熟地 9g,山药 15g,山萸肉 9g,丹皮 9g,泽泻 15g,茯苓 15g,杜仲 9g,川断 9g。

方解:方中六味地黄汤补肾,杞菊补肾养肝平肝,杜仲、川断补肾阳,则使气火归元,气血得下,于阳中求阴。

加减:头脑发空,健忘少寐,属肾精亏损,不能荣脑养心者加沙苑子 9g、鹿角霜 9g、菟丝子 9g、紫河车 9g 补肾益精;掌烫较甚者加地骨皮 15g、银柴胡 10g;患者在更年期而同时见有高血压者,加淫羊藿 9g、仙茅 9g 以补肾气,调整其内分泌使血压平降。

五、汗证辨治经验

侯老师抓主症治疗汗证的经验可分为以下四方面:

(一)汗出、恶风、脉缓者,宜调和营卫,予桂枝汤

方药:桂枝 9g,白芍 9g,炙甘草 9g,生姜 3 片,大枣 4 枚。

煎服法:日 1 剂,水煎服,不必啜粥,温覆。

体会:桂枝汤出自张仲景《伤寒论》,该方证病机为营卫不和。其病因可为外感风邪,风性开泄,卫气因之失其固护之性,"阳强而不能密",不能固护营阴,致令营阴不能内守而外泄;也可因非外邪致营卫不和。侯老师临证多将之运用于病后、产后、体弱等因营卫不和所致的病证。因桂枝汤本身具有调和营卫、阴阳的作用。方中桂枝、芍药合用,使汗而有源,滋而能化,散中有收,汗中寓补。桂枝合炙甘草辛甘化阳,芍药、甘草酸甘化阴。并大枣、甘草、生姜益气健脾,补中和胃,共奏滋阴和阳、调和营卫之力。临证无论老幼、男女,抓其主症"汗出,恶风,脉缓",即可予桂枝汤。在具体运用中,他强调一定要询问患者是否"口中和,尿清长",以除外内热证。气虚明显者,可合用玉屏风散。汗出、心悸者,可加生龙牡各30g(先煎),漏汗不止者加制附子。

(二)阵热、汗出、口苦、心烦、脉弦者,宜解郁散热,予丹栀逍遥丸加减

方药:柴胡9g,赤芍15g,丹皮15g,栀子9g,薄荷9g,连翘9g,丹参15g,当归9g,白术9g,茯苓15g。

煎服法:日1剂,水煎服。

体会:侯老师认为,本证之阵热汗出,伴口苦、心烦、脉弦,由于肝气郁结,或肝血不足,肝失疏泄,气郁化火,内热迫津外泄,此种汗出,汗出而不恶风,反恶热。"木郁则达之""火郁则发之",故治以解郁疏肝,发散郁热。方予丹栀逍遥丸加减。方中予柴胡疏肝解郁,与归芍合用解肝体而助肝用,使血和则肝和,血盈则肝柔。运用赤芍、丹皮凉血行血,使血行而郁火解散。栀子既可清肝热引热下行,又与薄荷、连翘合用发散体内之郁热,使热从表解。茯苓、白术健脾益气,实脾土以御木侮。诸药合用,疏散郁遏之气,透达郁热,热清则汗自止。临证时如阵热汗出午后为甚,可将"柴胡"易为"银柴胡",脾胃素健者可不用茯苓、白术;伴大便干者,可予生白术30g,加枳实30g。阴虚甚者,可合用知柏地黄丸。此型病证多见于妇女更年期。

(三)自汗、身热、烦渴、脉滑数者,宜辛寒清热,予白虎汤加味

方药:生石膏30g,知母9g,粳米9g,炙甘草9g,沙参30g,生地15g,丹皮15g,赤芍15g,栀子9g,薄荷9g。

煎服法:日1剂,水煎服。

体会:本证多见于青壮年。侯老师认为,本证自汗出是由于阳明里热炽盛,热邪充斥于上下内外,迫津外泄。其特点是恶热,口渴欲饮。故在治疗时应予独清阳明里热。方中石膏辛寒甘,辛能解肌,甘能守中,寒能清热,故可清解表里上下内外之热。知母甘寒而润,既能清热,又能滋阴养液,与石膏相配,清阳明独盛之热,又养护津液。炙甘草、粳米益气和中,以免寒凉伤胃。临证侯老师常酌加沙参、生地清热生津。丹皮、赤芍凉解血中郁热,并加栀子、薄荷发散内热。如动则身热汗出,烦渴欲饮者,则予白虎加人参汤。

(四)醒则汗出、胸部以上多汗,口干夜甚不欲饮,舌暗者,宜行滞活血,予血府逐瘀汤

方药:柴胡9g,桔梗9g,枳壳9g,当归9g,赤芍15g,川芎9g,桃仁9g,红花9g,怀牛膝9g。

煎服法:日1剂,水煎服。

体会：侯老师在临证时，症见晨起醒则出汗，以胸部以上为主，口干夜甚不欲饮，舌暗者，则辨为气滞血瘀，瘀热内生。阳入于阴谓之寐，阳出于阴谓之寤。瘀热内生，兼之醒则阳气升发，两阳相合，阴液随阳气升发而外泄太过，则见汗出。《医林改错·血府逐瘀汤所治之症目》说："有用补气、固表、滋阴、降火，服之不效，而反加重者，不知血瘀亦令人自汗、盗汗，用血府逐瘀汤。"本方柴胡、桔梗、枳壳、牛膝理气行滞，通达上下，桃红四物汤养血活血。临证可加用连翘、栀子发散血中瘀热。瘀滞较重者，加大黄9g、䗪虫9g。

六、郁病治疗经验

（一）疏肝理气开郁治疗因气郁所致郁病

侯老师认为，气郁因肝气郁结而病，病位主在肝，肝气横逆，易犯脾胃，故多伴见脾胃失和的症状。气郁的主症是：胸胁胃脘部不舒，或者有不固定的疼痛、呕吐、嗳气、头昏脑涨、失眠多梦等。治疗之法，重在疏肝理气开郁。常用：

1. **柴胡疏肝散** 主症为胸胁胀闷，或两胁胀痛。
2. **越鞠丸** 主症为胸胁胃脘胀闷，食入停滞不舒。
3. **半夏厚朴汤** 主症为胃脘堵闷、呃逆、噫气或梅核气。
4. **正气天香散** 主症为脘腹气聚，攻冲作痛，或妇女月经不调。
5. **五磨饮子** 主症为脘腹堵满，大便干燥。
6. **旋覆代赭汤** 主症为逆气堵满，呕吐呃逆。
7. **苏合香丸** 主症为气厥不语，或神志不清。

（二）开郁泻火治疗因火郁所致郁病

"气有余便是火"，"气有余"是指邪气有余。体质偏于阳热的人如患气郁，则易化火，而成火郁之证。火郁以肝为主，随着肝经的经脉，上行至头，即发为头痛耳鸣、眩晕目赤、羞明沉胀等症状；下行至少腹及前阴部，则又可发为阳痿早泄、无欲遗精、淋痛癃闭、赤白浊、经漏等症状，若见于胸胁脘腹则发为心烦胁痛、吐酸嘈杂、呕吐飧泄、喘鸣、咯血等症状。总之，凡病中有心烦、舌红、苔黄、头目涨痛、耳鸣、胸胁满痛、脉弦数者，皆属肝火内郁为病。

火郁治疗大法，以开郁泻火为主。泻火有泄降之意，常用药有龙胆草、栀子、柴胡、黄芩、芦荟、黄连、木通、青黛等，并包括泽泻、车前子、滑石、青皮、枳实在内。并通过泻火凉血，祛血热而降肝火。开郁包括两方面：一为升散之法，使郁火外泄于皮毛，常用药物如羌活、防风、桑叶、菊花、薄荷、荆芥、南柴胡、升麻、紫苏叶、夏枯草、白芷、细茶等。二为活血散郁火，肝为藏血之脏，肝火必然要影响到血，故凉血的同时，还必须加强活血的作用，以使郁火通过血行而解散，常用药物如丹皮、赤芍、生地、丹参、郁金、姜黄、川芎、当归等。此外，行气破气、除痰消食、利湿等药物，也要适当配合使用。侯老师治疗火郁的常用方剂有：

1. **龙胆泻肝汤**　主治头目涨痛、耳鸣、心烦胁痛、少腹重坠、阳痿梦遗、癃闭淋浊等属于火热者。该方有降血压、利尿和调整部分内分泌的作用。故高血压、肥胖症、前列腺肥大等病均可选用。

2. **泻青丸**　主治头目涨痛、失眠多梦、心烦舌赤、大便不通，以致动风抽搐或神昏谵乱等症。

3. **丹栀逍遥散**　主治心烦口苦、头目涨痛、胸胁满痛、舌红苔黄，以及妇女月经失调、量多色深紫等症。

4. **加味左金丸（黄连、吴茱萸、煅瓦楞子、赤芍）**　主治吐酸胃灼热、胃脘胀痛、胁肋胀闷、心烦不寐、舌红少苔、脉弦细等。

（三）开郁除痰，化浊开窍治疗因痰郁所致郁病

侯老师认为，痰由气火所生，气滞则水湿不行，火郁则蒸湿为痰。痰有肺内与肺外之分。由喘咳吐出的，为肺内之痰，不属本病范围。本病所言之痰，是肺外之痰，且有无形与有形之分。痰郁之痰多为无形之痰。痰气郁结，蒙闭神窍，发为郁病。但凡见以下症状便可认为是痰郁之症：①烦闷失眠，头疼梦扰；②脘闷呕吐，心烦眩晕；③癫痫狂乱，昏不识人；④结块边缘清楚、压之不痛；⑤肢体暴废，耳目猝然不用。治疗之法，须以开郁除痰、化浊开窍为主。临证常用方剂有：

1. **礞石滚痰丸**　主治癫狂昏乱、顽固头痛、失眠梦扰、便滞或大便干结不行。

2. **加减温胆汤（半夏、青皮、枳实、竹茹、龙胆草、栀子、珍珠母）**　主治失眠多梦、眩晕头痛、心烦惊悸、发作性呕吐。

3. **消瘰丸**　主治老痰积块、瘰疬乳岩等。

4. **导痰汤**　主治眩仆昏倒、半身偏枯（偏废入白芥子），痰多眩晕，或忽然偏废，耳聋目瞢等。

5. **苍白二陈汤（苍术、白术、半夏、陈皮、茯苓、甘草）**　主治气滞湿停，发为头昏、神识呆滞、嗜睡多梦等（常入薄荷、远志、藿香）。

6. **瓜蒌薤白半夏汤**　主治左胸痹痛、窒塞不通、失眠多梦、便干。

（四）开郁通络，活血化瘀治疗因血郁所致郁病

气为血之帅，气滞则血行不畅而生瘀，瘀血内郁而致郁病。《医林改错·血府逐瘀汤所治之症目》载"瞀闷，即小事不能开展，即是血瘀""急躁，平素和平，有病急躁，是血瘀""俗言肝气病，无故爱生气，是血府血瘀"。其症状为：胸胁满痛，善忘，唇舌青紫，或为妇女月经闭阻，少腹痛而拒按，或为口舌干燥，漱水不欲咽，胃脘痛而便黑。治疗之法，当以开郁通络、活血化瘀为主。侯老师常用方剂有：

1. **血府逐瘀汤加降香、䗪虫**　主治心络瘀阻、左胸憋痛、肝血郁滞、胁腹痛而拒按等。

2. **旋覆花汤（旋覆花、茜草、红花、青葱管）**　主治胸胁痹痛、心络瘀阻、常欲捶扑敲压者。

3. **逍遥散加减（柴胡、当归、赤芍、丹参、郁金、川楝子）**　主治右胁偏痛、块硬拒按（妇女月经不利、乳房胀痛拒按加桃仁、红花、茺蔚子、牛膝、泽兰）。

4. **金铃子散加味（延胡索、川楝子、丹参、郁金、蒲黄、五灵脂）**　主治胸胁刺痛或胃痛拒按。

（五）清散风热治疗肝风所致郁病

肝风是指强直抽搐、眩仆昏倒以及剧烈头痛等证而言。在郁结病中见到的，一般是指西医的癔症之类。其致病之因有二：一为火郁而化风，即肝阳化风一类，由于火热灼伤津血，筋膜失荣所致；二为血郁生风，即因肝血郁滞，不能荣养筋膜，而致筋膜强直。其治疗大法，均应清散风热。常用方剂有：

1. **羚角钩藤汤**　主治诸般火热引起的动风抽搐。
2. **天麻钩藤汤**　主治头痛眩晕、猝然昏厥。
3. **顺风匀气散**　主治发作性半身麻木、疼痛拘挛、口眼㖞斜、气厥动风等。
4. **牵正散**　主治口眼㖞斜、半身麻木、无汗及疼痛、振掉等。如与桃红四物汤同用，取治风先活血之意，效果则更佳。

七、从痰论治咳、喘、哮经验

侯老师认为"痰"是咳、喘、哮三症的共同病理产物，以痰的色、量、形味指导咳、喘、哮的遣方用药，在整个呼吸系统疾病辨治中，以抓"痰"为主。无论是咳嗽、哮喘，寒证、热证，只要把"痰"症抓住了，其他问题都能迎刃而解。

（一）"痰"是咳、喘、哮三症的共同病理产物

咳嗽是指肺气上逆作声，咳吐痰涎而言；喘证是以呼吸急促，甚至张口抬肩，鼻翼煽动为特征；哮证是一种发作性的痰鸣气喘疾病，以呼吸急促为主症。虽然这是不同的病症，但都以肺系为主。三者之间有着内在的联系，症状的出现往往是相兼并见的，仅有主次的不同。例如：喘多兼咳；咳久病深亦必兼喘；哮则是喘的突然发作，兼有喉间痰鸣者。说明三者有必然的联系，不能截然分开，在病因病机上和治疗上都有很多的共性，特别是三症的共有病理产物是"痰"，痰的性质、形状不同又可分为不同的证型。所以常以痰的色、量、形、味以及咳痰的爽与不爽作为寒热虚实的辨证依据。

（二）痰与咳、喘、哮的病机有密切关系

从病症的关系来说，咳、喘、哮是根据病症的特点命名的，痰是从病理角度命名的，三者与痰之间有着密切的关系。无论从病理而言或从病机而言，咳、喘、哮三者与痰均有很多的共性，就病机而言，三者均为气机的升降出入失其常度。肺主气、肾纳气，气出肺、根于肾而生于脾，其中肺主气是气机升降出入的枢纽，无论外感风寒、风热、风燥，或肺脾肾的功能失调，均能影响肺的呼吸升降而诱发咳、喘、哮。导致三者的病理因素都与"痰"有直接关系，因此，咳、喘、哮的发病与痰的产生在病因病机上有密切的关系。

（三）以痰的性状划分咳、喘、哮的治则

尽管痰是机体水液代谢失常的病理产物，但咳、喘、哮并不完全是由痰所致，然因其有着共同的病因病机，所以可以"痰"的性状为依据讨论咳、喘、哮的治疗原则。首先把它分为有痰（湿）、无痰（燥）两个纲，然后分目论治。在湿痰方面，先分寒热，其中咳吐稀白痰涎，痰多而爽者，是为寒痰蓄饮，治重温化，治寒饮宜温散水饮，治寒痰宜燥湿除痰。痰之热者，是以痰黄黏稠不易咳出为主，治宜清肺除痰，痰黄而少者，应清肺重于除痰；痰黄而多者，应除痰重于清肺；脓痰腥臭者，是为痰热瘀结成痈之候，治宜肃肺活瘀。痰多易咳者为脾虚，应健脾化痰。痰稀而咸者为肾虚，应补肾摄纳。无痰者为肺燥，是肺津不足的表现，要润肺生津。咳喘吐白沫甚难咳出，质轻而黏者为肺痿，是肺热叶焦造成的，治宜清燥救肺。值得注意的是：肺燥之白沫与水泡痰属寒饮者不同，因水泡之痰落地成水，因寒而生，一水一沫，形似冰炭，必须严格区分，一有偏差，犹如火上加薪，势必造成含冤益疾之弊端。

（四）以痰的色、量、形味指导咳、喘、哮的遣方用药

在临床治疗时，抓住痰的色、量、形、味以及咳痰的爽与不爽，结合咳、喘、哮的主症与兼症灵活用方遣药，进行辨证。具体方法如下：

1. 痰多色白质稀或为水泡痰，兼有寒象者为寒饮，治宜温化水饮，小青龙汤主之。

2. 痰色白质稀或成块,咳吐爽利,是为寒痰,治宜温阳除痰降气,苏子降气汤主之。

3. 痰多色白而黏,胸闷而喘者是为湿痰,治宜燥湿除痰,三子养亲汤合二陈汤主之。

4. 少量白痰无热象,喉间如有水鸣声,是为痰饮,治宜温肺化饮,射干麻黄汤主之。

5. 痰多黄白相兼,胸闷而喘者,是为寒热相兼,治宜宣肺定喘,定喘汤主之。

6. 痰多色黄,胸闷易咳出者,是为痰热,治宜清气化痰,清气化痰汤主之。

7. 干喘无痰或少痰,喉间痰鸣者,是为热重于痰,治宜清肺平喘,麻杏石甘汤加桑白皮、葶苈子主之。

8. 咳吐脓痰有腥味,胸痛者,是为肺痈,治宜清热排脓,千金苇茎汤加葶苈子、鱼腥草、蒲公英主之。

9. 咳喘吐白沫者,清燥救肺汤主之。

10. 喘之突然发作者即为哮症(数变为风),在原辨证的基础上加定风药如蜈蚣、全蝎、地龙、蝉蜕等,选一二味即可,以定风脱敏。

11. 久病兼有肾虚,痰稀而咸者,宜补肾摄纳,肾气丸为主,阳虚者加补骨脂、淫羊藿、鹿角片,阴虚加龟甲胶、麦冬、胡桃肉、冬虫夏草。

八、痰热上扰之神志病辨治经验

印氏柴芩温胆汤是全国著名老中医印会河教授的家传验方。该方是由印老之父印秉忠老先生在总结了清代名医费伯雄驯龙汤、驭虎汤并吸收了宋代名医许叔微珍珠母丸治疗经验的基础上,经过反复实践而创制的一张能治疗痰热(火)引起神经系统疾病的经验方,它专为肝胆痰热(火)而设,许多神志病尽管病名症状各异,但痰热(火)内扰是根本的致病因素,根据异病同治的原则,采用除痰降火的印氏柴芩温胆汤都能取得卓著的效果。肝气郁滞,气机不畅,则胸胁胀闷;肝木横逆,克犯脾土,则生痰湿;痰郁化热或肝郁化火耗伤津液则炼液为痰,化为痰热(火),此为无形之痰。痰热扰心则心烦不眠,痰火扰心则狂乱不已。痰热时作则心神不宁,头脑不清,易发脏躁、夜游。胆经受病,痰热上扰,则头晕目眩,痰火循经上炎则两侧头痛。痰火犯胃则呕吐恶心,痰是机体水液代谢失常的病理产物,但它又作为一种病理因素导致多种疾病。古有"奇病属血怪属痰"的论述,印氏对由气火所生的无形之痰以及它所导致的多种顽痰怪疾有独特的见解和丰富的经验,值得推广。该方能治疗由痰热引起的多种疾病,且疗效卓著。侯老师继承印老经验,并用之临床,受益匪浅。

组成:柴胡、黄芩、半夏、青皮、枳壳(实)、竹茹、龙胆草、栀子各9g,珍珠母、夜交藤各30g。

功能:除痰降火。

主治:睡梦纷纭或睡少梦多,白天心烦易怒,胸脘胀闷、两侧头痛,口苦苔黄,脉弦数。甚则哭笑无常、打人骂人。还可广泛用于失眠、惊悸、眩晕、癫狂、头痛、夜游、脏躁等症,亦即西医所属之神经症、神经衰弱、窦性心动过速、梅尼埃病、精神失常、神经性呕吐、神经性头痛、癔症、自主神经功能紊乱由痰热(火)引起者。

方解:柴胡、黄芩、龙胆草、栀子清除肝胆之余火(热),使不炼液为痰,半夏、竹茹(胆南星、天竺黄)清除痰热而和胃,青皮、枳实(壳)下气降火而除痰热。珍珠母、夜交藤(生龙齿)镇肝潜阳以安心神。

加减应用:

(1)痰热症属一般症状者原方即可。症状较重者加天竺黄9g,胆南星9g。

(2)若属痰火扰心、哭笑无常、打人骂人,原方加青礞石30g(先煎)、大黄15g(后下)。临床应用时以及早泻下为好。

(3)神志模糊或健忘者加菖蒲9g,郁金9g,远志6g。

(4)惊悸或属窦性心动过速者加生龙齿30g。

(5)痰厥头痛或属神经性头痛者加胆南星9g,天竺黄9g,生龙齿30g。

(6)神经性呕吐者,原方去后4味加生姜9g。

(7)眩晕或属梅尼埃病者去珍珠母、夜交藤,加大青叶30g、苍耳子9g、生姜9g。中医不主张用镇静药,但神经衰弱或癔症性眩晕者可用镇静药。

(8)夜游者加胆南星9g、天竺黄9g。

(9)痰热引起月经闭阻者加桃仁9g、大黄9g。

(10)大便稀者青皮改陈皮,去栀子,黄芩减半,枳壳炒之,加茯苓12g、煅牡蛎30g、煅龙骨30g。

(11)无心烦者去栀子、龙胆草。

(12)兼有肝肾阴虚者加桑椹30g、枸杞子9g。

九、痛症辨治经验

疼痛病症极为常见。中医认为不通则痛,不荣则痛,侯老师在临床中认为因个体差异,临床对疼痛的辨识更应分性质、部位。以疼痛性质分为气、血、寒、热、虚、实六类;以部位分常见有痹痛、头痛、胸痛、胁痛、胃脘痛、腹痛(少腹)、腰痛等。

(一)按疼痛的性质辨证论治

1. **气痛** 气痛多由气滞引起,其症状以胀为主,忽聚忽散,喜敲击抚摩,气行则较舒,过后复如故。治疗以行气为主。痛在胸的,常用旋覆花、生香附、薤白、桔梗等;痛在胁的,常用柴胡、青皮、枳壳、川楝子;痛在胃脘,常用砂仁、豆蔻、橘皮、紫苏叶、厚朴、枳实;痛在大腹,常用木香、干姜、槟榔、莱菔子等;痛在少腹的,常用小茴香、橘核、乌药、荔枝核等。

2. **血痛** 血痛是由瘀血引起的,症状以刺痛为主,拒按,疼痛不移,敲击时痛甚,严重时可见块痛不消。治疗以行血为主。从部位分,头痛多用川芎,上肢痛多用姜黄,胸胁痛常用郁金,脘腹痛多用延胡索,腰膝痛多用牛膝;从性质分,消癥块多用三棱、水蛭、五灵脂、䗪虫、虻虫、干漆等。此外,还有一般通用理血祛痛药物,如桃仁、丹参、红花、赤芍、当归、白芍、茜草、琥珀、三七等。而在行血与活血的问题上,又多有区别。

3. **寒痛** 寒痛的症状有收束感,恶寒喜温,肢冷不渴,苔白,脉弦紧。治疗以温通为主。痛在头常用藁本、白芷、防风、羌活;痛在胃脘常用高良姜、川椒、荜茇、草豆蔻;痛在大腹常用干姜、肉桂、附子、细辛;痛在少腹常用吴茱萸、胡芦巴、巴戟天、荜澄茄;痛在腰脊常用杜仲、桑寄生、补骨脂、川断、金狗脊等;痛在四肢常用桂枝、川乌、草乌、细辛等。

4. **热痛** 热痛的症状多见有热胀感,面红目赤,喜冷恶热,或见痛处灼热、便闭尿赤等症,舌红,脉数。治疗重在清热止痛。痛在头,主用菊花、薄荷、夏枯草、龙胆草;痛在胸胁,常用黄芩、栀子、柴胡、蒲公英之类;痛兼便闭,则用硝黄攻下;痛而下痢,取黄芩、败酱草、黄连、秦皮、白头翁等以燥湿清肠;血热用丹皮、生地、紫草、赤芍;尿痛用木通、石韦、萹蓄、冬葵子等以利尿通淋。

5. **虚痛** 虚痛除疼痛喜按以外,并可见以下各个部位特点:如胃虚则以饥时痛甚,得食则舒;肾虚则神倦乏力,腰膝酸软,腰脊不举等,苔少,其脉多无力。治疗时当分清气虚与血虚何者为重:气虚为重的,主用人参、白术、黄芪、甘草;血虚为重的,主用熟地、当归、白芍、川芎;气血两虚者则二者参合使用;更有肾精虚损而见疼痛者,常取熟地、鹿角、紫河车、龟甲等。又有五脏之虚,当各按其所虚而治。如肝阴虚而见胁痛,则常用白芍、乌梅以和血敛阴,总以补肝阴为主;而肾阳虚之腰痛,亦常取补骨脂、桑寄生、杜仲、胡桃肉等以助肾阳,行气血。

6. 实痛 实痛多拒按,除气滞和血瘀本身属实以外,尚有痰饮、风、湿、虫、食等引起的疼痛,多属实痛。如咳引胸胁作痛,转侧时有水声的是悬饮内痛,治宜逐水,常用大戟、甘遂、芫花、牵牛子之类。头痛昏涨、恶心、眩晕,是谓痰厥头痛,治宜除痰,常用药如半夏、天南星、天竺黄、竹茹等。身痛重胀,常为湿邪,治宜除湿,常用苍术、防己、薏苡仁、白芷、浮萍、豨莶草等。痛而游走不定,谓风邪,用药如秦艽、独活、威灵仙、海桐皮等。虫积腹痛,重在杀虫,常用使君子、槟榔、榧子、苦楝根皮等。食积腹痛,重在消食,常用神曲、麦芽、山楂、莱菔子等。

(二)按疼痛的部位辨证论治

1. **痹痛** 痹痛是指以关节、肌肤间痛、重、酸、麻为主症的疾患,多见于四肢。大致包括现代医学的风湿性关节炎、类风湿关节炎、关节周围纤维组织炎、坐骨神经痛等疾病在内。痹痛的共同病理变化是:因关节、肌肉、皮肤间的气血瘀滞而发生酸、麻、痛、重等症状。常见证型有:

(1)风热痹:本病临床表现以"从阳化热"为特点,一般痛处多有热感,喜近凉物,舌质较红,脉数,症状以上部为重,春夏剧,秋冬轻。有偏于风和偏于热两种类型。偏于风者:疼痛游走不定,或痛而兼麻,并可见心烦口渴,午后低热等。治宜理血祛风,方用身痛逐瘀汤。风湿加白茅根、土茯苓,类风湿加乌梢蛇,湿重加萆薢、薏苡仁。偏于热者:痛处有明显的灼热感,或出现结节性红斑及关节红肿热痛,或强直变形,屈伸不利,严重者有大热、大渴、多汗、脉洪大等证,舌红苔黄,心烦尿赤。治宜清气凉血,方用桂枝白虎汤加味,红肿甚者加大青叶,病久者加地龙、乌梢蛇。

(2)寒湿痹:本病临床表现以阴寒为主。一般痛处觉凉,近温则舒,唇舌青暗,苔白,脉迟细。症状多以腰膝为重。春夏轻,秋冬剧。有偏于寒和偏于湿两种类型。偏于寒者:疼痛固定,有收束感,痛多在骨节间,喜蜷卧,肢冷,时欲近炉取暖,喜加衣被。治宜温经散寒,方用乌头汤加味,腰痛加桑寄生,上肢痛甚加桂枝、姜黄,下肢痛甚加牛膝、防己。偏于湿者:痛处有沉重感,痛在肌肉为甚,痛中有胀麻感,严重时关节肿胀。治宜温化寒湿,方用五积散加减,寒甚痛剧加川乌、草乌、细辛,以散寒祛痛。

(3)风寒湿痹:本病症见寒热交错,风湿相兼,周身骨节痛;治宜理血祛风,散寒利湿,方用三痹汤加减。

（4）湿热痹：本病临床表现为关节肿痛，甚则变形，痛处觉热，或有胀感，舌红苔黄腻，脉弦数，心烦掌烫等。症状重在肩背、上肢者多兼风；重在腰膝以下者，则湿邪偏重。当分别以不同方药治之。以肩背上肢痛甚为主者，用黄柏苍术汤加减，病久加䗪虫、地龙、乌梢蛇，以化久瘀，通经络。疼痛偏重于下肢者，用四妙丸加味。

2. **头痛** 头痛指杂病头痛，包括现代医学之高血压、神经衰弱、三叉神经痛、贫血、脑震荡后遗症及部分脑实质病变。外感热病中的头痛不包括在内。常见类型有：

（1）风热头痛：症见头痛眩晕，甚则如坐舟中，面红目赤，口渴欲饮，尿短赤，便燥，舌质红，脉弦数。治宜清热散风，方用天麻钩藤饮。

（2）风寒头痛：症见头痛遇寒则甚，痛连项脊，恶风寒，口不渴，鼻塞，脉浮，苔薄白。治宜疏风散寒，方用川芎茶调散加减。头目涨痛加夏枯草，偏头痛加柴胡、黄芩，项强加葛根。

（3）风湿头痛：症见头痛沉重感明显，肢体困重，腰膝酸胀，有下坠感，恶风寒，脉濡软无力，苔白腻。治宜升阳散湿，方用羌活胜湿汤加减。湿甚无汗加香薷，水肿加冬瓜皮、浮萍。

（4）痰厥头痛：症见头痛沉涨昏晕，乱梦失眠，心烦闷，苔腻脉弦。治宜除痰降火，方用柴芩温胆汤加减。

（5）血瘀头痛：症见头痛有压迫感，昏沉眩晕，一般都有外伤病史，舌青暗，脉细涩，口干不欲饮水，胸胁堵闷。治宜活血化瘀，方用复元活血汤加减。

（6）厥阴头痛：症见颠顶头痛，甚则呕吐痰涎，脉沉细，肢冷，苔白。治宜温肝止痛，方用吴茱萸汤加味。

（7）少阳头痛：症见偏头痛，口苦耳鸣，自觉寒热往复，呕吐黄苦，舌红苔黄，脉弦略数。治宜清解少阳，方用清空汤加减，呕吐甚者加半夏；阵发头痛加全蝎、僵蚕。

3. **胸痛** 胸痛指以胸痛为主的疾患，大概包括现代医学之冠心病（冠状动脉供血不足、心绞痛、心肌梗死）和胸膜炎等。常见类型有：

（1）心络瘀阻：症见左侧胸部偏痛，发堵，甚或上引肩背，脉律不整，舌苔黏腻，睡眠不实，严重时可见肢冷唇青，猝然昏厥。治当开胸通痹，方用旋覆花汤加味，睡眠不好加琥珀1.5g，临睡前吞服。

（2）痰饮胸痛：症见咳嗽痰多胸痛，呼吸不利，转侧痛甚，有时可发现流水声，苔白，脉弦滑。治宜宣肺化痰，方用二陈汤加减，如痛处水流声明显，大便干燥,则为悬饮已成,须改用攻水之法,如十枣丸:煨大戟 9g,煨甘遂 9g,制芫花 9g,共研细末,以大枣肉 120g,共捣为丸,如梧桐子大,每服 6g,日 1 次;亦可以上药末装胶囊,分 10 次服。每日 1 次,枣汤送服。

4. 胁痛 以胁痛为主的疾病,包括现代医学的胆道蛔虫病、胆囊炎、胆道感染、无黄疸性肝炎和肋间神经痛等。常见类型有:

(1)胆道蛔虫:症见右胁部阵发性绞痛,有向上钻顶感,拒按,转侧不安,有时疼痛向右肩部放射,呕吐或吐蛔,严重时可有往来寒热,既往有蛔虫病史,舌上有红点,面部可见白癣状斑纹。治宜安蛔止痛,方用乌梅丸加减,便秘加生大黄、槟榔。

(2)肝郁气滞(多为肋间神经痛):症见胁肋胀满而痛,常以左部为甚,喜叩击、抚摩、按压,常太息,苔白,脉细。治宜理气疏肝,方用柴胡疏肝散加味,胃脘胀满加代代花、绿萼梅,以疏肝理气。

(3)肝络瘀阻:症见胁痛无休止,胁下可触及肿块,拒按,食后为甚,脉弦或涩细,舌质青紫。治宜疏肝理气,方用逍遥散加减,便秘加大黄,舌红加蒲公英。

(4)肝胆湿热:可见于胆结石、胆道感染、胆囊炎。症见右胁痛,胆区可有固定压痛点;其痛常可上窜肩背,痛甚可见恶心、呕吐,或大便溏燥不时,或先干后稀等现象,厌脂肪性食物,脉弦或紧,苔多微黄。治宜疏肝利胆,方用大柴胡汤加郁金、金钱草。

(5)阴虚胁痛:症见胁肋隐痛,悠悠不休,口干咽燥,心中烦热,头晕目眩,舌红少苔,脉细弦数,治宜养阴柔肝,方用一贯煎,心烦加炒栀子,头晕甚加菊花、钩藤,视物昏花加决明子。

5. 胃脘痛 胃脘痛包括现代医学之胃与十二指肠溃疡、急慢性胃炎、胃痉挛、胃下垂和部分胰腺炎等。常见类型有:

(1)肝胃气痛:症见胃脘胀痛连胁,得嗳气则舒,喜按,苔白,脉沉细。治宜疏肝和胃,方用香苏饮加减,心烦加栀子、黄连,食欲欠佳加生大黄、龙胆草,肠鸣便泄加炮姜、乌药。

(2)火郁胃痛:症见痛而灼热,心烦易怒,泛酸,嘈杂,舌红苔黄,脉弦数。治宜和胃降火,方用左金丸加减,寒象明显者减轻黄连、龙胆草用量,加重吴茱萸用量;胃酸过多,再加乌贼骨或白螺蛳壳。

(3)瘀血胃痛:症见痛多胀少,或刺痛不胀,痛有定处,拒按,舌质紫,脉细涩,或见大便色黑。治宜祛瘀止痛,方用失笑散加味,胃酸过多加瓦楞子、吴茱萸、黄连,便干加大黄。

（4）胃阴不足：症见胃痛不胀，食后还饱，食酸甜或水果较舒，口渴不能多饮，脉细，苔少而干，舌偏红，大便干燥。治宜益胃生津，方用益胃汤加减，痛甚加桃仁、丹参。

（5）脾胃虚寒：症见饥时胃痛，得食则舒，痛处喜按，舌少苔，脉细而沉。治宜温补脾胃，方用归芪建中汤加味，寒甚加炒川椒、吴茱萸。

（6）脾胃气虚：症见饥时胃痛，得食则舒，痛中有胀，嗳气泛酸，苔白腻，脉细弦。治宜健脾和胃，方用六君子汤加味，如胃酸症状不明显，可去瓦楞子加乌梅。

（7）胃实急痛：症见胃脘痛连肩背或腰部，拒按，呕吐频繁，往来寒热，大便秘结，脘腹痞满，舌红，苔厚中黄，脉实有力。治宜泄热通里，方用清胰Ⅰ号〔柴胡15g、黄芩9g、胡黄连9g、赤芍15g、木香9g、延胡索9g、生大黄15g（后下）、芒硝9g〕。

（8）胃脘挛痛（胃痉挛）：症见突发或阵作胃脘急痛，挛急感明显，甚者硬痛拒按，痛缓则腹软如常，舌质青暗，脉弦。治宜舒挛定痛，方用芍药甘草汤加味，腹胀加乌药。

（9）胃下垂：症见纳少腹胀，嗳气脘闷，有时胃痛。食后脐部或脐下胀满，转侧时胁腹有水流声，形体瘦减，大便时干，脉细苔少。治宜升降脾胃，方用补中益气汤加枳实。患者体虚可加鹿角霜、紫河车，胃酸多者加瓦楞子。

6. **腹痛** 腹痛包括现代医学之急性腹膜炎、结核性腹膜炎、肠结核、肠梗阻、急慢性阑尾炎等。常见类型有：

（1）伤食腹痛：症见腹痛肠鸣，吞酸嗳腐，矢气酸臭，大便粗糙，脉紧苔腻。治宜消食助运，方用保和丸加减，腹泻加炮姜，便滞加槟榔。

（2）阴寒腹痛：症见腹痛拘急，四肢不温，喜按喜暖，脉沉细，舌苔淡白。治宜温中理脾，方用附子理中汤加味。

（3）脾虚腹痛：症见腹痛可按，有挛急感，喜温畏寒，饥时痛甚，得食则舒，大便时溏，脉虚细，苔白。治宜甘温健脾，方用小建中汤，若腹痛连胃，可加炒川椒、吴茱萸。

（4）腹痛气闭：症见腹痛膨胀，拒按，呕吐剧烈，大便不通，无矢气。治宜通肠下水，方用甘遂通结汤（桃仁、赤芍、牛膝、厚朴、生大黄、木香，煨甘遂0.3g装胶囊，分2次随汤剂吞服）。气胀甚者加槟榔、炒莱菔子。

7. **少腹痛** 少腹痛主要指脐下至盆腔部位的疼痛而言。

（1）疝痛：症见少腹痛连睾丸，肿硬坠胀。其中：寒象明显者，治宜温肝导气,方用导气汤加味。热象明显者,宜泄肝导气,方用疝气汤加减。寒实痛,大便不下者,宜温肝泄下,方用天台乌药散。睾丸痛甚者可加橘核、荔枝核。

（2）肠痈:症见右下腹急痛拒按,有时可连及脘腹,有的则以脘腹痛为主(压痛点始终在右下腹),恶心呕吐,大便秘结,舌红苔黄,脉数或弦紧。治宜祛瘀通肠,方用大黄牡丹皮汤加减,大便日久不行,舌苔黄燥者,加芒硝。若血寒凝滞,四肢不温者,则改用温通经脉法,用当归四逆汤加减。若胸胁疼痛明显而二便通调者,可用逍遥散加减。

8. **腰痛**　腰痛是指以腰部疼痛为主要症状的疾患,包括现代医学中腰椎间盘突出、膨出症等,临床常见:

（1）肾虚腰痛:症见腰痛不举,但无压痛或敲击痛,气短,尿无力,脉虚细,苔少。治宜补肾强腰,方用补肾强腰方(狗脊、川断、桑寄生、杜仲、牛膝、木瓜、薏苡仁、猪肾或羊肾切开去筋膜),寒象明显者可加补骨脂、胡桃肉。

（2）腰椎骨刺:症见腰痛不能俯仰,动则痛甚,腰脊部有压痛,苔白脉细;痛甚时可影响到下肢,发生酸痛。治宜温经祛瘀,方用骨刺丸(川乌、草乌、羌活、独活、防风、防己、桃仁、红花、桂枝、赤芍、秦艽、白芷、萆薢、五加皮、威灵仙、桑寄生)。

（3）瘀血腰痛:症见痛有定处,手不可按,大便常干,脉沉实,舌红苔少,或有外伤史。治宜行瘀活血,方用复元活血汤加减,大便不干燥者改用熟大黄。

十、肝胃不和辨治经验

（一）气闭腑实的肝胃不和

气闭腑实的肝胃不和是指少阳阳明合病,该病是以肝胃不和为主症的。现代医学的胆结石、胆囊炎、胆道感染与之相似,应用仲景大柴胡汤加减治之,无不效验。

组成:柴胡9g,黄芩9g,半夏9g,枳实9g,赤白芍各15g,川大黄9g(后下),生姜3片。

功能:疏肝利胆,泻腑通便。

主治:往来寒热,胸胁苦满,胃脘痞满疼痛,呕恶便秘,舌苔黄,脉弦有力。

方解:柴胡、黄芩和解清热以除往来寒热,大黄、枳实泻阳明之热结,芍药缓急止痛,半夏、生姜降逆止呕,诸药合用,共奏外解少阳、内泻热结之功。

加减:胃灼热泛酸加煅瓦楞子,胁痛甚加郁金,黄疸加茵陈、金钱草,便干甚加瓜蒌、玄明粉。

（二）阴虚性肝胃不和

"阴虚性肝胃不和"不同于少阳阳明合病的大柴胡汤治疗的肝胃不和，虽其症状有很多相似之处，但实际上却有着两种性质截然不同的病机，因为导致肝气横逆的原因不是肝气过旺，而是阴不敛阳。如果在诊断上发生失误，治疗上就会发生燥药劫阴之误，越治越重。

这里的"阴虚"是指肝血和胃液，而不是肾阴。因为血为肝之阴，津液是胃之阴，都有节制气阳的作用；如果肝胃之阴虚，则不能制约气阳，必然会导致肝气横逆，而致胃气不和。叶天士说"厥阴之气上干，阳明之气失降"，可见肝胃阴虚不和是相互影响而须臾不可分的。

肝者，体阴而用阳，朱丹溪有"阳常有余，阴常不足"的论述，质之肝脏，亦莫能外，一旦肝旺必然导致肝血和胃液之不足。刘渡舟老师有"胃汁竭，则肝阳鸥"的论述。二者均可导致肝胃不和证。

在辨证治疗方面，虽然叶天士和魏柳州都阐述了阴虚性肝胃不和的病机，但他们的处方在临床上还存在着一定的不足，如叶氏的益胃汤，治胃有余治肝则不足；而魏氏的一贯煎虽有肝胃合治的作用，但枸杞子、熟地的药性又偏温，临床使用仍有不足之憾。刘老经多年临床实践，把该病证分为肝阴虚性肝胃不和证和胃阴虚性肝胃不和证两类，自拟了柔肝滋胃饮和益胃和肝汤，补充了前人的不足，临床更为实用。

1. 肝阴虚性肝胃不和的证治

症状：胸胁满闷，胃脘痞胀，噫气，或呃逆，不欲饮食，心烦，口咽发干，失眠或多梦；或兼低热，小便赤黄，大便不爽，舌红绛无苔，脉弦细数。

证候分析：血虚则不能养肝，肝失血养，则变柔为刚，而气不驯。气横所指，胃当其冲，故所见之证，与一般肝胃不和，颇为近似。然证又现心烦，口咽发干，以及低热，舌红绛无苔，脉弦细数等一派阴虚之象，据此可知，这种肝胃不和是肝阴虚所导致的。

治法：柔肝，滋胃，调气。

方药：刘氏自制柔肝滋胃饮。

川楝子、佛手、橘叶、丹皮、白芍、沙参、麦冬、玉竹、生地。

方解：川楝子、橘叶、佛手疏肝理气而不伤阴；丹皮、白芍平肝凉血以制肝横；沙参、麦冬、玉竹、生地大能滋胃柔肝以养血阴。

加减：胸咽堵塞较甚的，加贝母、郁金、枇杷叶、射干；头目眩晕的，加菊花炭、珍珠母、石决明;胃气作呕的,加枇杷叶、竹茹、荷蒂、生牡蛎;胃不开而食不振的,加生扁豆、生谷芽、川石斛;肝胆作泻的,本方减生地,加牡蛎、生山药。

2. 胃阴虚性肝胃不和的证治

症状: 口舌干燥,胃热如烙,但饮水不甚,心烦,食减,甚厌荤腥,对清淡食品犹可下咽。胁脘皆满,噫气不除,脉弦细,舌红绛少苔。

证候分析: 此证从口咽发干、胃热如烙、舌红脉细、但饮水不甚、心烦、食减、厌荤喜素来辨,则知胃中阴液已虚,因而胃气失于和降,肝阳之邪得以上犯,故又见胁脘发胀等症。它和一般的肝胃不和自然有别。

治法: 滋胃阴,和肝气。

方药: 刘氏益胃和肝汤。

沙参、麦冬、玉竹、生地、枇杷叶、荷蒂、川楝子、郁金、白芍。

方解: 此方用叶氏益胃汤以滋胃阴,而柔亢逆之气。川楝子、白芍疏肝理气,郁金解郁散结;荷蒂、枇杷叶则治噫气呃逆与脘胁满闷。

十一、肝脾不调腹泻辨治经验

由肝失疏泄、脾失健运而导致的以胁痛、腹胀、腹泻等为主症的证候,称肝脾不调,治以刘草窗的痛泻要方。然该证进一步发展,肝郁化火,火郁既久,则不仅肝脾不调,而且火郁伤及脾胃之阴,又会出现肛门灼热、吐酸、胃灼热、嘈杂、下利完谷等症,则非痛泻要方所能及。侯老师跟印会河老师学习时,曾见其用戊己丸加味治疗该证,非常得心应手。此后他在临床上凡遇痛泻而兼热象,或胃酸过多者,则断为肝郁化火,使用印氏戊己丸加味,屡试屡爽。现已成为其临床常用的"抓主症"之方之一。现将肝郁气滞与肝经火郁致使肝脾不调的辨证与治疗简述如下:

（一）症状

肝郁气滞引起的肝脾不调,症见腹痛便泻,以情绪波动时为甚,痛一阵,泻一阵,胸胁胀满,心烦嗳气,舌质偏红,苔白或黄,脉弦;若久郁化火,则除上述症状外,还可出现肛门灼热,吐酸,胃灼热嘈杂,下利完谷,舌绛无苔,脉弦数等症。

（二）病症分析

腹痛便泻,常见于脾虚之人,盖"脾不虚不泻利"也。痛一阵,泻一阵,是泻后则腹不痛,腹痛则必腹泻,如此者日有数次。这种现象,常发生在肝脾不调的情况之下。盖肝旺则能乘脾,肝气横逆,克(乘)太过,脾受克过甚,则出现腹痛,不能发挥其本身的运化水谷的作用,即为腹泻。情绪波动见此,多由肝气郁结所造成。然郁结既久,则必然会化火,火热下注于大肠,泻必伴有肛门灼热。至于吐酸、胃灼热、嘈杂,乃因酸为肝之味。胃酸过多,常由肝火犯胃引起,故有"肝经郁火吐吞酸"之说,而胃灼热、嘈杂也均由胃酸过多引起。下利完谷,是火热下迫肠道,使水谷急下肛门,急则不能完成其受气取汁等气化作用,故而使食入之物,不变原形,而成完谷不化。

（三）治法与方药

1. 肝气郁结致肝脾不调治法

治法：疏肝健脾。

方药：痛泻要方加减。

组成：防风、白术、白芍、陈皮、黄连。

方解：方中防风疏肝解郁,陈皮、黄连理气降胃（胃不降脾不升也）。白芍平肝以和脾气,白术健脾燥湿,以止泻利。

加减：大便粗糙,加焦三仙；心烦尿赤,加龙胆草。

2. 肝经火郁致肝脾不调治法

治法：泻肝,健脾,和胃。

方药：戊己丸加味。

组成：黄连、吴茱萸、赤芍、煅瓦楞子（先煎）。

方解：方中黄连降泄胃火,使火热不致迫便下行；吴茱萸温肝解郁,合黄连能健胃制酸,芍药平肝以和脾止泻；煅瓦楞子制酸并能止泻。

加减：本方可以和痛泻要方合用,二方同以治肝为主,但痛泻要方偏于治疗肝气郁结克（乘）脾土的泄泻；本方用于肝郁化火乘脾克胃（消铄胃阴）的泄泻。如排便黏稠不爽,可改本方为大柴胡汤加煅瓦楞子。

十二、阴虚痢治疗经验

本病现代医学称为非特异性慢性溃疡性结肠炎。慢性结肠炎患者的结肠下端,常有溃疡病变,病程长,反复发作,可有长短不同的缓解期。病发时则腹泻,每日可达数次或数十次,有黏液或脓血,腹中可见阵发性绞痛,并可见里急后重,但实验室检查无痢疾杆菌和阿米巴原虫,发作期间即表现为面色萎黄,精神疲乏等。

本病主要由于湿热久滞肠道为病,久病常见虚寒证,但阴虚证也不少见。素体阴虚之人,感邪而病痢,久治不愈,痢下赤白脓血,下鲜血或黏液,脐腹灼痛,虚坐努责,食少,心烦口干,并兼有舌红绛少苔、脉细数等阴虚证候者,根据中医理论,称为阴虚痢。印会河教授采用辨证与辨病相结合的原则,集众方之长,把治疗肠痈的大黄牡丹皮汤、薏苡附子败酱散,治疗肺痈的千金苇茎汤(取肺与大肠相表里之意)和治疗痢疾的黄芩汤,加减化裁,创制了清理肠道方,开辟了治疗阴虚痢的先河,用治该病,效用非常。侯老师得之 30 余年来,治疗患者百十余例,均能应手而愈。

方药组成: 桃仁 9g,杏仁 9g,生薏苡仁 30g,冬瓜仁 30g,赤芍 15g,丹皮 9g,马齿苋 30g,败酱草 30g,广木香 9g,槟榔 9g。

功能: 清利肠道。

主治: 久痢,腹痛,里急后重,便脓血,或便垢不爽,舌红绛,脉细数。

方解: 桃仁、杏仁、生薏苡仁、冬瓜仁开利肺与大肠,行瘀血以去化脓之源,排脓毒以除肠痈之毒。丹皮、芍药凉血活血,能消肿痈之炎症,"行血则脓便自愈"(包括大肠之黏污之物)。方中木香、槟榔有理气通肠之效用,能解除激惹状态,"理气则后重自除",是治疗里急后重最理想的药物。马齿苋、败酱草清大肠之热毒,特别是马齿苋,是治疗时疫发热便脓血的要药,现代医学也证实,马齿苋对细菌性痢疾有良好的效果。

十三、五更泄治疗经验

五更泄之名出于《寿世保元》,又名晨泄、五更肾泄。指以五更时脐腹作痛、肠鸣下利为主要表现的腹泻。泄下多完谷不化,泻后则安,或兼有食后即泻,并伴有形寒肢冷、腰膝酸软、舌淡苔白、脉沉细迟等症。

究其病因,或年老体衰,肾气不足;或久病之后,肾阳受损;或房中无度,命门火衰,脾失温煦,运化失职,水谷不化,而成泄泻。且肾为胃之关,主司二便,若肾气不足,关门不利,则大便下泄。对于此类患者的治疗,缓解较易,根治却很难。凡五更泄泻投以四神丸均有疗效,但停药后容易复发。早年,侯老师随张子琳先生学习时,见其自拟五更泄泻方,疗效显著,后应用其经验治愈颇多五更泄患者,现总结如下:

组方: 补骨脂 9g,吴茱萸 9g,肉豆蔻 9g,五味子 6g,党参 9g,炒白术 9g,炮姜 9g,熟附片 9g(先煎),炙罂粟壳 6g,炙甘草 6g。

方解: 方中补骨脂、附子温肾止泻,党参、白术、炙甘草益气健脾止泻,吴茱萸、肉豆蔻、炮姜温中散寒止泻,五味子、炙罂粟壳收敛固涩止泻,共奏温肾健脾、收涩止泻之功。

加减：若年老体衰，久泻不止，中气下陷，加黄芪；四肢厥逆者，加桂枝、细辛；腰膝酸软甚者，加鹿角霜、狗脊；滑泻日无次数者，加重罂粟壳、五味子用量。

十四、外伤头痛治疗经验

方药组成：柴胡9g，天花粉15g，当归15g，炮甲片9g，王不留行9g，桃仁9g，红花9g，熟大黄9g，䗪虫9g，降香9g，川芎9g，赤芍30g，自然铜9g，麝香0.06g。

本方为复元活血汤加味，功能活血化瘀，主治外伤引起的头痛，其特点为头痛有压迫感，昏沉眩晕，胸胁堵满，口干不欲饮水，舌青暗，脉细涩。方中桃仁、红花、柴胡、当归、赤芍、川芎理肝经血瘀，穿山甲、王不留行、䗪虫、降香化久瘀理伤损，大黄破血结，天花粉生津益血，麝香芳香开窍、活血止痛。

侯老师曾用该方治疗十数例外伤头痛的患者，其中一例刘姓患者，1973年在北京发生火车相撞事故后，住北京医院，诊断为脑挫裂伤，昏迷5天后清醒，住院1个月出院，但经常发作性头痛，头顶有压迫感，时伴恶心呕吐，头脑昏糊不能正常工作，已公休3年。另一例头痛为头部撞伤后遗症状（详见本章第三节之"活血化瘀一得"），以上两例都是用上方治愈而恢复正常工作的，治疗一般规律是服第一、二剂药时头痛加重，但很快头部就如释重负，头脑清快很多，服十余剂后能基本恢复正常。

1976年还用此方治愈一太原毛纺厂青年工人，因头部外伤引起癫痫3年，经多方治疗未愈，近半年来一日二三度发，四肢抽搐、两目上视、口吐白沫。服上方3剂后癫痫发作明显减少，头痛呕恶基本消除。服十余剂后癫痫停止发作，经3个月观察再未发作。

十五、老年失眠辨治经验

（一）老年失眠病因病机认识

侯老师认为，心主血脉，脉舍神，神安则寐，神不安则不寐。神安与否一方面决定于心血营气对心神的涵养，另一方面则受是否有邪气扰神的影响。如《景岳全书》中说："盖寐本乎阴，神其主也。神安则寐，神不安则不寐。其所以不安者，一由邪气之扰，一由营气之不足耳。有邪者多实证，无邪者皆虚证。"对老年失眠的认识亦基于此。老年失眠病位在心，其主要病机为心神失养或心神不宁。致病病机可总结为以下三方面：

其一，气血阴精不足是导致老年失眠的病理基础。

《灵枢·营卫生会》云："老者之气血衰，其肌肉枯，气道涩，五脏之气相搏，其营气衰少而卫气内伐，故昼不精，夜不暝。"老年人肾之真阴精血不足，脾胃功能虚损，气血阴精化生乏源，而心藏神，血舍神，精血互生，精亏血少，则不能养心涵神，神不守舍而发为虚性失眠；肾精亏则精血不能互生而致肝血虚，肝体阴而用阳，血虚不柔肝，而肝藏血舍魂，血虚神魂不安亦发为失眠。肾精化肾气，肾气分阴阳，肾阳具有温煦、气化之功。肾阳虚损则不能蒸化肾之阴精上济于心，肾阴虚无以上承，均可致心肾不交而致失眠。

其二，肝郁痰热为诱发老年失眠的主要病机。

侯老师认为，老年人特别是 60~65 岁的女性患者，退休居家，多郁少悦，肝失疏泄，郁而化火；肝郁克脾，脾虚不运，痰湿内生，痰火扰神而见失眠。故肝郁痰热为诱发老年失眠的主要病机。

其三，痰、瘀阻滞为老年失眠的主要病理因素。

老年失眠多瘀多痰，痰、瘀为老年失眠的主要病理因素，并影响老年失眠的发生发展。老年人气郁气滞，气滞则血液运行不畅而为瘀；阴虚生热，热灼血黏，血行不利则为瘀；暮年之辈，其气必虚，气虚帅血运血无力，阳虚温煦推动无力，久而生瘀。瘀血内阻，心神失养，阳不入阴，神不守舍，而致失眠。《医林改错》说："元气既虚，必不能达于血管，血管无气，必停留而瘀。"肝郁克脾，脾失运化则生痰。肾虚气化失常，水液代谢失常，痰湿内生。痰瘀阻滞，蒙蔽神窍，阳气不展，昼不出于阴则多眠睡，夜不入于阴则不寐。

侯老师认为老年失眠病性以虚为主，同时痰、热、郁、瘀等实邪扰神不寐亦是老年失眠的主要病机。神不安为其标，精血阴阳虚衰，痰、热、郁、瘀为致病之本。其总的病机为气血不和，阴阳失交，神不守舍。经对 200 例老年失眠患者症状的频数分布分析统计显示，痰热症状，口苦、心烦懊憹、噩梦纷纭及神疲乏力、纳差、心慌心悸、腰膝酸软等频次居多，提示老年失眠虚实夹杂、不唯虚证的病机特点。

（二）老年失眠辨证要点及治法方药

1. 痰热内扰

主症：白昼困倦思睡但不能眠，夜来无眠；眠则噩梦纷纭、心烦懊憹、口苦。

次症：胸闷脘痞，痰多，头晕目眩。舌红，苔黄腻，脉滑或滑数。

治法：除痰清热安神。

方药：印氏柴芩温胆汤方。

柴胡 10g，黄芩 12g，半夏 9g，青皮 9g，枳壳 9g，竹茹 12g，龙胆草 9g，栀子 9g，夜交藤 30g，合欢皮 30g，珍珠母 30g。

组方原理：本证主要病机为气郁生痰，痰热内扰，心神不安而发为失眠。方中柴胡、黄芩、龙胆草、栀子清降肝胆郁火以安心神；半夏、竹茹清除痰热而和胃；青皮、枳壳下气降火而除痰热；合欢皮、夜交藤安神利眠；珍珠母镇肝潜阳以安心神。诸药合用，则痰除、热清、心静、神安。

加减：大便干燥者加酒大黄；白昼困倦思睡但不能眠者加石菖蒲、远志；心烦甚者加丹皮，重用栀子；心悸者，加生龙齿；兼有食滞者加炒谷麦芽、莱菔子；兼烧心泛酸者，加黄连、吴茱萸、煅瓦楞子。

2. 瘀血内阻

主症：多梦易醒，醒后难以入睡；胸闷刺痛，痛处固定。

次症：面色晦暗，眼眶青暗，唇舌青暗，烦闷易怒。舌淡暗或有瘀斑，舌下脉络瘀曲，脉沉涩。

治法：活血化瘀，安神定眠。

方药：血府逐瘀汤加味方。

柴胡 12g，桔梗 9g，牛膝 9g，枳壳 9g，当归 12g，川芎 9g，赤芍 9g，桃仁 9g，红花 9g，降香 9g，䗪虫 9g，合欢皮 30g，丹参 30g，琥珀末 1.5g。

组方原理：本证主要病机为瘀血阻窍，神不安舍而致失眠。方中桃仁、红花、降香、䗪虫活血化瘀，共为君药。当归、赤芍、川芎助君药活血化瘀；牛膝活血通经，引血下行；丹参活血安神；合欢皮舒郁利眠；琥珀末清心除烦，镇静安神，共为臣药。桔梗、枳壳、柴胡、牛膝两升两降，调畅气机，使气血调和。合而用之，使血活、瘀化、气调、神安。

加减：气虚血瘀证者，去柴胡、桔梗、牛膝、枳壳，加黄芪；兼肾精气虚者，加菟丝子、枸杞子、鹿角霜；气郁证明显者，加郁金、玫瑰花；兼便干者，加大当归剂量，用 30g，并加用酒大黄。

3. 肝郁化火

主症：心烦不能入睡或多梦易惊；烦躁易怒，胸闷胁痛，口苦。

次症：善太息，心悸，阵热汗出，便秘尿黄。舌红，苔黄，脉弦数。

治法：疏肝解郁，清火宁心。

方药：丹栀逍遥散加减方。

丹皮 12g，栀子 9g，柴胡 9g，生白芍 30g，当归 15g，丹参 30g，薄荷 9g，淡豆豉9g,茯苓15g,合欢皮30g,夜交藤30g,珍珠母30g。

组方原理: 本方证基本病机为肝郁化火,郁火内扰,心神不宁而致失眠。方中柴胡疏肝理气;生白芍、当归、丹参养肝柔肝理血;丹皮清血中伏火,栀子、薄荷、淡豆豉清解郁热;茯苓健脾安神;合欢皮、夜交藤、珍珠母滋肝解郁,镇惊安神。共奏疏肝解郁、清火除烦、宁心安神之效。

加减: 胸胁胀痛甚者,加郁金、枳壳;兼脾虚纳差者,加白术、甘草;便秘者加大黄。

4. 心脾两虚

主症: 多梦易醒,或朦胧不实;纳食差,神疲乏力,面色不华。

次症: 心悸,健忘,头晕目眩。舌淡胖,苔薄白,脉细弱。

治法: 益气补血,养心安神。

方药: 归脾汤加味。

黄芪30g,党参15g,茯苓12g,远志6g,龙眼肉30g,炒酸枣仁30g,当归12g,白术12g,广木香9g,夜交藤30g,合欢花30g,五味子9g,炙甘草6g,生姜3片,大枣5枚。

组方原理: 本方证主要病机为心脾两虚,气血不足,心神失养而致失眠。方中黄芪、党参、白术、炙甘草益气健脾以滋化源,脾健而血生;当归、五味子、龙眼肉滋阴补血,养心安神;茯苓、炒酸枣仁、远志、夜交藤、合欢花宁心安神;广木香理气醒脾,又防诸补气养血药碍胃滞脾,复加姜、枣调脾和胃。共奏益气生血、养心安神之效。

加减: 兼肾虚者,加桑椹、菟丝子、枸杞子补肾填精,精血互生。

5. 肝肾阴虚

主症: 心烦不寐,入睡困难;头晕耳鸣,腰膝酸软。

次症: 手足心热,阵热汗出,咽干少津。舌红,苔少,脉细数或细弦。

治法: 滋补肝肾,调和阴阳。

方一: 张子琳平肝清晕汤方加味。

生白芍30g,生地15g,生石决明30g,生龙牡各30g,菊花9g,白蒺藜9g,珍珠母30g,夜交藤30g,炒酸枣仁30g,龙齿30g,琥珀3g。

组方原理: 本方证主要病机为肝肾阴虚,阴虚阳亢,心神被扰。治予滋补肝肾,平肝宁神。在平肝清晕汤方中加入珍珠母、夜交藤镇静安神;龙齿、琥珀宁神定悸;炒酸枣仁养阴柔肝,宁心安神。诸药合用,共奏滋肝肾、潜肝阳、安心神之功。

加减:大便干者加火麻仁;手足心烧者加丹皮 9g,地骨皮 15g;纳差者加谷麦芽各 15g,鸡内金 15g;四肢麻木者加当归 9g,丝瓜络 9g,牛膝 15g,木瓜 9g。

方二:滋水清肝饮加减方。

生熟地各 15g,山萸肉 12g,山药 12g,丹皮 9g,泽泻 9g,茯苓 12g,栀子 9g,黄柏 9g,菟丝子 9g,枸杞子 9g,竹叶 9g,桑椹 9g,菊花 9g,夜交藤 30g,五味子 9g,炒酸枣仁 30g。

组方原理:本方证主要病机为肝肾阴虚,阴虚火旺,心肾不交,不能养心安神而致失眠。治予滋阴降火,交通心肾。方中以六味地黄丸滋阴补肾;菟丝子、枸杞子、桑椹、五味子补肾填精;栀子、菊花、黄柏清心、肝、肾之热,竹叶清心引热下行;夜交藤、炒酸枣仁滋养安神。诸药合用,共奏滋阴清热、交通心肾、安神定眠之功。

加减:心烦甚者,加莲子心以清心热;腰困甚者,加杜仲、川断、桑寄生;肩背酸困者,加葛根滋阴升津,舒经柔筋;健忘者,加益智仁、石菖蒲;咽干甚者,加玄参、麦冬滋肾胃之阴津。

6. 心肾两虚

主症:夜寐早醒而无虚烦,或多梦易醒;腰膝酸软,心悸。

次症:健忘,头晕,多惊善恐,神疲乏力。舌淡,苔少,脉弱。

治法:养心益肾,镇静安神。

方药:自拟养心益肾安眠汤。

当归 12g,川芎 9g,熟地 12g,炒白芍 12g,菟丝子 9g,枸杞子 9g,五味子 9g,鹿角霜 9g,夜交藤 30g,生龙牡各 30g,远志 6g,石菖蒲 9g,炒酸枣仁 30g,柏子仁 9g。

组方原理:本方证主要病机为心血亏虚,肾精不足,不能养心、充脑、涵神,而致失眠。治予养心益肾,镇静安神。方以四物汤为基础方,补血养心;枸杞子、五味子、菟丝子、鹿角霜补肾填精,阴阳互生;远志、石菖蒲养心宁神,豁痰开窍;炒酸枣仁、柏子仁、夜交藤滋养心肾,安神利眠;生龙牡益肾镇静以安神。诸药合用,共奏补血填精、精血互生、阴阳双补、养心补肾、涵神镇静之效。

加减:神疲纳差脾气虚者,加黄芪、党参、白术。

(三)老年失眠临证思辨要点

1. 抓主症辨证论治 辨治老年失眠首要的是抓主症辨别其证候。老年失眠的主症应分为两个方面。首先要辨的是失眠的特点,其次要辨的是除失眠外患者最痛苦且最常见的症状。失眠类型分为：难以入睡；寐中易醒，易于入睡；寐中易醒，醒后不易入睡；晨醒过早。痰热内扰证，主症为白昼困倦思睡但不能眠，夜来无眠；眠则噩梦纷纭。气血虚证、阴虚证则多梦易醒，或晨醒过早。瘀血证则多梦易醒，醒后难以入睡。肝郁化火证、阴虚火旺证则难以入睡。兼症：痰热证为心烦懊侬、口苦；瘀血证为胸闷痛，舌下脉络迂曲紫暗；肝郁化火证为烦躁易怒，胸闷胁痛，口苦；肝肾阴虚证为头晕耳鸣，腰膝酸软；等等。依据其主症，分析其病位、病性，辨其主证，施以治疗。

2. 恰当使用安神药　神不守舍是失眠发生的直接原因，故安神是治疗失眠的主要大法，也是辨病治疗的主要措施。安神药具有镇静安神或滋养安神之效。现代药理研究证明，安神药对中枢神经系统有抑制作用，具有镇静、催眠、抗惊厥的作用。治疗老年失眠应恰当使用安神药。对于病程短、病势急重的实证失眠，选用重镇安神药；对病程长、病势缓的虚证失眠，选用滋养安神药。但老年患者脾肾诸脏气渐衰，矿石及有毒重镇安神药不可久服，中病即止；滋养安神药不可多用，或佐加理气开胃之品，以防碍胃滞脾。安神药为治标之法，临证需同时配伍以治本之法。邪气扰神者祛其邪，如清热、化痰、解郁、活血诸法；虚不养心者补其虚，如补血、滋阴、益气等法。辨病与辨证相结合，标本同治，方可取效。

3. 整体辨治，心身同治　整体辨治是中医学诊治疾病的灵魂。在辨治老年失眠时，通过抓主症来辨主证，立主法，出主方。同时，也要注重影响该病疗效的次症的治疗。如便秘、疼痛、食滞等为老年失眠之常见伴见症，临证需择药治疗，以增其效。另一方面，治疗老年失眠需心身同治，在药物治疗的同时予以心理疏导，鼓励老年人积极外出活动，条畅情志，有助于失眠的改善。

第二节　用 药 特 色

一、遣方用药思路

侯振民熟读中医经典，得张子琳、李翰卿、印会河、刘渡舟诸中医名家前辈之亲授，经近 60 年临床经验之积累，逐渐形成了治疗老年病及内科杂症的诊治方法，探究其临证遣方用药思路，可大体归总为以下几个方面：

（一）熟读经典条文，抓主症，用经方

中医讲究辨证论治，辨证其实就是临床思路的体现，治疗的成功与否，首

先就取决于辨证思路的对与错,而辨证的基础是临床主要症状。抓主症源于《伤寒杂病论》,所谓方症对应,其实质即是在抓主症的基础上选择相对应的方药。印会河教授根据经典文献以及家传经验,于 1980 年在《北京中医学院学报》正式发表了《略谈从辨证论治辨病论治到抓主症》。侯振民学习前辈论述,体会临证心得,认为主症是疾病本质的反应,也是区别于其他病证的眼目,抓住主症其实就是辨明了病因、病位、病性。如桂枝汤证的汗出恶风,麻黄汤证的恶寒无汗,葛根汤证的项背强几几,等等。《伤寒论》更有"伤寒中风,有柴胡证,但见一证便是,不必悉具",也为抓主症运用小柴胡汤奠定了基础,临证中凡见到符合少阳病机,或寒热往来,或胸胁苦满,或心烦喜呕等一症,便可投小柴胡汤加减治疗,亦不必待其证候完全具备。而仲圣恐后人不解,反复举例以示方法,"呕而发热者,小柴胡汤主之";"设胸满胁痛者,与小柴胡汤";"伤寒差以后,更发热,小柴胡汤主之"。这种"但见一证便是",即抓主症方法之一,并非为某一方而设。"太阳病,头痛,发热,汗出,恶风,桂枝汤主之""渴欲饮水,无表证者,白虎加人参汤主之""太阳病,项背强几几,无汗恶风,葛根汤主之"等等条文,也都为抓主症、运用经方提供了范例。

(二)明确西医诊断,剖析病因、病机,抓主症

西医注重局部辨病,中医注重整体辨证,二者从表面上看好像没有任何联系,但仔细分析某一疾病之发病机理,与中医辨证病机或方证之间确有着病因、病性的内在联系。侯振民承继印会河教授抓主症辨治疾病之方法,在临证见尿频、尿痛、尿不尽者,或有腰痛、少腹胀满等症时,在西医明确诊断为泌尿系感染的前提下,病在膀胱的抓少腹急痛、尿频或尿不尽,治疗用导赤散合当归贝母苦参丸同用;以尿时疼痛为主症,属尿路刺激征者,病位在尿道,有少数是前列腺影响尿道,以利水通淋之八正散、五淋散为基础方加减,并多加柴胡、五味子抑制大肠杆菌。又如胆囊炎、胆结石、胆道感染、阻塞性黄疸等等,根据胆为六腑之一,又属奇恒之腑,而六腑总体功能特点是"传化物而不藏""以通为用",对胆系疾病属于肝胆疏泄失常所致者,侯振民以大柴胡汤加减疏利肝胆,通腑泻热,使其胆汁畅流,余症迎刃而解。如此把西医辨病和抓主症结合起来,明显提高了临证疗效。

(三)遵古用经方,纳新合时方

侯振民遵古师古,临证擅用经方,认为经方的组成不仅十分严谨,而且运用非常灵活,但前提必须是以病机为基础,且遵循其特定的规律。运用经方一要注重方药的主治功用,二要注重药物的性能,三要注重药物之间的比例,如桂枝汤(参见第五章之第一讲)。

侯振民临证处方师古而不泥于古。他认为,后世医家在长期的医疗实践中,积累了丰富而有效的经验。随着时代的变迁,气候、生活环境、社会状态也在改变,人体的体质、影响人体的病理因素以及疾病谱都在变化。经方与时方结合运用,更能贴合病机,有助于提高临证疗效。如桂枝汤合玉屏风散治疗机体免疫力低下,经常容易感冒以及表虚自汗者,以桂枝汤调和营卫,合用玉屏风散增强补虚固表的功效。

(四)方小药精,立方平正

经方多药味少,但用量重。侯振民熟谙经方之旨,又承继孟河医派费伯雄所倡和缓醇正之风。费伯雄言"天下无神奇之法,只有平淡之法,平淡之极,乃为神奇"。强调"醇正"之精华"在义理之得当,而不在药味之新奇"。侯振民临证多用经方或经方时方合用,或时方加减。用经方重点放在药物相互间用量比例上,具体用量则从实际依据病情而定,当重则重,当轻则轻,而不拘泥于原量。对于老年病的治疗,侯振民遣方小而精,不出十二味。用药多和缓平正,据药性之升降浮沉、寒热温凉及药味之厚重淡薄、酸苦甘辛,调气机,和阴阳,祛病邪。补而不滞,清而不寒,固护生生之气而获长效。

二、对 药 应 用

(一)白芍—甘草

两药相伍,其协同意义有四:一是酸甘化阴,补阴血。二是调和肝脾。肝主筋,肝阴不足,横乘脾土,筋系挛急。用芍药补肝柔筋,用甘草补脾益气,乃见肝之病,知肝传脾,当先实脾之义,主要治疗津液受损,阴血不足,筋脉失濡所导致的诸症。三是缓急止痛。芍药、甘草均有缓急止痛功效,两者相伍,可发挥协同作用,使缓急止痛作用更强,更持久。四是活血通脉,破除血痹,芍药、甘草两者相伍,祛瘀生新,治疗多种阴虚血滞、虚实夹杂的痉挛疼痛病症。

白芍、甘草这对药可治疗全身一切疼痛,从头痛到脚疼,到内外科、妇科疼痛,精神疼痛,皆可治疗。研究表明,芍药、甘草配伍可以缓解包括平滑肌、骨骼肌、血管性疼痛、神经性疼痛等的多种疼痛,效果良好。如将炙甘草换为生甘草则止痛效果大减。

(二)荆芥—白芷

其一,两药都入肺经,都可以祛风解表散寒,治疗外感风寒引起的感冒、鼻塞、流涕等症。荆芥质轻透散,白芷长于通鼻窍,两药相伍,上达颠顶,并能发散表邪,驱邪外出。

其二,风药味薄气轻,其性升散,具有条达气机、通达表里内外之功,能调畅全身气机。

其三,头痛迁延不愈,日久则为血瘀,风药兼具活血之功,且能走窜而善行,能够引药入经,条达气血。白芷味辛而善行,并入于足阳明胃经,功擅祛风止痛,因此,最常用于阳明头痛者,常配伍荆芥。

(三)青葙子—夏枯草

二者性皆苦寒,苦寒可以泻火,从归经上言,二者均归属肝经,两者配伍用于肝经火热诸症。肝脉上连于目系,目系之功能依赖于肝气之疏泄与肝血之濡养,若情志不畅等因素致肝气不疏,郁而化火,火性炎上,耗气伤血,可致目赤肿痛,视物昏花。二药相配,可用于清泄肝经实火,治疗肝火上炎导致的目赤肿痛。夏枯草禀纯阳之气,补厥阴血脉,以阳治阴,不致使苦燥之性太过伤阴。肝火炽盛,灼烧阴津,肝阴不足致肾阴匮乏,阴不制阳,导致肝阳上亢,从而产生一系列眩晕头痛的高血压表现,二者相配,清肝火以平肝阳,肝阳得降则气血归位,对肝阳上亢型高血压效果良好。

(四)鱼腥草—山豆根

鱼腥草常用于肺痈吐脓、肺热咳嗽、热毒疮痈、湿热淋证,是治疗肺痈的要药。《本草经疏》记载其治疗痰热肺痈,是肺痈吐脓血之要药。常与桔梗、杏仁等药配伍,治疗成脓期、溃脓期的肺痈重症,还能用来治疗湿热泻痢。山豆根是治疗咽喉肿痛的要药,凡热毒蕴结的咽喉肿痛都可用之。轻者,单用有效,重者,可配伍连翘、桔梗等药物,如《增补万病回春》所载清凉散等方剂。

抗生素是现代医学的名词,是抑制杀灭各种微生物的药物的统称。侯振民称山豆根、鱼腥草是呼吸道感染的广谱抗生素,适用于各种原因导致的火热蕴结于肺,出现的咽痛、咳吐黄痰、鼻塞、流黄浊涕等症。该药对组成,开始并非有意为之,实因当时缺医少药,对于风热外感或热毒蕴结、温热病导致的咽喉肿痛、咳吐脓痰、鼻流浊涕、鼻塞等症常用金银花、连翘等药物,因此二药较少,价格较贵,遂取鱼腥草、山豆根替代,久而久之发现,此二药物美价廉,易于寻找,疗效不输金银花、连翘,继而逐渐形成了这对适合当时国情的药对组合。

(五)当归—龙齿

当归甘温,长于补血,为补血之圣药。常用于血虚血瘀所致月经不调、闭经、痛经,虚寒腹痛,跌打损伤,痈疽疮疡,风寒痹痛。本品辛温通行,为活血化瘀之要药,还可用于血虚肠燥便秘。龙齿重镇,用于惊痫癫狂、心悸怔忡、失眠多梦。

心为君主之官,五脏六腑之大主,心主血,主藏神,正如《素问·灵兰秘典论》所云:"心者,君主之官也,神明出焉。"《灵枢·邪客》亦云:"心者,五脏六腑之大主也,精神之所舍也。"心的一切生理功能的实现,均有赖于心主血的功能。心血不足,心失所养,神无所主,心不藏神,最易出现失眠、心悸等症。

《本草正》说:"当归,其味甘而重,故专能补血。其气轻而辛,故又能行血,补中有动,行中有补,诚血中之气药,亦血中之圣药也。"心血得补,血脉充盈,神有所藏,魂有所舍,悸动自止,睡眠得安。血虚不舍魂,龙齿重镇,可潜上越之虚阳、外越之神魂、重镇安神,与当归相合,一补血养心治本,一重镇安神治标,标本兼治,使血充神养,心悸复而睡眠安。

（六）芦根—枇杷叶

二药甘、苦,寒,均归肺、胃经。甘寒可清热,苦寒可清热坚阴,适用于肺胃热盛之证见肺热咳嗽、胃热呕逆、热病烦渴等症。

其一,清胃降逆。芦根于《唐本草》记载:疗呕逆不下食,胃中热,伤寒患者弥良;枇杷叶于《本草纲目》记载:治肺胃之病,大都取其下气之功。《圣济总录》中枇杷叶饮和芦根饮用于治疗霍乱心烦及产后霍乱、吐利心腹痛,其多取芦根与枇杷叶的清胃止呕之效。

其二,滋中焦之阴。芦根味甘,长于清胃生津止呕;枇杷叶味苦能降,具有降逆止呕之功。二者相合,甘寒除热,宽中下气,更能清胃护胃益胃。

其三,泻肺清热。同归属肺经,清肺泄热,降逆止咳。清代名医曹仁伯所拟五味瘀热汤(收录于《存心医案》),由旋覆花、降香、芦根、枇杷叶、青葱管组成,用于肺痈瘀热内阻、化火刑金、咳唾脓血者。此处芦根与炙枇杷叶共降肺气,泄肺热,清热痰,宣肺气,与余药泄肺通瘀。

（七）䗪虫—降香

降香性温,温可通可行,对瘀血停滞脏腑经脉,内服、外用均具有较好的疗效。《百一选方》说:治金刃或跌仆伤损,血出不止。侯振民认为,降香具有化瘀为水的作用,可以和多种药物配合运用于各种不同的瘀血状况。䗪虫,又名土鳖虫,虫类药物多善走窜,入络搜风,本药咸寒,入血分,善走经络,入络通经作用很强。此二药配伍,降香化瘀为水的作用被䗪虫的通经入络作用大大加强,且二药一寒一热,既不至于温燥,也不至于寒凉,祛瘀而不易伤正。

（八）蝉蜕—全蝎

蝉蜕与全蝎归经同属肝经，均为虫类药物，均善走窜，入络搜风。全蝎：息风镇痉，攻毒散结，通络止痛；蝉蜕：散风除热，利咽，透疹，退翳，解痉。二者相合可散结通络，疏风解痉。

其一，疏风镇痉。全蝎味辛，善走窜全身，归肝经，可搜诸筋之风。蝉蜕味甘，善润能缓；归肺、肝经，可润筋解痉。二者相合，协同入肝经，用于治疗小儿惊风抽搐或破伤风，如五虎追风散（蝉蜕、明天麻、南星、朱砂、僵蚕、全蝎）。

其二，散结通络。全蝎攻毒散结，蝉蜕散结利咽，二者协同可利咽散结止痉，用于痉挛性咳嗽、肺气不利者。

但因蝉蜕味寒，主疗风热证，对寒证需配伍其他温热药物使用。

现代药理作用表明，二者具有抗惊厥作用，可治疗各种惊厥。还可镇静、一过性降血压，以达镇静安神之效；对于疮疡、淋巴结结核等均有效。

（九）当归—肉苁蓉

当归，味辛能散能行，在补血活血的同时又能行气，调畅气机，为血中气药；味甘能补能和能缓，能防止辛味药过于发散伤及人体津液，性温且不燥，故又为阴中之阳。

肉苁蓉味咸能下，即能润肠通便，对于排便不爽、大便干结难下者有很好的效果；且性辛温润，益阴通阳，能够通腑而不伤津液。

以当归、肉苁蓉配合治疗老年性便秘有很好的效果。老年性便秘之虚证，常见为阳虚、气虚和血虚证。其原因主要是年迈阳气虚衰，肾精不足，阳虚则肠道失于温煦，阴寒内结，可用肉苁蓉温肾助阳通便；老年体衰或久病，阴血不足，脏腑功能减退，肝肾亏损，血虚无以润肠，可用当归养血润肠通便。当归入血分，能补血又能活血，为血中之气药，血属阴，肉苁蓉性温，能补肾助阳，使肠道得到温煦，阴阳双补。两者配伍，共同达到益气养血、温阳通便的功效。济川煎就是这组药对配伍的生动实例。

（十）紫苏叶—生姜

紫苏叶（别名苏叶）与生姜根据其归经及药性功能等组成药对，具有协同增强疗效作用。二者性味归经相仿，味同辛、温，均归肺、脾经，皆可散寒解表、和胃温中、解毒。苏叶配伍生姜在以下几方面有药性协调作用。

其一，散寒解表。紫苏叶辛温行散，性轻入肺，味芳香，能发散风寒，宣肺止咳；生姜辛温发散，入肺经，外能宣肺发汗，内能化痰，又能温肺止咳。但二者发汗作用力一般，多作为发汗解表辅助的药品，能增强发汗力量，如外感风寒咳嗽,若恶寒较重者,可选用杏苏散加生姜助杏仁、苏叶发汗解表,温肺止咳。或在风寒感冒初期,症状较轻,可用苏叶、生姜煎服散寒发汗,宣肺解表。

其二,温中和胃。苏叶归脾经则温中止呕,温中以行气散脾郁;生姜入胃经善温中止呕,称"呕家圣药"。二者相合,可用于胃寒呕吐,或表证兼有呕吐,如藿香正气散中外感寒湿者,可温中止呕解表;亦可用于脾胃寒证。

另外,解鱼蟹毒。二者煎剂对于进食鱼蟹中毒之腹痛吐泻,可和中解毒。

现代药理研究表明:二者皆有抗菌作用,分别对葡萄球菌及阴道滴虫有杀灭作用;在消化系统中有促进肠蠕动作用,使肠内物质运动加速,使肠张力、节律及蠕动增加,从而改善胃肠运动。

(十一)香附—紫苏叶

两者配伍常用于治疗外感风寒而兼有中焦气滞者,表现为恶寒发热、头痛无汗、胃脘痞闷、不欲饮食。风为百病之长,风邪侵袭人体,邪犯肺卫,卫表失和,则恶寒发热、头痛,苏叶入肺经,可以解表散寒,宣通肺气;中焦气机不畅,则胃脘胀闷、不思饮食,香附、苏叶两者都入脾经,可以调畅中焦气机,理气和胃,使脾升胃降得以正常进行,则胸部痞闷自除。

还可以用于治疗痞满之肝胃不和证,由于情志失调、横逆犯脾,胃肠功能通降失司,中焦气机不畅而引起胃脘胀满疼痛、疼痛连及两胁,肠鸣腹胀,呕逆嗳气,大便失调等症。六腑以通为用,故治疗时以通为主。气滞多由于肝气郁滞,行气尤以疏肝为主,调畅肝气,疏肝解郁,辅以活血。香附性平,气血并调,理气之药苏叶与理气活血之药香附,二者结合,不寒不热,不腻不燥,苏叶走气分而散气滞,宣通郁滞,行气宽中,香附入血分而散瘀滞,行血中之气,理气活血。气血双调,治疗胃痞证可以达到很好的效果。

(十二)大青叶—苍耳子

苍耳子性温,大青叶性寒,二药相配水火并济,温以通窍,寒以泄火,鼻为肺胃之门户,肺胃热盛,热扰气机,气机闭塞于鼻窍,非独通窍,辅以辛开苦泄,热邪得清,气机通畅,则窍口自通。故二者相配可用于肺胃热邪所致鼻塞、流涕等急慢性鼻炎、鼻窦炎。

(十三)党参—白蒺藜

党参善补,补者易滞;白蒺藜味辛,辛则走窜,两者相配,动静结合,补而不滞。白蒺藜疏肝解郁,可用于治疗肝气郁结,与党参相配,疏肝健脾,取见肝之病,当先实脾之意。另白蒺藜属于风药,祛风止痒,入血则有行血祛瘀之功,党参,甘平,补气生津,对于久病瘙痒的患者来说,血虚风燥是其基本病机,侯振民认为血虚分为绝对不足及相对不足,绝对不足指真正意义上的血虚,如妇人产后,大失血后等,相对不足为血的分布不均造成的,如气虚、血瘀所致局部血液供应不足,血失濡养而致瘙痒,故党参益气生津,白蒺藜祛风行血,使血行常道,营养肌肤,则瘙痒自除,二者相配用于久病瘙痒。

（十四）酸枣仁—龙眼肉

两药味甘,甘能补能和,两者合用补益心脾,养血和营,安神益智之力倍增。酸枣仁外可敛营阴,内补阴血,通过养心阴、益肝血而达安神之效,故适用于阴血亏虚的失眠健忘;龙眼肉性温,补气之中存有补血之力,适用于失眠健忘证属气血两虚者。两者合用常见于归脾汤方证,脾气虚为本,心血不足为标,龙眼肉补益心脾,酸枣仁养心肝之阴,气旺血自生,血足则心有所养,神有所依。

（十五）木瓜—牛膝

牛膝有滋补肝肾、强壮筋骨作用,又能通血脉而利关节,性善下行,故擅治下半身腰膝关节酸痛。对于风湿所致的下肢关节疼痛,用牛膝配木瓜来舒筋活络,强壮筋骨,还可用于治疗肝肾不足引起的腰膝酸痛。

（十六）何首乌—决明子

两者都有润肠通便的功效。何首乌又可以补益精血,故可用于治疗年老体弱之血虚肠燥便秘。何首乌解毒,决明子清热,故可用于治疗痈疽、瘰疬等火热内盛证。侯振民常以生何首乌、决明子合用,通便、化痰泄浊,多用于高脂血症的治疗。

（十七）珍珠母—夜交藤

两药都入心、肝二经,夜交藤能补养阴血,养心安神;珍珠母有镇惊安神、平肝潜阳之功。珍珠母长于治疗实证之心神不宁,夜交藤长于治疗虚证而阴虚火旺者,两者配伍,治疗失眠而阴虚阳亢者。失眠之实证为肝火扰心、痰热扰心;虚证由于心阴不足,心阳偏旺,阴不敛阳,心神不宁,导致不易入睡,出现心悸烦躁、多梦、潮热盗汗、口燥咽干等症状。夜交藤能滋心阴,养心血,宁心神,用珍珠母来平肝潜阳,治疗阴虚阳亢,两者配伍,阴阳相合,心神得养,失眠可除。

珍珠母平肝潜阳,夜交藤养心安神,养血通络,两药合用相辅相成,共奏平肝通络、软坚疏泄之功,且无柴胡伤阴之弊,故可用于治疗肝硬化腹水,对促进静脉回流、降低门静脉高压、减少腹水有良好的效果,此外,对静脉回流不畅的下肢静脉曲张、脾大、脾功能亢进等疾病也有效。

第三节　医 话 精 选

一、印会河逍遥散加减法

逍遥散出自宋《太平惠民和剂局方》,是印老临床常用疏肝解郁之剂。

肝性喜条达,恶抑郁,为藏血之脏,体阴而用阳。若情志不畅,肝失条达,则肝体失于柔和,以致肝郁血虚。足厥阴肝经"布胁肋,循喉咙之后,上入颃颡,连目系,上出额,与督脉会于巅"。肝郁血虚则两胁作痛,头痛目眩;郁而化火,故口燥咽干。肝木为病易于传脾,脾胃虚弱故神疲食少。脾为营之本,胃为卫之源,脾胃虚弱则营卫受损,不能调和而致往来寒热。肝藏血,主疏泄,肝郁血虚脾弱,在妇女多见月经不调,乳房胀痛。治宜疏肝解郁,养血健脾。方中以柴胡疏肝解郁,使肝气得以条达为君药。白芍酸苦微寒,养血敛阴,柔肝缓急;当归甘辛苦温,养血和血,且气香可理气,为血中之气药;归、芍与柴胡同用,补肝体而助肝用,使血和则肝和,血充则肝柔,共为臣药。木郁则土衰,肝病易于传脾,故以白术、茯苓、甘草健脾益气,非但实土以抑木,且使营血生化有源,共为佐药;用法中加薄荷少许,疏散郁遏之气,透达肝经郁热;煨姜降逆和中,且能辛散达郁,为佐药。柴胡为肝经引经药,又兼使药之用。

1. **倒经**　凡见月经闭止不以时下,而每届经期即流鼻血者皆可选用。该症全身血热征象明显,但一般不会出现全身性的发热。因血热而致升多降少,故治疗必须以清肝凉血为主,取"火郁则发之"之意,去白术、茯苓、甘草、煨姜,加丹皮炭 9g、栀子炭 9g、白茅根 30g、藕节炭 9g、黄芩 9g,使肝胆气热可清,血热可退。血热甚者加鲜小蓟汁 30g(分冲)。

2. **肠痈**　若少腹症状不明显,右下腹有压痛,胸胁疼痛明显而二便通调者,可选用逍遥散加减方疏肝理血、清解热毒。方用:柴胡 9g,当归 15g,赤白芍各 15g,蒲公英 30g,紫花地丁 30g,冬瓜子 30g(打),薏苡仁 30g,败酱草 30g。

3. **积块老痰、瘿瘤、瘰疬、乳岩、乳癖、癥瘕、癃闭**　有形的结块,其边缘光滑,推之能活动,且痛感不明显,一般称为痰积或痰块。此痰块若迁延日久,即成老痰。痰块之结在前颈者名曰瘰疬,又叫老鼠疮;乳岩、乳癖多属于顽痰结聚,中医古籍中乳岩一般指乳腺癌而言。其他如肋软骨炎、子宫肌瘤、前列腺肥大者,皆由肝气郁结开始,由气滞而致血瘀、痰湿互结而成肝经癥积,常以疏肝散结方取效较佳。

4. 胁痛　胁痛无休止,或右胁下可触及肿块,拒按,食后为甚,舌质青紫,脉弦或涩细。肝区痛呈持续性常为瘀血,阵发性胀痛多属气滞。肝大、肝痛之症,病属血瘀,但常与气郁有关。印老以逍遥散加减化裁成疏肝理血方(柴胡9g,当归9g,赤芍9g,丹参15g,郁金9g,生牡蛎30g,川楝子9g),重者加桃仁9g,红花9g;肝区不痛,桃仁、䗪虫不可用;便秘加大黄9g;舌红加蒲公英30g。

5. 失眠　疏肝解郁,软坚散结。本法多用于肝郁不疏内结坚块伴有失眠者。症见睡眠不佳、心烦易怒、胁肋不舒、两乳房胀痛,或颈部瘿瘤,或乳房内结坚块等。辨证属肝经癥积,方用逍遥散加减(柴胡9g,当归15g,赤芍30g,丹参30g,川贝3g,玄参15g,夏枯草15g,海浮石15g,海藻15g,昆布15g,合欢皮15g,夜交藤30g)。

6. 胁腹胀满,食后尤甚　"肝气自郁于本经",肝气被郁,疏泄失职,常见胁腹胀满;肝郁以后,横干于胃,胃主纳谷,胃被伤则纳谷的功能见差,故食后腹满甚,食欲差;胃气不降则恶心欲吐。脾主运化,脾受肝的影响,则运化功能失职,可见大便溏薄。脾主四肢及肌肉,故脾虚而见肢体困倦,疏肝健脾首选逍遥散。

7. 黄疸　湿热发黄,其病主在脾胃,若身目俱黄,伴胸胁胀满,肝区隐痛,是病不在脾胃而在肝。因肝主藏血,胆附着于肝,肝胆郁热,胆汁外溢,而发为黄。肝病影响及脾,而致脾胃升降失调,运化无权,症见嗳气太息,不欲饮食,肢体困倦,大便燥溏不时。以逍遥散加减治之,加郁金理血治肝疼,加茵陈利湿退黄;苔腻加藿香9g;食欲差加龙胆草1.5g,大黄1g;消化不良加神曲10g,鸡内金9g;胁下积块加丹参15g,莪术9g;恶心呕吐加半夏9g,橘皮9g。

二、祛湿解毒凉血热白头翁汤是良方

白头翁汤是治疗厥阴本病之方,具有凉血热、祛湿、解毒之功效。依据条文"热利下重者,白头翁汤主之","热利"指因热而利,为病性、主症,历代医家公认为脓血利,提示了厥阴症候之重点及病位于血分。肝为藏血之脏,肝不仅疏泄气机、血液,同时疏泄水谷、津液,分泌物、排泄物的疏泄都有赖于肝,所以条文中所讲的"利"不仅是便脓血,可依次引申为带下、下利、便秘、小便以及其他器官的分泌物。"下重"乃辨证之眼目,同时提示了病位在肝。重乃重浊、沉重之意,为大便不畅、排不尽、排不干净的感觉,或黏滞不尽感。

虽然历代诸多医家认为"下重"为里急后重,但我们在临床观察,未必有里急的症状。其次,临证中还有一种大便不尽、排不干净的感觉,但不黏滞。有的伴有便后气短,有的为大便溏稀或不成形,此为中气下陷,肺脾气虚无力推导;而四逆散或然症中的下重是排便不畅但没有黏滞感。"下重"是气机不利的标志,"热利下重"是湿热下注壅滞肝经而现恶浊秽物欲排而不尽,既是主症,又为厥阴为病辨证要点及辨证之眼目。

限于我[1]个人的水平,我只运用白头翁汤加味或合薏苡附子败酱散治疗真菌性阴道炎;合用甘草泻心汤治疗生殖器溃疡、扁平湿疣及湿疹伴有大便黏滞者;单纯大便黏滞者合用小承气汤。诸多医家有过用其治疗中耳炎、泪腺炎、乳腺炎、盆腔炎等等医案及治疗经验,我想可能就是异病同治,把握了肝经热毒循经这个核心病机吧。

三、谈半夏、生姜、甘草三泻心汤的运用

古人称半夏、生姜、甘草三泻心汤为"辛开苦降甘调"之法,其病机为寒、热、虚错杂,其主症为心下痞、呕吐、下利。其中心下痞为临床常见症状,可见于内伤杂病,亦可见于外感病,尤其以消化系统为多,部分心血管疾病患者亦可见到。心下痞的临床表现患者比较难以描述,在我们山西有称为胃脘部难受、不舒服、不美、膨夯的。病位处于心下部,临床具有独特的辨证意义。因为"心下"处于胸之下、腹之上的夹隙,胸为阳、腹为阴,为阴阳交会之所,是脾气上升、胃气下降的必由之路。因此,"心下痞"之症的出现,反映了人体阴阳上下不和、升降不利,以及脾胃失调的问题。临床着重于上热下寒的寒热不调方面,常见用凉药则上热减轻而下寒加重、用热药则下寒减轻而上热加重的现象。

半夏泻心汤、生姜泻心汤、甘草泻心汤三方证,其方药、病证相似,治法均为辛开苦降补中。半夏泻心汤应为治疗肠胃寒热错杂之主方,即胃热肠寒或胃寒肠热之主方,其所治之痞,绝对没有拒按的现象,也没有疼痛、发热等症状。若脘腹拒按或伴发热,即是大柴胡汤去大黄的治疗范围;根据条文和方

---

[1] 系侯振民先生自撰医话原文收载,此处保留第一人称。

证互参,半夏泻心汤除心下痞、呕吐下利之外,口苦亦为其主症或者必须具备的兼症之一,若没口苦一症便是桂枝人参汤证。所以心下痞,以呕吐、下利并重,并兼有口苦,才是半夏泻心汤的适应证。临床中不一定会见到口苦,但必须有用凉药则上热减轻下寒加重、用热药下寒减轻而上热加重之现象。

生姜泻心汤病机属脾胃功能虚弱,不能消化水谷所致。原文所讲"干噫食臭"为胃中除有发酵现象外,并没有过量之饮食,所以仅症见心下痞硬,并不拒按,或轻微按痛,与伤食证嗳腐酸臭、拒按疼痛完全不同,所以也不用消导药。以调理肠胃寒热,而兼补虚,治疗心下痞、呕吐、下利,其临床偏重呕吐之方。

甘草泻心汤比半夏泻心汤仅多甘草一两,根据《金匮要略》和历代各家学说及临证实践,甘草泻心汤证同半夏泻心汤证、生姜泻心汤证一样,都是由胃肠功能衰弱形成,故应有人参,否则难以取效。除寒热不调外,临证应以虚证为主,而偏重于下利之方。狐惑证用本方治疗,必须具备虚而寒热不调的症状才会有效。

四、活血化瘀一得

印师常说"外伤之症,其本于伤,伤必致瘀,瘀则必痛"。根据印师经验,凡有外伤后病发诸症疼痛,均以复元活血汤加减进退。复元活血汤本为《医学发明》专为治疗外伤后胁下疼痛而设,但经印师化裁,而成为治疗外伤后瘀血引起的胸痛、胁痛、背痛及四肢关节处疼痛的一剂良方。余之临证,诸多外伤后疼痛不解者,首选此方。

1972 年,余在山西芮城经典学习班授课时,遇一当地某医院外科主任,头昏脑涨,头痛难忍,发作时剧烈而伴有呕吐,气候变化时尤其严重,常因头痛躁扰不宁,甚至头痛如破,必须使劲撞墙始可缓解,不能上班工作,已休息半年。其源起于几年前外出时,自其乘坐的拖拉机上掉下撞伤后而见昏迷,经西安第四军医大学附属医院诊断为脑震荡,治疗 46 天后清醒。出院后唯留此症不能除,遂用印师之法,处方:柴胡 10g,天花粉 15g,当归 15g,炮山甲 9g,桃仁 9g,红花 9g,大黄 6g,水蛭 9g,蟅虫 9g,川芎 9g,赤芍 30g,麝香 0.06g。服药一二剂后头痛加重,但很快就如释重负,头脑也轻快很多,前后服用 10 剂,基本恢复正常,并能坚持上班工作。

余之临证,遇股骨头坏死而疼痛者,也用此法治疗,如病程长久或恢复期,加补肾之品,也恢复较快。据弟子介绍,临床上也用该方治疗椎间盘突出而见疼痛如刺或固定不移者,疗效确切。

五、腹胀从饮治

腹胀一证，有虚有实，实则坚满，或拒按而痛，或食后胀甚，舌苔厚腻，多以消导、攻坚、泻下、理气而治；虚则虽有胀满但按之柔软，或按之则舒，舌苔薄白或苔少，多为脾胃虚弱所致，以健脾益胃、温中散寒常常取效。

2010年遇岢岚一中年女性，胆结石术后见腹部胀满、腹泻，甚时腹部胀大鼓满，自己缓慢触摸按揉可自行缓解，但多方求治，服用诸多汤药近2年罔效，经多种检查也未见异常。来诊后，初次也以疏肝和胃之剂，3剂未见寸效。二诊时，切腹按诊到胃脘部时，闻其有振水声，患者云腹部胀甚时，有气从腹部上冲现象，而胃脘部常咕咚作响，乃果断投用苓桂术甘汤，3剂后，患者夫妻二人喜笑而来复诊，诸症药后未再发作，后随访1年也无不适。

20世纪70年代初，在北京中医学院跟随刘渡舟老师学习时，常见刘老抓主症但见"胃脘有振水声"者即投苓桂术甘汤，取效速捷。《伤寒论》第67条"伤寒若吐若下后，心下逆满，气上冲胸，起则头眩，脉沉紧，发汗则动经，身为振振摇者，茯苓桂枝白术甘草汤主之"。"心下逆满"的"逆"之一字，义有双关，既指水气上逆之病机，又道出相应之症状。"满"就是胀满，或叫痞满，为上腹部的气机痞塞不通所致，因而出现胀满不通之症。"心下逆满"，为胃脘之间证候，临床诊查重在腹诊。

水饮发病乃由心、脾、肾三脏阳虚，以致水寒之气得逞，遂发为水与气搏或水气上冲之证。此证因其先驱症状脐下悸动而小便不利，如不及时治疗则气从脐下上冲咽喉，来势突然，其行甚速，凡气所过之处，或胀、或悸、或窒塞，皆历历有征，水与寒、水与饮，往往协同发病，水指其形，寒指其气，饮则指其邪，如影之随行，故不能加以分割。治当温阳降冲，化饮利水，方用茯苓桂枝白术甘草汤。尤其茯苓得桂枝，上补心阳之虚，下通阳以行津液；桂枝得茯苓，则利水邪以伐阴气。因此，苓桂配伍，相须相成，协作有方而缺一不可，实为通阳降逆、化饮利水之主药。方中更以白术协茯苓健脾以利水，甘草助桂枝扶心阳以降冲。

除"振水声"特点以外，对水饮停留从色诊、脉诊进行诊断也十分必要。如望诊面色黧黑，甚者可现水斑；舌象可见舌质淡嫩，舌苔水滑；切诊多脉沉紧或沉弦，沉弦主水与饮，紧主寒。

第三章

验方集锦

　　侯振民从医数十载,师从刘渡舟、印会河、李翰卿、张子琳等多位名医,深得其传,熟读精研中医经典著作,一直致力于临床诊疗,对内科、老年病科诸多疾病,尤其对脾胃病、肺病、心脑疾病等系统病有自己独到的见解,在广泛的临床和多年的中医学心路历程中,结合经典和不断反复的实践,去伪存真,获得了许多经验方剂,服务了大批的患者,深受同道及病患称赞。这些经验方剂再现了侯振民"治病抓主症"的诊断思路和治疗经验,也是对经典理论、经典方剂的临床再总结和发挥。

第一节　经　验　方[1]

一、左金丸加味

　　组成:黄连 9g,吴茱萸 2.5g,煅瓦楞子 30g(先煎),龙胆草 9g,半夏 9g,紫苏叶 9g。

　　功用:疏肝泄热,和胃降逆。

　　主治:嘈杂泛酸,或遇寒泛酸加重,或见胃痛灼热,痛连两胁,心烦易怒,口干口苦,舌红苔黄,脉弦数。

　　加减:口苦较重,可加入蒲公英 30g;泛酸较重,可加入乌贼骨 30g;腹痛甚加延胡索 15g、川楝子 10g;遇寒发生或加重者,改黄连为 2g、吴茱萸为 6g,去龙胆草,加佛手 10g。

　　方解:左金丸是脾胃病常用方剂中的一个小方剂。《素问·至真要大论》曰:"诸呕吐酸,暴注下迫,皆属于热。"至清代高鼓峰在其著《四明心法·吞酸》说:"凡为吞酸,尽属肝木曲直作酸也。河间主热,东垣主寒,毕竟东垣是言

其因,河间言其化也。盖寒则阳气不舒,气不舒则郁而为热,热则酸矣。然亦有不因寒而酸者,尽是木气郁甚,熏蒸湿土而成也,或吞或吐也。又有饮食太过,胃脘填塞,脾气不运而酸者,是怫郁之极,湿热蒸变,如酒缸太热则酸也。然总是木气所致。"可知,泛吐酸水有寒热之分,但总应以治肝为主。

左金丸是临证中治疗泛酸烧心的常用方剂,原方专为清肝泻火、降逆止呕而设。重用黄连,配少量吴茱萸(6∶1),意义在于以黄连苦寒泻火为主,少佐吴茱萸辛热,从热药反佐以制黄连之寒;且吴茱萸辛热,能入肝降逆,使肝胃和调。临证中可以在原方的基础上,加龙胆草清泻肝经火热、半夏和胃降逆、紫苏叶理气和胃,将左金丸变成一个寒热均可应用的方剂。并依据寒热的多少,对吴茱萸和黄连用量进行调整,有吴茱萸与黄连1∶1之平左金丸,亦有吴茱萸量大于黄连之倒左金丸,从而使左金丸能够更加广泛地适用于更多泛酸嘈杂的患者,从寒热虚实的角度,让方剂药物的组成与疾病的病机更加吻合。

二、急性痢疾验方

组成:黄连9g,苦参9g,白头翁15g,马齿苋30g,赤芍15g,丹皮9g,广木香9g,槟榔9g。

功用:清化湿热,理气活血。

主治:腹痛里急后重,下痢脓血,苔黄腻,脉滑数。

方解:该方仿全国名老中医冉雪峰老先生治湿热痢方加减而成。腹痛里急后重、下痢脓血是急性细菌性痢疾的常见症状,也是溃疡性结肠炎、阿米巴原虫肠道感染、克罗恩病之常见主要症状。这些疾病初起或复发常常表现为肠道湿热的临床症状,依据这类疾病的主症、病机,将芍药汤、香连丸、白头翁汤熔于一炉,精选临床行之有效的药物,重新调整配伍,制成本方剂,并不局限于急性痢疾一病。其中黄连、苦参味苦寒,苦能燥湿,寒能清热,为治湿热之本。活血则脓便自愈,理气则后重自除,所以用赤芍、丹皮活血止痛;广木香、槟榔则理气和中;白头翁、马齿苋清肠热而解毒凉血,为治疗痢疾的要药。治疗由湿热引起的急性痢疾,一般2~3剂即愈且不留肠胃不适的后遗症,屡试屡验。

三、急性泄泻验方

组成:苍术15g,车前子20g(包煎),藿香9g,葛根9g,广木香9g,陈皮

9g，焦曲麦各 15g。

功用：利湿燥脾。

主治：泄泻如水样，日行数次或十数次，苔白脉缓。

加减：湿伤脾多为寒湿，湿伤胃多为湿热。若属寒湿者，加干姜温脾阳、肉桂温肾阳；若属湿热者，加黄连、黄芩；若属伤食者，加槟榔、大黄，取其通因通用之意。有寒热错杂者，加干姜、黄芩、黄连；脾湿者加四君子。

方解：泄泻一证粪便溏稀、排便次数增多，甚则如水。虚则责于脾，实则在于肠胃。《素问》"湿胜则濡泄"。后世也有"湿多成五泻""无湿不作泻""是泄虽有风寒热虚之不同，要未有不原于湿者"之说。脾主运化水湿，可见脾与湿之关系密切而又相互影响。在诊治泄泻时当牢牢抓住"湿邪"这一既是病因又是病理产物的特征，运用燥脾利湿的基本方法进行加减治疗。其中苍术健脾燥湿止泻，车前子淡渗利湿止泻，藿香芳香化湿止泻，木香、陈皮理气行水止泻，葛根升清，焦曲麦化滞。可作为治疗急性泄泻或泄泻初起的基础方，多获良效。

四、久痢阴虚湿热经验方

组成：桃仁 9g，杏仁 9g，生薏苡仁 30g，冬瓜仁 30g，黄芩 9g，赤芍 15g，丹皮 9g，马齿苋 30g，败酱草 30g，广木香 9g，槟榔 9g。

功用：清热除湿，理气活血，凉血散瘀。

主治：溃疡性结肠炎慢性复发型之阴虚久痢证。症见：病痢，久治不愈，痢下赤白脓血，或下鲜血黏液，脐腹灼痛，虚坐努责，食少，心烦口干，舌红绛少苔，脉细数等。

方解：该方为治疗溃疡性结肠炎常用的验方。在传统理气行血的理论基础上，结合脓血便、肠痈肉腐的内痈发病机制，采用清热排脓祛腐的药物配合调气行血的药物。其主症要点是"大便溏滞不爽"。临证中凡有津液排泄不利者，必为化热之象，应时刻牢记。方中黄芩能以苦燥湿，以寒清热，既能清肺以解大肠之热，又能燥湿以祛大肠之滞。桃仁、生薏苡仁、冬瓜仁开利肺与大肠，行瘀血以去化脓之源，排脓毒以除肠痈之毒（包括大肠之黏污之物）。丹皮、芍药凉血活血，能消肿痈之炎症，具有"行血则脓便自愈"的现实意义。木香、槟榔有理气通肠之效用，能解除炎症肠道之激惹状态，是"理气则后重自除"的具体体现，是治疗里急后重最理想的药物。马齿苋、败酱草清大肠之热毒，特别是马齿苋是治疗时疫发热便脓血的要药。现代医学也证实，对细菌性痢疾有良好的效果,对慢性复发型合并感染的溃疡性结肠炎最为合适。

五、五更泄根除方

组成:补骨脂9g,吴茱萸9g,肉豆蔻9g,五味子6g,党参9g,炒白术9g,炮姜9g,熟附片9g(先煎),炙罂粟壳6g,炙甘草6g。

功用:健脾温肾,涩肠止泻。

主治:脾肾阳虚之五更泻。症见:五更时脐腹作痛,肠鸣下利,泄下多完谷不化,泻后则安,或兼有食后即泻,并伴有形寒肢冷,腰膝酸软,舌淡苔白,脉沉细迟等。

加减:若年老体衰,久泻不止,中气下陷,加黄芪以升阳举陷;四肢厥逆者,加桂枝、细辛温通阳气;腰膝酸软甚者,加鹿角霜、狗脊补肾温阳;滑泻日无次数者,加重罂粟壳、五味子用量涩肠止泻。

方解:五更泻之病因,或年老体衰,肾气不足;或久病之后,肾阳受损;或房中无度,命门火衰,脾失温煦,运化失职,水谷不化,而成泄泻。且肾为胃之关,主司二便,若肾气不足,关门不利,则水谷下泄。

方中补骨脂、附子温肾止泻;党参、白术、炙甘草益气健脾止泻;吴茱萸、肉豆蔻、炮姜温中散寒止泻;五味子、炙罂粟壳收敛固涩止泻。诸药合用,共奏温肾健脾、收涩止泻之功。对此类患者的治疗,取效容易,根治颇难。凡五更泄泻投以四神丸均有疗效,停药后容易复发,很难根治。根据临证体会经验有三:其一,用汤剂不用丸剂,汤者荡也,量大效宏力专,止泻作用迅速,重症患者一般3~5剂即能止泻。其二,应用反佐凉药,药可直达下焦,久服不易引起虚火上炎的副作用。其三,治疗用药最好在冬季,是遵《内经》用热远热之旨,脾肾阳虚、命门火衰之泄泻冬天为重,若寒冷季节治愈,其他季节就不易复发。一般20剂左右能获痊愈。也可根据病情连续用2~3个冬天,最难治者亦可根治。

六、痰火失眠验方

组成:柴胡9g,黄芩9g,半夏9g,青皮9g,枳壳(实)9g,竹茹9g,龙胆草9g,栀子9g,珍珠母30g,夜交藤30g。

功用:除痰降火。

主治:痰火内蕴证。症见:睡梦纷纭或睡少梦多,白天心烦易怒,胸脘胀闷、两侧头痛,口苦苔黄,脉弦数。甚则哭笑无常、打人骂人。还可广泛用于失眠、惊悸、眩晕、癫狂、头痛、夜游、脏躁等症。

加减:症状较重者加天竺黄9g,胆南星9g。若属痰火扰心、哭笑无常、打人骂人,加青礞石30g(先煎)、大黄15g(后下)。临床应用时以及早泻下为宜。健忘者加菖蒲9g、郁金9g、远志6g。惊悸或属窦性心动过速者加生龙齿30g。痰厥头痛或属神经性头痛者加胆南星9g、天竺黄9g、生龙齿30g。神经性呕吐者,原方去后4味加生姜9g。眩晕或属梅尼埃病者去珍珠母、夜交藤,加大青叶30g、苍耳子9g、生姜9g。夜游者加胆南星9g、天竺黄9g。痰热引起月经闭阻者加桃仁9g、大黄9g。大便稀者青皮改陈皮,去栀子,黄芩减半,枳壳炒之,加茯苓12g、煅牡蛎30g、煅龙骨30g。无心烦者去栀子、龙胆草。兼有肝肾阴虚者加桑椹30g、枸杞子9g。

方解:《内经》谓胆为中正之官,清净之腑,主决断,喜条达,恶抑郁,亦主人之精神情志活动,为营卫气血阴阳运转之枢纽。若情志不遂,少阳枢机必失疏利,可化火伤阴,炼津为痰,阻塞清窍,而扰心神,成痰火不寐一证。柴胡、黄芩、龙胆草、栀子清除肝胆之余火(热),使不炼液为痰,半夏、竹茹(胆南星、天竺黄)清除痰热而和胃,青皮、枳实(壳)下气降火而除痰热。珍珠母、夜交藤(生龙齿)镇肝潜阳以安心神。

七、半身病验方

组成:生地15g,赤芍15g,川芎9g,当归15g,白附子9g,僵蚕9g,全蝎9g,丝瓜络9g,桑枝30g,鸡血藤15g。

功用:养血祛风。

主治:风中经络引起半身病。症见:半身麻木,半身疼痛,半身出汗,半身冷暖,面部麻痹抽动。

方解:半身病多为血虚风乘所致,亦为风中经络,属中风之轻症,临床上比风中脏腑多见,西医之脑血管痉挛和脑血栓、脑梗死的患者常出现此症。大部分与脑血流受阻有关。历代中医认为中风的形成主要与肝有关,因为肝藏血主筋,而风伤人又主要从血开始,故有"风舍于血"之说法。虽然中风成因有气、血、痰、火之说,但中伤部位在肝所主的筋膜。"治风先治血,血行风自灭",故辨治大法应以治肝为主,取活血柔筋这一重要环节,以四物汤合牵正散加味而成,针对风中经络之疾病,取白附子去头面之风,僵蚕去经络之风,全蝎息风止痉,生地、赤芍、川芎、当归、桑枝、丝瓜络、鸡血藤活血祛风通络,以期标本兼治。

八、治疗鼻窦炎方

组成:苍耳子 9g,辛夷 9g,菊花 9g,薄荷 6g,连翘 9g,生地 9g,杭白芍 9g,白芷 9g,金银花 15g,当归 9g,细辛 3g,川芎 6g,蝉蜕 9g,白蒺藜 9g。

功用:散风清热,芳香开窍。

主治:鼻窦炎慢性或急性发作者。症见:间歇性或持续鼻塞,流涕黄浊黏稠,嗅觉减退或消失,鼻腔黏膜红肿,两眉间或颧部有压痛或前额痛甚,每遇感冒症状加重,苔黄脉数。

加减:风寒初期者,加荆芥、防风、羌活;内有伏火者,加玄参、栀子、黄芩;咳嗽者加麦冬、桔梗;头痛者加蔓荆子、藁本;久病体虚者减去生地兼服补中益气丸;肾阴不足者兼服六味地黄丸。

方解:方中当归、白芍、川芎、生地、白蒺藜、蝉蜕养血祛风,辛夷、苍耳子、白芷、薄荷、细辛芳香开窍。诸药共奏散风清热、芳香开窍之效,而使鼻塞浊涕得以化解。

九、化瘀通气方(侯振民自拟方)

组成:柴胡 9g,赤芍 15g,丹参 15g,当归 15g,生牡蛎 30g(先煎),广郁金 9g,川楝子 12g,桃仁 9g,红花 9g,桔梗 9g,紫菀 9g,土鳖虫 9g。

功用:化瘀软坚,开利三焦。

主治:胁腹胀痛较久,继发腹部胀满,不以饥饱为增减,一般晚间为重,腹部逐渐膨大,击之如鼓,无移动性浊音,有两胁积块(肝脾大),舌苔一般不厚,脉弦。可用于迁延性肝炎、慢性肝炎、肝硬化代偿期、脂肪肝、肝囊肿等属于肝性腹胀者。

方解:本方病机系肝病日久,瘀血内成,血结于肝,致气滞不行。瘀血为本,气滞为标。肝炎期间即以胁腹胀痛为常见症状,痛有定处,常为瘀血征象,由瘀血而转致气滞,则可见腹部胀满,乃“气滞则胀”之意。由于此种气滞,并非出自肠胃,故其腹胀不以饥饱为增减,即食前亦有腹胀之感。其病在脏在阴,故其见症常以夜间为甚。气胀之始,因病情轻浅,故但胀不臌;迨积既久,病情日甚,则可以由腹胀而转为腹皮臌大。其击之如鼓,无移动性浊音,乃指其臌胀者仍为气聚,未至水停阶段,在此期间,中医一般称为“气臌”。此时一般都有肝脾大,故可见有两胁积块;其以气滞为主,水湿尚不明显,故舌苔一般不厚,脉弦。

方中以柴胡、当归、丹参、赤芍、广郁金、川楝子、桃仁、红花疏肝理血;桔梗、紫菀开肺气、利三焦以开气道,消腹胀;生牡蛎软坚消肿;土鳖虫化久瘀,消积块。共收标本同治之效。肝脾大明显者加鳖甲 30g、炮山甲 10g。

第二节 常用抓主症方

一、白 虎 汤

组成:生石膏 30g,知母 9g,甘草 6g,粳米 30g。

功用:解肌清热。

主治:大热,大汗,大渴,脉洪大,舌苔黄燥,心烦。

加减:多汗表虚而见脉虚、恶风的,加沙参、麦冬各 9g,以益气补津;咳嗽、咽痛加山豆根 10g,以清热解毒;肌衄加白茅根 30g、藕节 5 个,以凉血止血;关节疼痛有明显的灼热感,或出现结节性红斑及关节漫红肿痛,或强直变形,合桂枝 9g、紫草 30g、赤芍 15g,红肿甚者加大青叶 30g,病久病深加地龙 15g、乌梢蛇 30g。

方解:白虎汤为治疗里热之证的首选方剂。里热之证常见"全身大热,不恶寒,大汗、大渴、脉洪大",亦称肌热。一般重在肌肉,是与皮毛相对而言,皮毛属表,肌肉即为里。皮毛由肺所主,而肌肉则由脾胃所主。阴寒之邪在于肌肉时,常以伤脾,而阳热之邪入于肌肉,则为胃热。温热在胃,实包括肌肉而言,故本病亦称肌热,治法亦称"解肌"。里热熏蒸,迫津外出,故见大汗。多汗损津,急需补充水液,故见大渴。躯体内热充斥,气血涌盛,血流急速,故脉洪大。生石膏、知母,清肌热,使热退汗止,津不外失。根据热淫于内、佐以苦甘的原则,用甘草味甘调中散热,调和诸药,再加粳米之甘味保护胃气且能佐制生石膏、知母之寒凉,则"四大"症状可除。因痛属热证,故常有灼热感。结节性红斑由热扰于血引起;关节漫红肿痛亦由热蒸湿动,湿流关节而成。由于湿热夹瘀,络脉失利,久则发生强直,影响到关节的屈伸活动,故关节强直,屈伸不利。严重者有大热、大渴、汗多、脉洪大等症,其见症与肌热相似;但关节肿痛与肌热证有异。故合赤芍、紫草,凉血、活血、解毒;合桂枝、生甘草,祛风缓痛。红肿甚者加大青叶清热解毒;病久病深加地龙、乌梢蛇以息风通络。肌衄多继发于大热、大汗之后,解肌清热是其主治,白虎汤加减是其常用之方,合白茅根、藕节,以凉血止血。

[**抓主症要点**] 温热在胃(心烦、口渴、汗出);关节疼痛有明显的灼热感,伴结节性红斑;肌衄者。

二、白头翁汤加味方

组成:白头翁 15g,黄柏 9g,黄连 6g,秦皮 9g,牡丹皮 9g,赤芍 15g。

功用:清肠泄热,凉血行瘀。

主治:热重下痢。下痢赤多白少,或下赤冻,全身高热,肛门灼热,心烦口渴,苔黄舌红,脉数。

加减:腹胀后重,加木香 6g;热甚加金银花 15g;抽搐加全蝎 6g、钩藤 15g,或以紫雪丹 6g 分冲。

方解:白头翁汤《伤寒论》用以治厥阴热利,缘由湿热损伤肠壁、肠热动血所致。热毒深陷厥阴血分,气血与热毒相搏,下迫大肠,而见下痢赤多白少,或下赤冻;病虽发于大肠,实乃热在厥阴血分。故临证可见全身高热,肛门灼热,心烦口渴,苔黄舌红,脉数,均为肠内外的全身高热见症。治宜清热解毒,凉血止痢,俾热毒除,则血痢自已。方中白头翁为君,以其归大肠与肝,味苦性寒,能入血分,清热解毒,凉血止痢。臣以黄连之苦寒,清热解毒,燥湿厚肠;黄柏泻下焦湿热,两药共助君药以清热解毒,尤能燥湿止痢。秦皮归大肠经,苦寒性涩,主热痢下重。白头翁、秦皮、黄柏、黄连清泄肠热,兼能燥湿;牡丹皮、赤芍凉血祛瘀,以止脓血便。为热毒血痢之良方。

本方与芍药汤同为治痢之方,本方主治热毒深陷血分,治以清热解毒,凉血止痢;芍药汤治痢下赤白,属湿热痢,而兼气血瘀滞证,故调和气血与清热燥湿并进,且取"通因通用"之法,以使"行血则便脓自愈,调气则后重自除"。两方主要区别在于:白头翁汤是清热解毒兼凉血燥湿止痢,芍药汤是清热燥湿与行气调血并用。

[**抓主症要点**] 腹痛、里急后重、便脓血。

三、半夏泻心汤加减方

组成:半夏 9g,生姜 9g,黄连 6g,黄芩 9g,陈皮 9g,竹茹 9g。

功用:苦降辛开,和胃止呕。

主治:呕吐便溏,心中烦热,胃脘痞满胀痛,并可见往来寒热,苔白腻,脉滑。

加减：便燥加大黄9g；肠鸣腹泻加干姜6g；寒热往来加柴胡9g；呕吐脘闷甚者加藿香9g。

　　方解：本方由小柴胡汤去柴胡、生姜，加黄连、干姜而成。以半夏为主药，化痰和胃止呕；以芩、连苦寒清热，干姜辛热散寒；以参、草、枣补益脾胃。辛开苦降，寒温一炉，为治脾胃不和、寒热错杂之第一方。后世师其法，凡脾胃虚弱，寒热错杂，升降失调，清浊混淆而致肠胃不和、脘腹胀痛、呕吐泄泻者，多用本方加减治疗。刘渡舟老师认为本证乃痰气痞，以脾胃虚弱、气机升降失常为发病基础。胃气不降则生热，脾气不升而生寒，进一步寒热之气错杂于中焦，故此心下痞又属"寒热错杂痞"类。痰热扰胃，胃失和降而见呕吐便溏，心中烦热，胃脘痞满胀痛；由于湿伤脾胃与肌肉，湿与热争，则寒热往来，湿困脾阳，水湿及水谷不化，则大便溏薄。总之，此证是脾湿胃热交相影响，因而引起胃肠失和的疾病，有时可见于胃肠炎。半夏、陈皮、生姜，除痰，理气，止呕；黄芩、黄连、竹茹，清降胃肠之热，除痰燥湿。

　　[**抓主症要点**] 胃脘痞满、口苦、心烦。

四、保和丸加减方

　　组成：焦山楂9g，焦麦芽9g，焦神曲9g，炒莱菔子9g，白术9g，茯苓9g，陈皮9g。

　　功用：消食止泻。

　　主治：伤食腹泻。泻下酸腐，嗳腐吞酸，泻后痛减，不欲饮食，苔褐、脉紧。

　　加减：呕吐，加半夏9g；腹胀，加厚朴9g、焦槟榔9g。

　　方解：因食积而发生诸症常用本方加减治疗。食积之证，多因饮食不节，暴饮暴食所致。《素问·痹论》曰："饮食自倍，肠胃乃伤。"若饮食不节，或过食酒肉油腻之物，致脾胃运化不及，则停滞而为食积。胃的超量负担不能消磨，脾不能运化，遂致水谷酸腐，不但吐泻之物有酸腐之气，即嗳气、矢气，亦多酸臭，可令闻者掩鼻。因宿食不化而致泻，泻后宿食去故其腹痛即减，但如宿食未尽，则仍可再痛再泻，因胃为宿食所伤，故不欲饮食。吴昆在《医方考》中指出："山楂甘而酸，酸胜甘，故能去肥甘之积；神曲甘而腐，腐胜焦，故能化炮炙之腻；卜子辛而苦，苦下气，故能化面物之滞……"汪昂在《医方集解》中指出："山楂酸温收缩之性，能消油腻腥膻之食；神曲辛温蒸窨之物，能消酒食陈腐之积；卜子辛甘下气而制面。"焦山楂、焦麦芽、焦神曲，消化食物；茯苓、白术，健脾利湿以实大便；炒莱菔子、陈皮，行气宽肠，以除胀满。本方亦是吾门消法之常用方。程钟龄在《医学心悟》中说："消法，去其壅也，脏腑、经络、肌肉之间，本无此物，而忽有之，必为消散，乃得其平。"因此，凡由气、血、痰、湿、食、虫等壅滞而成的积滞痞块，均可使用。本方属渐消缓散之剂，适用于病势较缓的食积证；若病势较急、积滞较重之食积者，当用承气汤类方急泻而存正气，中病即止。故朱震亨在《丹溪心法》中指出："凡积病不可用下药，徒损真气，病亦不去，当用消积药使之融化，则根除矣。"

［抓主症要点］泻下酸腐，嗳腐吞酸，泻后痛减。

五、大柴胡汤加味方

组成：柴胡 15g，赤芍 15g，黄芩 15g，半夏 9g，枳壳 9g，大黄 9g（后下），茵陈 30g，郁金 9g，川金钱草 60g，蒲公英 30g，瓜蒌 30g。

功用：疏肝利胆。

主治：右胁胀痛拒按，上引肩背，脘腹胀满，大便干结，舌苔黄腻，脉弦数，属湿热壅结，热重于湿者。

加减：胆结石加鸡内金 9g、芒硝 9g，以消坚化石；胆道感染加五味子 9g、山豆根 10g，以清热解毒；胆囊炎加生牡蛎 30g，以软坚消肿。对大肠杆菌引起的炎性疾患，重用柴胡、五味子。

方解：胆有贮藏胆汁和排泄胆汁、帮助消化的作用，胆病则胆汁逆入肝所藏的血中，随心脉周历全身，故见身目俱黄；胆附于肝，故其部位也在右胁，其不同于肝痛，胆病之痛常上引右肩背；肝胆湿热停结肠胃，因而造成脘腹胀满，大便干结；这也是肝胆与脾胃的关系所造成的，邪干于脾则便泻，邪干于胃肠则大便闭结不通。方中以柴胡为君，与黄芩合用，能和解清热，以除少阳之邪；大黄、枳实泻阳明热结，共为臣药。芍药缓急止痛，与大黄相配可治腹中实痛，与枳实相伍可治气血不和的腹痛烦满不得卧；半夏降逆止呕，为佐药。《本经》谓茵陈主风湿寒热邪气、热结黄疸，因其清热利湿退黄之功效较著，为治湿热黄疸必用之品；郁金凉心热，散肝郁，配伍茵陈、蒲公英可增强利胆退黄之效；蒲公英清解热毒以利湿，热毒甚者宜重用；瓜蒌清热宽胸利膈，通便而又不伤正；金钱草为印师自制的"三金排石汤"中的主药，若因胆石症发病，还可加入海金沙、鸡内金以加强排石作用，必要时也可加入玄明粉泻热润燥，使胆囊收缩，以利结石排除。总之，用大柴胡汤清肝胆之郁阻；加茵陈、郁金、川金钱草利湿开郁退黄；蒲公英清热解毒；瓜蒌除痰利便。诸药合用，共奏疏肝利胆、清热利湿之功。

[抓主症要点]大柴胡汤加味方为治疗胆道系统疾病引起的胁痛的主方,凡胆道系统疾病(如胆囊炎、胆结石、胆道感染、阻塞性黄疸等病)均可使用。

六、大黄牡丹皮汤加减方

组成:大黄(后下)12g,牡丹皮9g,桃仁9g,生薏苡仁30g,冬瓜子(打)30g,赤芍30g,败酱草30g,马齿苋30g,皂角刺30g。

功用:祛瘀通肠。

主治:肠痈,症见右下腹急痛拒按,有时可连及脘腹,有的则以脘腹痛为主(压痛点始终在右下腹),恶心呕吐,大便秘结,舌红苔黄、脉数或弦紧。

加减:大便日久不行,舌苔黄燥者,加芒硝12g(分冲);若血寒凝滞,四肢不温者,则可改用温通经脉法,如当归四逆汤加减(当归15g,桂枝9g,赤芍、白芍各15g,细辛3g,甘草节6g,木通6g,吴茱萸9g,生姜9g)。

方解:历代前贤皆谓,肠痈之病由湿热瘀聚郁结而成。瘀停阑门,故右下腹痛拒按,血瘀热结,即成痈疡。痈疡肿胀,堵塞肠道,腑气不通,故可见大便秘结。胃浊不降则恶心呕吐。方中大黄、桃仁,破瘀通便;牡丹皮、赤芍,凉血活瘀;生薏苡仁、冬瓜子,清泻肺与大肠之热;败酱草、马齿苋、皂角刺,清热解毒。

[抓主症要点]右下腹痛拒按,腑气不通大便秘结之阑尾炎患者。

七、导赤散加味方

组成:生地黄15g,木通9g,甘草梢9g,竹叶9g,当归15g,川贝母9g,苦参15g,大蓟30g,小蓟30g。

功用:清利湿热。

主治:尿后半段带血或尿全血,少腹结滞,尿频或尿不尽,舌红苔黄,脉细数。

加减:膀胱胀痛感明显者,加琥珀末1.5g(分吞)。

方解:尿血指小便出血而言,其中包括现代医学的肾与膀胱病变。有尿血而茎痛者为血淋,虽有尿血表现,实为尿道出血,一般不作尿血。大致尿血深红,肉眼可见者,多属肾结石或肾结核病。一般尿石症之腰痛明显而结核则否。膀胱炎亦有尿全血者,但胀痛之感常在小腹部。输尿管出血,多呈线状,且多杂在尿中,非尿全血。有茎血自流,不与排尿同时流出者,其中一部分属前列腺出血,又一部分则出自尿道,但均不以尿血名之,因与排尿无关也。更有精血之证,常为精囊炎引起,同样与尿血无关。尿后半段带血,常为膀胱炎尿血的特征之一。膀胱适在少腹正中,因有湿热造成炎症肿胀,故常有少腹结滞不舒之感。膀胱有炎症肿胀,影响了膀胱的贮尿功能,故见尿频及尿不尽感。方中生地黄、当归,活血补血以调血止血;竹叶、甘草梢清降心火,使从膀胱泻下;木通苦燥湿热而利尿;川贝母散结消肿而除膀胱炎症;大蓟、小蓟清热解毒止血;苦参清热利尿,除湿退热。

[抓主症要点] 尿后半段带血伴有少腹结滞,尿频或尿不尽者。

八、膈下逐瘀汤加减方

组成: 桃仁9g,丹参30g,牡丹皮9g,赤芍9g,延胡索9g,当归9g,五灵脂9g,红花6g,枳壳9g,乌梅15g,硇砂0.3g(冲)。

功用: 活血消瘀。

主治: 血瘀津枯。食入即吐,饮水不下,胸胁刺痛,大便燥结如羊粪,或吐赤小豆汁样物,肌肤干燥,舌青紫,脉细涩。

加减: 体虚甚者,加人参9g。

方解: 肿物阻塞食管,致使水谷不能顺利入胃,甚至不能进食,肿物发展到一定程度,格拒饮食物甚为严重,即食入即吐,饮水不下;瘀血停蓄,肝络积瘀,故见胸胁刺痛,舌青紫;津枯血燥,加上食入甚少,造化无源,因而引起大便燥结如羊粪,肌肤干燥;肿物日久破溃而排出的腐烂或分泌物,此症状并非常见,故为或有吐出赤小豆汁样物。方中一派祛瘀散结之药,合乌梅能润燥生津;枳壳行气以助活血;硇砂有消瘀祛腐作用,用以消除肿物。

[抓主症要点] 食入即吐,饮水不下伴有胸胁刺痛,舌青紫者。

九、苓桂术甘合泽泻汤方

组成: 茯苓30g,桂枝9g,白术9g,甘草9g,泽泻15g,猪苓9g。

功用: 温阳化水。

主治: 心悸气短,头目眩晕,小便不利,胸脘胀满,舌淡苔白,脉弦数。

加减: 眩晕甚者加天麻9g。

方解: 饮为阴邪,遇寒则聚,遇阳则行,得温则化。同时阴邪最易伤人阳气,阳气被伤,寒饮难于运行,水饮内停,阳气不升,故头目眩晕。水气凌心,故心悸气短。水气不化,故小便少。水饮内停,阳气不能蒸而散之,故见胸脘胀满。苓桂术甘汤是温化水饮的代表方,温则脾阳易于健运,痰饮得化,以除其因。二苓(茯苓、猪苓)、泽泻,淡渗水湿;白术、甘草,健脾以运化水湿;桂枝通阳气以行水湿。

[抓主症要点] 心悸、眩晕、小便不利。

十、六君子汤加减方

组成:党参 9g,白术 9g,橘皮 9g,半夏 9g,吴茱萸 6g,花椒(川椒)1.5g(炒),煅瓦楞子 30g,黄连 1.5g。

功用:健脾和胃。

主治:饥时胃痛,得食则舒,痛中有胀,嗳气泛酸,苔白腻,脉细弦。

加减:如胃酸症状不明显则可去煅瓦楞子加乌梅。

方解:饥时胃痛,得食则舒,系胃虚作痛的典型症状之一。痛中有胀,嗳气泛酸,痛有定律,此为"不通则痛"。胃虚之痛是由气血虚不能正常运行,从而发生痛感,其痛中有胀亦表示有气滞血瘀(实即运行无力)的因素在内。"胃不虚不逆气",故嗳气在一定程度上能说明是胃虚引起的,胃酸是肝胃不和引起的,是肝气干犯胃气的结果。党参、白术,补气健脾;橘皮、半夏,行气和胃;吴茱萸、花椒(川椒),温胃散寒;煅瓦楞子健胃制酸;黄连苦寒,合温药以健胃和胃。

[抓主症要点] 饥时胃痛、得食则舒、嗳气泛酸。

十一、平肝清晕汤

组成:生石决明 30g,生龙骨 30g,生牡蛎 30g,生白芍 15g,生地 15g,菊花 9g,白蒺藜 9g。

功用:平肝潜阳。

主治:肝阳上亢之眩晕,每逢用脑过多,或情绪激动,神经紧张而增剧。伴有目糊、口干、少寐、心慌等症。脉细弦。

加减:如眩晕甚者,加天麻、钩藤、玉竹等柔肝息风之品;耳鸣甚者加磁石;大便干者,加当归、火麻仁;手足心烧者,加丹皮、地骨皮;恶心者,加竹茹、代赭石;失眠者,加远志、炒酸枣仁;食少纳呆者,去生地。

方解:平肝清晕汤是张子琳名中医根据《素问·至真要大论》"诸风掉眩,

皆属于肝"之旨，从张锡纯建瓴汤衍生出的经验方。方中生石决明镇肝潜阳，为治疗阳亢眩晕之要药，生龙骨、生牡蛎重镇潜阳兼有敛阴安神之功，生白芍、生地滋阴养血，合而用之滋养肝肾之阴，又可沉潜上亢之阳，乃方中治本之品，菊花、白蒺藜清肝明目而兼祛头风，起引经报使作用，乃方中治标之品，全方虽为七味中药，但药力宏大，能标本兼顾，共奏滋阴镇肝、潜阳清晕之功，对于肝阳上亢之眩晕，不论其病因如何，皆能确中病理，效如桴鼓。

［抓主症要点］头目眩晕、面红、心烦、脉细弦。

十二、启膈散加减方

组成：沙参 15g，丹参 15g，贝母 9g，瓜蒌 15g，麦冬 9g，郁金 9g，枳壳 9g，玄参 9g，蜂蜜 30g（分冲）。

功用：益胃养阴。

主治：胃阴不足。吞咽困难，或食入格拒，胸胁隐痛。口干咽燥，性情急躁，大便干结，舌红苔黄，脉数。

加减：便如羊粪，加桃仁 9g；胸胁痛加乳香 6g、延胡索 9g。

方解：食管有异物阻塞，其最多见者则为肿瘤，其中吞咽困难者，肿物多在食管的偏上部分；而食入格拒，然后吐出者，则可见于食管下端或近贲门部。确诊食管癌最好是用 X 线钡餐透视，否则易和其他食管病混淆。癌瘤和其他肿物的存在，中医一般统称为癥积，化积消癥，在所当务。但癌瘤毕竟和其他肿物不同，一般被称为毒瘤、石疽、岩肿等，无非形容其发展快，消磨困难。由于本病常以肝气郁结为因，气郁于肝，故又见胸胁隐痛；气郁化火，损耗津血，故见口干咽燥，性情急躁；水津不能润滑肠道，故见大便干结。沙参、麦冬、蜂蜜、玄参，生津益胃；丹参、郁金，行郁消肿；枳壳行气散结；贝母、瓜蒌，润燥除痰结。

［抓主症要点］吞咽困难、口干咽燥者。

十三、羌活胜湿汤加减方

组成：羌活 9g，独活 9g，川芎 9g，蔓荆子 9g，藁本 9g，防风 9g，升麻 9g，生苍术 9g，白芷 9g，细辛 4.5g，生姜 9g。

功用：升阳散湿。

主治：头痛沉重感明显，肢体困重，腰膝酸胀，有下坠之感，恶风寒，脉濡软无力,苔白腻。

加减:湿甚无汗加香薷 6g;水肿加冬瓜皮 30g、浮萍 12g。

方解:湿为重浊之邪,故风湿之邪侵犯人体常见到头痛有沉重感,肢体困重,腰膝酸胀而有下坠之感。湿为阴邪,易伤阳气,又阻遏阳气舒展,使阳气不能布达皮毛而护卫肌表,故见恶风寒。羌活、独活、生苍术、白芷、藁本、防风,祛风以胜湿;川芎理血治头痛;生姜、细辛,温散风寒;蔓荆子、升麻,升清阳以除湿浊。

[抓主症要点] 头身沉重疼痛或风湿感冒。

十四、清空膏加减

组成:川芎 9g,生甘草 9g,柴胡 9g,黄芩 12g,黄连 6g,羌活 9g,防风 9g,赤芍 15g,苦丁茶 9g,夏枯草 9g,生姜 9g,竹茹 9g。

功用:清解少阳。

主治:偏头痛,口苦耳鸣,自觉寒热往复,呕吐黄苦,苔黄舌红,脉弦略数。

加减:呕吐甚加半夏 9g;阵发头痛加全蝎 6g、僵蚕 9g。

方解:偏头痛表现为反复发作性头痛,作止无常,或左或右,遇风易触发或加重,经久不愈,符合风邪善行而数变的特征,故属于中医"头风"范畴。头为诸阳之会,居高颠之位,惟风邪可到,可知偏头痛多由风邪所致。其疼痛病位在头之两侧,少阳经脉行于人身之两侧,风邪侵袭少阳经络,少阳经气不利,常出现偏头痛。邪犯少阳,胆气上逆,故口苦;少阳经脉络于耳,故少阳头痛常见耳鸣。寒热往复,即阵汗阵热,但体温一般无变异,这是杂病头痛有异于一般热病之处。热迫胆汁泛入于胃,引起胃逆呕吐,胆汁随之吐出,则为黄苦之呕吐物。方用川芎、赤芍,和血除痛;柴胡、黄芩,清泄少阳之热;黄连、生姜、竹茹,和胃清降痰热;羌活、防风,散风邪于上;苦丁茶、夏枯草,散风热之邪;生甘草,调和诸药。

[抓主症要点] 偏头痛伴有口苦、耳鸣。

十五、清气化痰汤加减

组成:黄芩 9g,瓜蒌仁 9g,半夏 9g,胆南星 9g,橘皮 9g,杏仁泥 9g,枳实 9g,姜竹茹 9g。

功用:清肺化痰 。

主治：咳喘痰黄，咳痰量多，胸脘痞闷，苔黄腻，脉弦数有力。

加减：痰腥，加冬瓜子 30g、薏苡仁 30g，以排脓清肺；痰中带血加栀子（黑山栀）9g、海浮石 12g，以除痰降火；胸闷加莱菔子 12g（炒），以下气宽胸。

方解：气有余则为火，液有余则为痰。痰随火而升降，故治痰必降火，治火必顺气。黄痰属热，痰稠是湿浊被阳热所蒸，水气已耗，故质见浓稠。咳喘而见痰黄稠，是由痰热壅肺、肺气不降所引起。热邪蕴肺日久，肺络被伤，瘀停热灼，热瘀相结，遂致成脓。本方证亦常为支气管扩张感染所造成，与外感热病中的大叶性肺炎的温热在肺、咳吐脓血者不同。黄芩清泻肺热；半夏、胆南星、姜竹茹、橘皮，清化痰热；枳实、瓜蒌仁，下气除痰治胸满；杏仁泥宣肺利气。

[抓主症要点] 咳喘痰黄而量多者。

十六、射干麻黄汤加减方

组成：射干 9g，麻黄 9g，半夏 9g，紫菀 9g，细辛 3g，生姜 9g，款冬花 6g，五味子 3g。

功用：散寒平喘。

主治：喘哮突然发作，全身怕冷，脊背发凉，口干不欲饮，咳吐稀痰，或为水泡痰，面色青晦，苔白滑，脉弦滑。

加减：发作时加地龙 9g、全虫 6g、蜈蚣 2 条（任选一二味）以定风。

方解：《诸病源候论·气病诸候》曰："肺病令人上气，兼胸膈痰满，气行壅滞，喘息不调，致咽喉有声，如水鸡之鸣也。"寒饮相搏之哮喘，多由外邪所诱发，触动内伏于肺之痰饮，痰气阻塞，使肺气不得宣降，气道挛急，呼吸喘促，喉间痰鸣，喘哮突然发作。"风善行而数变"，突然发作，属"数变"范畴，应按"风"来辨证。背为阳，腹为阴，阴寒之邪，踞于阳位，故易见背寒。阳虚寒甚则见全身怕冷，脊背发凉。口干不欲饮是假渴不是真渴，由阳气不能化水布津造成。咳吐稀痰或水泡痰，由阳气不能蒸化水饮所致。面色青晦，苔白滑，脉弦滑，均系阳虚寒象。痰饮内停，故脉见弦滑。方中麻黄辛温，轻扬上达，善开宣肺郁，散风寒，疏腠理，透毛窍，有"治感第一要药"之称。麻黄乃肺经专药，为宣肺平喘之要药。细辛辛香走窜，有升浮之性，外可温散风寒，有解热镇痛之功，助麻黄发汗解表，配温经通脉之生姜，促汗而解风寒之邪。射干苦寒泄降，能清肺泄热，降痰平喘，解毒利咽，为咽喉肿痛要药。紫菀苦温润肺益金,专能开泄肺郁,定咳降逆,宣通窒滞,兼疏肺家气血。款冬花味苦主降,顺肺中之气,又清肺中之血,能开郁润肺,化痰止咳,有邪可散,散而不泄,无邪可润,润而不寒。"病痰饮者,当以温药和之",饮非温不化,痰非气降不消。麻黄、细辛、半夏降逆消痰,温肺化饮于内。五味子之酸,以补不足,令正气自敛。生姜和胃降逆,虚则补其母,大枣之甘,健脾安中,扶助正气,以补后天。全方共奏散寒解表,开痰平喘,温肺化饮,安中扶正之功。

[抓主症要点] 咳喘,喉间有哮鸣音,吐水泡痰,量多。

十七、肾着汤加味方

组成:茯苓30g,白术10g,干姜6g,甘草10g,生薏苡仁30g,黑荆芥10g,白芷10g,川断10g,补骨脂10g。

功用:健脾补肾化湿。

主治:带下量多,色白而稀,无味或味小,腰腹发凉,四末不温,喜热饮食,面色不华,舌苔白,脉沉细。

加减:腰痛或腰酸甚者加杜仲12g、桑寄生12g。

方解:肾着汤加味方为治疗带下量多,色白清稀之主方。湿为人体水气所化,水属阴,故湿为阴邪,易损伤人体阳气,伤及经络脏腑,阻遏气机,使经络阻滞不通,升降及运化失常,水湿停聚;其湿性重浊,在妇女则易发生带下之病。肾着汤又名甘姜苓术汤,出自《金匮要略》,由干姜、甘草、茯苓、白术四药组成,主治伤湿身重,腹痛腰冷,不渴,小便自利,饮食如故,病属下焦。因带脉围身一周,络腰而过,犹如束带。寒湿之邪痹阻于带脉,湿性重着,则可出现"腹重如带五千钱"之症状。《难经·二十九难》:"带之为病,腹满,腰溶溶若坐水中。"李时珍《奇经八脉考》亦将肾着列为"带脉为病"。寒湿带下主要特征为带下色白而清稀,味小或无味,腰以下疼痛或腰腹发凉,四末不温。其腰以下疼痛,实际包括腰骶与少腹在内,总称带下,即带脉以下,疼痛以外,常有湿邪阻遏阳气之冷感。寒湿带下与湿热带下俱可见到某些寒象,但两类证候寒热性质不同,必须分辨。色黄质稠、腥臭味大者属湿热带下(可选用加味二妙丸方);色白质清稀、味小或无味者属寒湿带下。加用黑荆芥、白芷以止带;川断、补骨脂补肾强腰,生薏苡仁理脾渗湿。白芷,《本草正义》:"《本经》治女人漏下赤白,血闭阴肿,皆其清阳下陷,寒湿伤于中下之证,故宜温升燥湿。"

[抓主症要点] 腰痛沉重、怕冷。

十八、苏羌解表汤

组成：荆芥 9g，防风 9g，羌活 9g，紫苏叶 9g，杏仁 9g，生姜 9g。

用法：水煎服，一日 3～4 次。

主治：恶寒发热，以恶寒为主，鼻塞流清涕，打喷嚏，头痛无汗，四肢酸痛，口不渴，咳嗽吐稀痰，苔白薄，脉浮或紧。

加减：咳嗽痰多，加半夏 9g、橘红 6g，以温化痰饮；语音嘶哑，加蝉蜕 9g、凤凰衣 3g，以散风邪，出声音；头痛加藁本 9g、白芷 9g，以散风湿，治头痛。

方解：苏羌解表汤方是由印会河教授所创，为治疗风寒感冒的经验方。当气候突然变化，寒暖失常之时，风邪病毒最宜侵袭人体。风寒之邪外来，卫阳被遏，故恶寒；正气奋起抗邪外出，故发热；寒为阴邪以致太阳经气闭阻，故见头身疼痛；寒主收引，毛窍闭塞故无汗；肺合皮毛，皮毛闭塞则肺气不得宣降，故或作喘；邪在表则脉浮，寒邪紧束故脉紧。太阳主一身之表，在表的气血为太阳经所主，所以太阳统摄在表的营卫。太阳经气充沛，营卫和调，则卫外功能强盛，能抗御外邪的侵袭。如果经气虚弱，或风寒邪气过盛，就会侵犯人体而发病。一旦风寒入侵，正邪斗争于表，在表之营卫失和，便发生太阳病证。本病为伤寒邪在太阳之一种类型，以表寒为主，故寒重热轻，甚至但寒无热，为本病之特点。其余症状，基本上都是围绕这一病理特点而出现的，这亦是本病的重点所在。治法当以辛散解表，历代医家认为应首选麻黄汤。临证中印会河教授曾告知："父亲曾不止一次地教过我，麻黄汤不应随便使用，有时用了发汗不出，反生内烦。我行医之初，也多次犯过尽信书的错误，对老父亲的经验之谈，常常置若罔闻，总愿意看看书本上记载的东西的实际疗效。曾三次在太阳病，恶寒、发热、无汗、脉浮紧的患者身上，使用过药味上不做加减的麻黄汤，可惜的是没有一例成功，都失败了。不但汗之不出，相反症状加重，烦躁倍增。"印会河教授不仅通晓经典理论，也谙熟汤方药性，取诸辛温解表之品，以发汗解表，宣散风寒。防风一药，顾名思义，解表以祛风为长，是祛风止痛之品。它既能祛风寒而解表，又能祛风湿而止痛，与荆芥、羌活作用相仿，故常常配合应用治疗表证及痹证属于风寒者。羌活亦为引经之药，《医学启源》："羌活，治肢节疼痛，手足太阳经风药也。"《本草正义》："紫苏，芳香气烈……外开皮毛，泄肺气而通腠理；上则通鼻塞，清头目，为风寒外感灵药；中则开胸膈，醒脾胃，宣化痰饮，解郁结而利气滞。"杏仁苦温而润，宣肺，多脂质润，可宣降肺气、止咳化痰，《本草求真》："杏仁，既有发散风寒之能，复有下气除喘之力，缘辛则散邪，苦则下气，润则通秘，温则宣滞行痰。杏仁气味俱备，故凡肺经感受风寒，而见喘嗽咳逆……无不可以调治。"诸药合用，辛散宣透，使风寒祛而正安。

[**抓主症要点**] 发热、头痛、无汗、鼻塞、脉浮紧。

十九、痛泻要方加味方

组成：防风 9g，白术 9g，白芍 15g，陈皮 9g，黄连 6g。

功用：疏肝健脾。

主治：腹痛便泻，痛一阵，泻一阵，特别在情绪波动时见之尤多。胸胁胀满，心烦嗳气，舌质偏红，苔黄或白，脉弦。

加减：大便粗糙，加焦三仙各 9g；心烦尿赤，加龙胆草 9g；久泻者，加炒升麻以升阳止泻；水湿下注者，加茯苓、车前子，利湿止泻；脾虚者，加党参、山药，健脾益气。

方解：痛泻要方载于《景岳全书》引刘草窗方，原名"白术芍药散"，因张景岳称之为"治痛泻要方"，故名"痛泻要方"，为治脾虚肝郁之痛泻的要方。此方证所治病位重点在脾，实为土虚木乘、运化失常所引起的诸症。常见于脾虚之人，泻后则腹不痛，腹痛则腹必泻，如此者日有多次。这种现象，常发生在肝脾不和的情况下。盖肝气横逆克脾太过，则出现腹痛；脾受克过甚不能发挥其本身的运化水谷的作用，即为腹泻。是病由肝气郁结所造成者居多，肝气郁结，则气火风痰相因而生，横于脾胃，更为多见。故本病病机虽为肝脾不和，而肝脾不和之因，实多源于肝气郁结。胸胁胀满是肝气被郁的见症；心烦是气郁化火，扰乱心神所致；嗳气是肝气扰胃，胃失和降引起。方中白术甘苦性温，能补能燥。《本草求真》归纳为："白术缘何专补脾气，盖以脾苦湿，急食苦以燥之，脾欲缓，急食甘以缓之。白术味苦而甘，既能燥湿实脾，复能缓脾生津，且其性最温，服则能以健食消谷，为脾脏补气第一要药也。"在方中既能补脾益气以运湿，又能燥湿利水以止泻，且可扶土抑木，一举三得，故重用以突出其主导作用。防风辛温不燥，散而不峻，入肝、脾两经，合白芍以调顺肝气；其味香又舒脾气，合白术以健脾，李东垣云"若补脾胃，非此引用不能行"。陈皮、黄连，理气降胃（盖胃不降则脾不升也）；白芍平肝以和脾气。

[**抓主症要点**] 腹痛便泻、泻后觉舒。

二十、五积散加减方

组成：白芷9g，焦苍术9g，厚朴9g，炙麻黄9g，炒薏苡仁30g，木瓜9g，鸡血藤30g，豨莶草15g。

功用：温化寒湿。

主治：痛处沉重感，痛在肌肉为甚，痛中有胀麻感，严重时关节肿胀。

方解：湿为六淫之一，每与风寒相兼侵袭人体，故湿邪感人亦如风寒之邪多从体表而犯。但风寒伤于肌肉腠理，而湿则多流注于关节。湿为阴邪，其性濡滞，而气重著，故湿痹之痛有沉重感。肌肉为脾所主，脾恶湿，故湿邪停留所致之痛常以肌肉为甚。湿为有形之邪，停滞于内使气血不能畅流，故痛中有胀麻感。湿邪停聚关节腔内，故严重时使关节肿大。方中白芷、焦苍术、厚朴、炙麻黄，温散寒湿；炒薏苡仁、木瓜、鸡血藤、豨莶草，祛风湿，舒筋活血。

[**抓主症要点**] 关节疼痛、胀麻或肿大伴有沉重感。

二十一、五子衍宗丸加味方

组成：菟丝子9g，沙苑子9g，覆盆子9g，枸杞子9g，五味子9g，补骨脂9g，连衣核桃肉9g，鹿角胶9g（化冲），紫河车15g，山萸肉9g。

功用：强肾益精。

主治：肾精不足而见阳痿，腰膝酸软，四肢不温，脉虚苔白，面色青暗。

加减：早泄加金樱子9g；阳痿日久，加海狗肾9g、阳起石15g；若病由久泻引起，则需加吴茱萸9g，肉豆蔻9g。

方解：《难经·三十六难》："命门者，诸神精之所舍，原气之所系也；男子以藏精，女子以系胞。"肾精不足不能生髓充骨则见腰膝酸软，肾阳不足不能使阳气布达四末则四肢不温，在这种情况下而见的阳痿，则多由肾阳虚、肾精不足引起。古谓"肾属北方之水，其色黑"，肾精不足、肾阳虚，阴寒内盛者，常见面色青暗。菟丝子性味辛、甘、平，入肝、肾经，有补肾益精、养肝明目、益脾止泄、安胎固冲之功，早在《本经》即被列为上品药材，言其"久服明目，轻身延年"主"续绝伤，补不足，益气力，肥健"；《本草汇言》则言其"补肾养肝，温脾助胃之药也，但补而不峻，温而不燥"；《药性论》认为其"治男子女人虚冷，添精益髓，去腰疼膝冷，又主消渴热中"。覆盆子性味甘、酸、微温，入肝、肾经，有补肾助阳、固精缩尿之功，适用于肾虚阳痿、遗精、遗尿、尿频、带下过多、产后遗尿等。《本草备要》言："益肾脏而固精，补肝虚而明目，起阳痿，缩小便。"菟丝子、覆盆子、沙苑子、连衣核桃肉、鹿角胶、紫河车合用强肾益精；补骨脂（破故纸）、山茱萸（山萸肉），温补肝肾，助阳气以振阳事；枸杞子性味甘、平，入肝、肾、肺经，有滋补肝肾，生精养血，明目安神，滋阴润肺、化痰止嗽之功，适用于肝肾阴虚、头晕目眩、视力减退、腰膝酸软、遗精等。历代本草还述及其有明显的增强人体性功能的作用，故有"离家千里，勿食枸杞"之说；五味子酸、甘、温，入肺、心、肾经，有益气生津、补肾养心、收敛固涩之功，《本经》言其"主益气，咳逆上气，劳伤羸瘦，补不足，强阴，益男子精"。孙思邈在论述五味子时说"五月常服五味，以补五脏之气，遇夏月季夏之间，困乏无力，无气以动，与黄芪、麦门冬，少加黄柏，煎汤服之，使人精神顿加，两足筋力涌出也"。由此可见，五味子常具健壮肌肉、焕发精神、益寿延年的作用。盖肝脉络阴器，以枸杞子、五味子养肝敛气，补肾填精，疏利肾气。

[抓主症要点] 阳痿不孕、腰膝酸软、四肢不温。

二十二、芎菊茶调散加减方

组成：川芎 9g，荆芥 9g，防风 9g，细辛 5g，白芷 9g，羌活 9g，菊花 9g，僵蚕 9g，苦丁茶 9g。

功用：疏风散寒。

主治：偏头痛遇寒则甚，痛连项背，恶风寒，口不渴，鼻塞，脉浮，苔薄白。

加减：头目涨痛加夏枯草 15g；偏头痛加柴胡 9g、黄芩 9g；项强加葛根 15g。

方解：头痛为临床常见病和多发病。中医认为，该病病机以"风邪"为主，故称为"脑风""首风"。《素问·五脏生成篇》提出，"是以头痛巅疾，下虚上实"。医圣仲景在《伤寒论》中亦论述了外感头痛病的辨证论治。《三因极一病证方论》对内伤头痛有较充分的认识："有气血食厥而疼者，有五脏气郁而疼者。"《东垣十书》指出外感与内伤均可引起头痛，并据病因和症状不同而分为伤寒头痛、湿热头痛、偏头痛、真头痛、气虚头痛、血虚头痛、气血俱虚头痛、厥逆头痛及太阴头痛、少阴头痛等，为头痛分经用药创造了条件。《古今医统大全》对头痛病进行系统总结："头痛自内而致者，气血痰饮、五脏气郁之病，东垣论气虚、血虚、痰厥头痛之类是也；自外而致者，风寒暑湿之病，仲景伤寒、东垣六经之类是也。"关于头风的治疗,《医碥·头痛》提出:"须分内外虚实"实为中医治疗头风的纲领。寒邪最易伤阳,故遇寒而头痛则甚者,为寒性疼痛之特点;背为阳,寒邪伤阳,故风寒头痛,多连项背。恶风寒,口不渴,鼻塞,此数症皆表受风寒的见证。因病中无热,故不属外感热病。方中川芎味辛性温,《本经》载其"主中风入脑,头痛,寒痹,筋挛缓急",合荆芥、防风,理血散风;白芷《本经》载其主"风头(头风)侵目泪出",《名医别录》载其能疗"风痛头眩",合羌活、细辛温散寒湿;僵蚕、菊花、苦丁茶,清散风热,而除头痛。外感风寒化热,太阳枢机不利之头痛,为该方使用之常法。

[**抓主症要点**] 偏头痛遇寒则甚,痛连项背者。

第四章

临床医案

第一节　肺系疾病

一、感　冒　案

患者高某,男,6岁,太原人。

主诉: 发热、咽痛伴有咳嗽1日。

现病史: 患者因外感风寒,继而发热有轻微汗出,咽喉疼痛,咳嗽少痰,痰咳不利,色白,因家长拒用西药来诊。刻下症见:发热有轻微汗出伴咽痛,鼻塞,咳嗽。

初诊: 2011年11月26日。望其神疲倦怠,形体适中,面色红而偏浮,咽部色红充血、扁桃体Ⅰ度肿大,舌红苔白。闻其语言沙哑,咳声清脆。询其咳嗽少痰,痰白不利,口干思饮,饮食尚好,小便黄,大便偏干,体温38.8℃。诊其脉浮紧而数。

此患者系外感风寒而化热,邪在卫分之证。风热病邪从外侵袭机体,伤于皮毛,机体卫气的"卫外"功能失司,不能发挥人体调节寒温的作用,无法适应外界气温,正气起而抗邪外出,即见发热;口渴系温热伤津的表现;肺与皮毛相表里,皮毛与肺的关系甚密,故病在皮毛,而见咳嗽、咽痛、咳痰等肺的症状。属风热在卫证,当以清解表热为先,方用印氏清解表热方加减。

处方:

桑白皮10g	桑叶10g	菊花10g	黄芩12g
山豆根10g	鱼腥草30g	枇杷叶10g	芦根30g
桔梗9g	薄荷9g	生石膏30g^(先煎)	

3剂,每日1剂,文火水煎取汁400ml,每4小时温服1次。嘱其忌食辛辣油腻食物,服药后多饮水,多休息。

二诊：2011年11月29日。患者服上方1剂后体温即降正常,咽痛及口干减轻,现仍轻微咳嗽,痰黏不利,纳食尚可,二便调,脉浮数,前方效,继以前方去薄荷加杏仁10g,3剂,水煎服,日1剂。

随诊：2011年12月1日。患者家长来电告曰,二诊后服药2剂,咳嗽、咽痛已,问剩余1剂是否服用? 侯振民随告中病即止,饮食调理将息,清淡即可。

按：印氏清解表热方是侯振民承继于印老治疗风热感冒的经验方。侯振民认为感冒是临床常见的外感疾患,为外邪侵入人体所致。在证候表现上有风寒、风热之分,以及夹湿、夹暑、夹食、夹气等兼证。治疗大法遵《内经》"其在皮者,汗而发之",风寒应予辛温,风热应予辛凉,故以汗解法使邪气外泄而解;若病中便实不通,则需开肠通便,汗出便通使邪外泄而病症除,发热也随之而解。若汗畅、便通,而病不除者,就应考虑使用清热一法。治风热外感,有邪在皮毛与邪在于肺之分,在典型病例上,确可分与应分之必要,但在临床多数患者身上,常常是既有邪在皮毛之恶风发热,又有邪重在肺之咳嗽咽痛、鼻塞等同时存在。见此,就不能再以皮毛与肺来区分,而是根据病情之相兼互见而遣用桑菊饮、银翘散之合剂。温热之邪在表,须从皮毛开散。桑叶、菊花,既有开散皮毛、微发汗的作用,且性属凉润,力能散热,故宜用于清散发热;桑白皮、黄芩,能清泄肺与上焦之热;山豆根、鱼腥草,同为清热解毒之品,用以治上呼吸道感染,其作用似较金银花、连翘为优;生石膏本为解肌清热之药;芦根、枇杷叶,宣肺润肺,以兼顾肺与皮毛之间的关系。加桔梗以解咽痛;加杏仁宣肺,咳嗽可止。

二、咳　嗽　案

[案1]

患者李某,男,50岁,农民。

主诉：间断性咳嗽8年余,加重1周。

现病史：患者于8年前外感后诱发咳嗽,经治好转。后每遇劳累、冷饮、异味均能引起咳嗽。近1周因气候变冷,咳嗽,痰多不利,故就诊。刻下症见：咳嗽,痰少不利,胸闷。胸部正侧位片：双肺未见异常。

初诊：2010年11月4日。望之面色白,目窠不肿,乳蛾无红肿。舌质淡,舌体胖,苔白。询之咳痰量少不利,喉间痰鸣,色白呈泡沫状,喜热饮,胸闷,睡眠差,大便正常。诊之脉弦紧。

此乃患者初感寒邪,祛之不尽,遂成伏邪。每遇劳累、冷饮、异味引动伏痰而诱发,症见咳嗽,痰色白呈泡沫状,喜热饮,舌淡,体胖,苔白,脉弦紧。寒痰伏肺,复感风寒,肺失宣降则咳嗽。肺失宣发,排痰不利,故见痰少不利、喉间痰鸣等症。闻异味而发,与风之数变之性相合,故为风痰。证属寒痰伏肺,法当温肺化痰、搜风宣肺止咳,主以苓桂五味姜辛汤加减。

处方:

炙麻黄 9g	射干 9g	茯苓 15g	桂枝 9g
炙甘草 9g	干姜 9g	细辛 3g	五味子 9g
白僵蚕 9g	蝉蜕 9g	紫菀 9g	桔梗 9g

5 剂,文火煮取 300ml,分 2 次服用,日 1 剂。嘱其忌食生冷、油腻之品,适寒温,避免异味刺激及劳累。

二诊:2010 年 11 月 10 日。服药尚合,咳痰不利、胸闷、喉间痰鸣明显好转,痰已利。现时有喉部不适,苔白,有齿印,脉弦紧。原方更进 7 剂,水煎服。

按:咳嗽一病为临床常见病,多发于春冬两季。临证侯振民依痰之多少、痰色、痰的性状、痰的气味等来辨治咳喘哮等肺系疾病。本患者咳嗽,遇冷饮及异味而发,症见痰色白呈泡沫状,喜热饮,结合舌淡体胖、苔白、脉弦紧,本证属寒痰、风痰。寒痰、风痰多见痰量多而易咳。本患者痰少不利,喉间痰鸣,似有热证。侯振民认为并非内热煎灼痰液所致,而是由于肺气闭郁,失其宣发所致。故予射干、麻黄、紫菀、桔梗宣肺气,并予苓桂五味姜辛汤温中化痰。发作性咳喘,是谓"风痰",故加白僵蚕、蝉蜕,祛风痰,缓痉止咳,终获良效。

[案2]

患者张某,男,70 岁。

主诉:咳嗽 5 年余,加重半年余。

现病史:患者近 5 年每遇国庆节开始咳喘痰鸣,严重时痰中带血,咳痰不利,口干,抗炎治疗效差,中药治疗好转。近半月症状明显,喉中痰鸣,偶有咯血,故就诊。刻下症见:咳喘痰鸣,严重时痰中带血,咳痰不利,偶有咯血,口干。胸片示:右下肺支气管炎;高血压心脏病。

初诊:2009 年 10 月 22 日。望之形体适中,精神较差,目窠无水肿,鼻翼无扇动。胸廓无畸形,下肢无水肿,舌苔黄干。询之咳喘痰鸣时有,严重时痰中带血,咳痰不利,偶有咯血,口干。闻之语声清晰,时咳声重浊,未闻及异常气味。切之虚里搏动应手,腹部压痛,脉细。

患者素有痰湿,蕴久化热,痰热壅肺,复感外邪,肺失肃降而发为咳喘。痰热伤络,血渗脉外,故见咯血。痰热壅肺,肺不布津,故口干。舌苔黄干亦为痰热壅肺之证,故本病病位在肺,病性属实。侯振民予宣肺清热化痰,凉血止血。方药以麻杏石甘汤合泻白散加减。

处方:

炙麻黄 9g	杏仁 9g	生石膏 30g	炙甘草 6g
桑白皮 9g	葶苈子 9g	仙鹤草 15g	鱼腥草 15g
白茅根 15g	地骨皮 15g		

6 剂,水煎服,日 1 剂。嘱:忌辛辣、黏腻之品,适寒温,防外感。

二诊: 2009 年 10 月 28 日。服药后未见咯血,仍痰多,色白,不易咳出,舌质暗,苔白,脉细。前方加生薏苡仁 30g、冬瓜仁 9g、瓜蒌仁 9g,6 剂,水煎服,日 1 剂。

按: 患者咳喘反复发作 5 年,感寒而发,症见喉间痰鸣,咳痰不利,口干,舌质暗,苔黄干,为内有痰热,故治疗以清肺化痰为主,予麻杏石甘汤清内解外,宣肺止咳平喘;并合泻白散之桑白皮、地骨皮及鱼腥草清泄肺热;并加仙鹤草、白茅根凉血清肺,使痰热清、外邪祛、血络宁而见效。

[案3]

患者李某,女,38 岁,汉族。

主诉: 干咳无痰,每至立秋加重 3 年。

现病史: 患者近 3 年来每于立秋后即干咳无痰,无发热、盗汗、咯血、胸痛等症,每服中药调治后可好转。今年夏天动则多汗、恶热、掌烫,伴纳前口干咽干,未加诊治,近日咳嗽、无痰,故就诊。刻下症见:干咳无痰,无发热、盗汗、咯血、胸痛等症,动则多汗、恶热、掌烫,伴纳前口干咽干。

初诊: 2010 年 8 月 31 日。望之神疲。询之咳嗽,无痰,恶热,掌烫,口干咽干夜甚,时头晕,食纳可,舌淡红,苔白干。闻之语言清晰,未闻及异常声息及异常气味。切之脉沉。

该患者以咳嗽为主症,属中医学之"咳嗽"病证。立秋之后燥气当令,兼之患者素体阴津不足,燥邪伤肺,肺失清润,肺津受灼,而见干咳无痰。肝肾阴精不足,阴虚内热,郁热内盛则见恶热、掌烫、口咽干等症,结合舌脉,总属阴虚燥咳。宜养阴生津,润肺止咳。方选桑杏汤合玉女煎加减。

处方：

桑皮 12g	杏仁 9g	沙参 15g	浙贝母 9g
栀子 9g	豆豉 9g	生石膏 30g	知母 9g
生地 9g	半夏 9g	麦冬 9g	石斛 15g
地骨皮 30g			

5 剂,水煎服,日 1 剂,早晚分服。嘱其忌食辛燥之品,宜清淡、多汁食品。

二诊：2010 年 9 月 6 日。服药后,咳嗽、咽干、恶热、掌烫较前减轻,仍夜间口干,大便调,舌质暗红,苔白,脉沉细。原方加玄参 12g,鸡血藤 30g,生薏苡仁 15g。6 剂,水煎服。

按：肺为娇脏,喜润恶燥。本患素体肝肾阴虚,复感当令之秋燥之气,肺津受灼,肺失清润而发为燥咳。据《内经》燥甚则濡之,治予桑杏汤润燥生津,宣肺止咳。又复因其肝肾阴精素虚,阴虚火旺,故又予玉女煎滋肝肾、胃之阴津,又加地骨皮合生地清虚热。五脏六腑皆令人咳,治咳不独治肺。注重相关脏腑之间相互滋生,金水相生,使肺金得到濡润而治燥咳。肺阴虚燥咳用桑杏汤,肝肾阴虚火旺用玉女煎,此二方合用治疗咳嗽确为少见,可作为一医案留存。

［案 4］

患者王某,女,62 岁,汉族,太原市人。

主诉：咳喘痰鸣半月。

现病史：患者近 2 年间断出现咳嗽、咳痰,近半月咳喘痰鸣加重来诊。刻下症见：咳喘痰鸣,咳痰黄白相兼,不易咳出,胸闷,口干苦,饮水多,大便干,后颈部发热。

初诊：2009 年 5 月 5 日。望之面色欠佳,精神较差,眼睑无水肿,口唇无青紫,下肢无水肿,舌质红,苔白。询之咳喘痰鸣,咳痰黄白相兼,不易咳出,胸闷,口干苦,饮水多,大便干,后颈部发热。闻之呼吸较促,喉中痰鸣。切之脉滑数。胸片示：慢性支气管炎、肺气肿。

此患者以咳嗽为主症,当属咳嗽病。因素有宿疾,外感邪热,痰热壅肺,肺失清肃,故见咳嗽、气喘、痰鸣、盗汗等症,热伤津液,故见口干苦,肺与大肠相表里,肺热移行于大肠,故见大便干,太阳邪热未尽,故见后颈部发热,舌

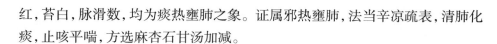

红,苔白,脉滑数,均为痰热壅肺之象。证属邪热壅肺,法当辛凉疏表,清肺化痰,止咳平喘,方选麻杏石甘汤加减。

处方:

炙麻黄 9g	杏仁 9g	生石膏 15g	炙甘草 9g
桑皮 9g	葶苈子 9g	黄芩 9g	蝉蜕 3g
瓜蒌 15g	浙贝母 9g	连翘 9g	

4 剂,日 1 剂,水煎服。

二诊: 2009 年 5 月 9 日。服药尚合,咳喘痰均减,大便干好转,但药后欲吐,后头部疼痛,舌红,苔白,脉滑数。原方加葛根 30g,苏叶、子各 9g。4 剂,水煎服。

三诊: 2009 年 5 月 14 日。服药甚合,后头痛明显好转,喉间痰鸣已除,现仍咽喉不利,夜间稍有咳嗽,口干不欲饮水,舌质偏红,苔白,脉滑略数。

处方:

桑皮 9g	桑叶 9g	杏仁 9g	菊花 9g
连翘 9g	桔梗 9g	生甘草 9g	竹茹 9g
芦根 15g	枇杷叶 9g	浙贝母 9g	蝉蜕 9g
瓜蒌皮 9g			

4 剂,日 1 剂,水煎服。

四诊: 2009 年 5 月 18 日。咳嗽已除,稍感咽喉作痒,项部发热亦轻,舌质红,苔白,脉滑略数,原方加葛根 30g,赤白芍各 15g,地骨皮 15g。3 剂,水煎服。

按: 本证为邪热入里,与痰相合,痰热壅滞,肺失宣肃所致,故见咳嗽而痰黄白相兼而少。治疗首以辛凉重剂,选麻杏石甘汤清肺平喘。痰热渐清,改用辛凉轻剂,清热宣肺止咳,终获良效。该病例"咳喘无痰少痰,喉间有痰鸣音"正中印氏所用麻杏石甘汤加桑白皮葶苈的抓主症方药。侯振民临证,凡"咳嗽无痰或少痰、喉间痰鸣者","麻杏石甘汤主之",就是从痰论治咳、喘、哮,抓其主症,故疗效很好。较之伤寒论"汗出而喘无大热"的主症比较易掌握。据症状分析,无痰和少痰并不是"无"和"少",而是有痰化热却不易咳出才见"痰鸣音"的,按此分析应有胸闷和呼吸不利之症,临证时应悟到这一点。

[案 5]

患者王某,女,57 岁,汉族,太原市人。

主诉:咳嗽 1 月。

现病史:患者近 1 月出现咳嗽,晨起干咳无痰,至今不解而来诊。刻下症见:咳嗽,晨起干咳无痰,咽痒,胸闷,胃脘胀满,嗳腐,口中异味,胃脘有振水音。

既往史:有胃下垂病史 10 余年。

初诊:2009 年 5 月 15 日。望之面色萎黄,精神较差,咽部稍红,乳蛾不大,舌质红,苔白厚腻。询之咳嗽时有,晨起干咳无痰,咽痒,胸闷,胃脘胀满,嗳腐。闻之时咳嗽,无喘息,口中异味,胃脘有振水音。切之腹无压痛,脉沉细弦。

此患者素有宿疾“胃下垂”,中医辨证属脾气不足,中气下陷。脾虚不运,生痰积食,痰、食积滞,壅遏中焦,则见胃脘胀满、嗳腐等症。痰饮内停,则胃脘有振水音。痰饮壅阻气机,肺失宣肃则胸闷、咳嗽。舌质红,苔白厚腻,脉沉细弦,均为脾气虚损、痰食积滞之证。该患者主症为咳嗽,属中医咳嗽范畴,证属痰食积滞,脾气虚损,予化痰消食之法,方药以温胆汤加减。

处方:

半夏 9g	陈皮 9g	枳实 9g	竹茹 9g
茯苓 15g	生姜 2 片	柴胡 9g	生白术 15g
炒二芽各 15g	莱菔子 9g	神曲 9g	龙胆草 1g
鸡内金 9g	白芍 9g	杏仁 9g	桂枝 9g

4 剂,水煎服,日 1 剂。嘱其清淡饮食,忌食肥腻之品。

二诊:2009 年 5 月 19 日。服药尚合,咽痒咳嗽、胃脘胀满、胸闷、嗳腐均有好转,自觉腰困、胃腔有振水声,舌质红,苔白而干,脉沉弱。原方加川断 9g,桑寄生 9g,鹿角霜 9g。6 剂,水煎服。

按:本证因脾虚不运而致痰、食内生,积滞中焦,影响肺气宣降而致咳嗽。胃脘胀满、吞酸嗳腐是痰食积滞的表现,口中异味是胃热。治疗当急则治其表,以祛实为要,予温胆汤和神曲、二芽、莱菔子、鸡内金等化痰消食,并加用柴胡合白术,取其升阳健脾之功。痰、食郁久化火,故加龙胆草 1g 清泄郁火。二诊标证减轻,复见腰困、胃脘部振水声仍存,故继守上方化痰消食巩固治疗,并加用补肾之品,意在少火生气,温脾化饮。痰食积滞化热时应询问大便情况。如大便干者选温胆承气汤,大便稀、腹部不疼者应予保和、大黄、枳实类。临床应加以注意。

［案6］

患者王某,男,90岁,汉族,太原市迎泽区人。

主诉: 咳嗽3月余。

现病史: 患者近3个月咳嗽、咳吐白痰,间断服用多种抗炎药不效来诊。刻下症见:咳嗽、咳痰,痰多色白发黏,不易咳出,平卧易发喉间痰鸣,胸闷,口干欲饮,可食凉,大便干燥,时有头晕,饮水即呛。

初诊: 2008年6月4日。望之形体瘦削,面色暗淡,精神差,步态蹒跚,下肢无水肿,脊柱四肢无畸形,肢体活动尚对称,腹无青筋暴露,舌质红,少苔。询之时咳嗽,咳痰,痰多色白发黏,不易咳出,平卧易发喉间痰鸣,胸闷,口干欲饮,可食凉,大便干燥,时有头晕,饮水即呛。闻之无喘息,语言尚清,对答准确,呼吸尚均匀。切之未切及癥瘕痞块,脉弦滑略数。CT示:腔隙性脑梗死。

此例患者年老体衰,脾虚失运,痰湿内生,壅久化热,痰热壅肺,肺失宣肃,故见咳嗽、咳痰,痰多而色白黏难咳,肺与大肠相表里,肺气失宣肃之功,大肠传导无力,故见大便干燥。舌红,脉弦滑数,均作痰热壅肺之象。中医辨病为咳嗽,辨证为痰热壅肺,以清热化痰、宣肺止咳为法。

处方:

炙麻黄9g	杏仁9g	瓜蒌30g	浙贝母15g
桔梗9g	炙甘草9g	射干9g	葶苈子9g
枳实9g	胆南星9g	生薏苡仁15g	冬瓜仁9g
芦根15g	枇杷叶9g	桑枝9g	

2剂,水煎服,日1剂。嘱其忌生冷、黏腻、辛辣之品。

二诊: 2008年6月7日。服药甚合,诸症好转。原方继服4剂。

按: 本证属痰热壅肺,治宜清热化痰、宣肺止咳,上方实为一合方,取麻杏石甘汤之麻黄、杏仁,一宣一降,宣畅肺气,又因其年老脾虚,未用石膏甘寒之品,而加用清气化痰汤的枳实、胆南星清气化痰,射干、葶苈子泻肺。肺与大肠为表里脏腑,脏病则泻腑,故予瓜蒌、枳实理气通便,并加生薏苡仁、冬瓜仁肃利肠道,芦根、枇杷叶宣利肺气,布津液,以达通腑清热化痰、宣肺止咳之功。该患者内有痰热,症见痰黏不易咳出,但还未到喉间痰鸣、无痰或少痰的程度,故用胆南星、枳实,临证需详加辨识。

[案7]

患者吴某,女,71岁,汉族,太原市迎泽区人。

主诉:咳嗽、咽痒半月余。

现病史:患者于半月前外感后出现咳嗽、咽痒,痰少易出,未加重视。近日因症状无改善而来诊。刻下症见:咳嗽、咽痒,伴见背热掌烫,阵热汗出,心烦、便干,食纳尚可。

初诊:2009年10月8日。望之形体适中,精神欠佳,面色欠润,眼睑无水肿,耳鼻道未见异常分泌物。咽部色红,未见乳蛾,双下肢无水肿。舌质暗红,苔白。询之咳嗽、咽痒,伴见背热掌烫,阵热汗出,心烦、便干,食纳尚可。闻之语言流利,未闻及异常气味。切之虚里搏动应手,腹无压痛,脉沉缓。

此例患者年老体虚,肝肾阴虚。阴虚则火旺,故见背热掌烫、阵热汗出等症。热扰心神,故见心烦。津液受灼,肠道失润,故见大便干。复感风热,风热袭肺壅咽,肺失宣发肃降,故见咳嗽、咽痒等症。舌质暗红、苔白、脉沉缓,为本虚热瘀之证。故诊为咳嗽之风热袭肺,阴虚内热型。以疏风宣肺、清解内热为法,方选桑菊饮加减。

处方:

桑叶9g	菊花9g	连翘9g	金银花9g
杏仁9g	芦根15g	薄荷9g	栀子6g
银柴胡9g	地骨皮30g	丹皮15g	丹参15g
赤芍15g	红花9g	桃仁9g	前胡9g

4剂,日1剂,水煎服,早晚分服。嘱适寒温,多饮水,避劳累。

二诊:服药尚合,咽痒咳嗽、身热、阵汗好转,大便日行2次,晨起口中异味,唇紫,晚上有恐惧感,乏力,舌暗红,苔白,脉弦缓。

原方去桃仁,加沙参15g、五味子9g、竹叶9g。6剂,水煎服。

按:该病例咽痒半月未做治疗,化热伴有阵热汗出、背热掌烫、心烦便干,系阴虚内热兼外感风热,治以标本同治,予桑菊饮加减发散表邪,宣肺止咳。若还有咽痒,给牛蒡子、蝉蜕,祛风热止痒尚可。阴虚明显者,给银柴胡、地骨皮也在情理之中。但红花、桃仁活血之品一般在肺卫初期时不选用,值得注意。

[案8]

患者马某,男,63 岁,汉族,太原市北张村人。

主诉:咳痰伴背恶寒 10 余年,加重 1 年余。

现病史:患者于 1997 年始无明显诱因出现时有咳痰,咳轻,背部恶寒,近 1 年加重来诊。刻下症见:咳吐白沫痰,易出,感寒则咽喉发痒,畏寒,不喜食凉,大便不成形,全天四肢发凉,时有头晕。

初诊:2009 年 5 月 12 日。望之面色㿠白,精神差,形体偏瘦,唇色淡红,眼睑无水肿,腹壁无青筋暴露,双下肢无水肿,舌质淡红,苔白。询之时有咳吐白沫痰,易出,感寒则咽喉发痒,畏寒,不喜食凉,大便不成形,全天四肢发凉,时有头晕。闻之语声低怯,呼吸均匀。切之脉沉缓,腹部未扪及包块。

此患者以咳嗽为主症,属咳嗽病范畴。患者素体阳虚,寒饮内停,肺失宣肃,则见咳吐白沫痰,脾阳虚损,不能温煦四肢,故见肢冷,寒饮停聚,则见背恶寒。寒饮上犯颠顶,故见时有头晕,舌淡红,苔白,脉沉缓,均为阳虚寒饮内停之象。宜温肺化饮、运脾通阳,予小青龙汤加减。

处方:

炙麻黄 9g	干姜 9g	桂枝 9g	炙甘草 9g
细辛 3g	半夏 9g	五味子 9g	茯苓 15g
炒白术 15g			

4 剂,水煎服,日 1 剂。嘱其忌食生冷,适寒温。

按:本证背恶寒,咳吐白沫痰,畏寒,结合脉证,辨之为寒饮内停证,属寒饮咳喘,因于脾阳虚损,寒饮内生,治宜温肺化饮、运脾通阳,方主以小青龙汤加减,内寓苓桂术甘汤运脾通阳化饮。临证抓主症"痰多色白质稀或为水泡痰,兼有寒象者",此为寒饮,治宜温化水饮,小青龙汤主之。切记在问诊时追问其"口中和"和"尿清长""身无内热",才可放心用干姜、桂枝、麻黄、细辛、半夏等辛热药。

[案9]

患者范某,女,55 岁。

主诉:咳嗽、气喘 1 月,加重 1 周。

现病史:患者平素易反复感冒。近 1 个月以来咳嗽、气喘时作,至今不缓解而来诊。刻下症见:咳嗽,气喘,痰色白而黏、量多,不易咳出。后背恶寒,二便正常。X 线片:支气管炎。

初诊：2017 年 6 月 5 日。望其形体丰满，面色偏白，舌淡红，苔白。闻其言语清晰。询其痰色白而黏、量多，不易咳出，后背畏寒，二便正常。诊其脉细滑。

该患者咳喘吐痰，痰白量多，背部恶寒，舌淡苔白，为寒饮内伏于肺、肺失宣降所致，与小青龙汤证相符。证属外寒内饮，法当散寒化饮。方用小青龙汤加味。

处方：

炙麻黄 6g	桂枝 10g	白芍 10g	炙甘草 6g
干姜 6g	细辛 3g	五味子 10g	半夏 10g
地龙 12g	石膏 15g	桔梗 10g	海浮石 30g

7 剂，日 1 剂，水煎服，分早晚 2 次温服。嘱其忌食辛辣、油腻、海鲜。

复诊：2017 年 7 月 3 日。服药后咳嗽、气喘明显减轻，痰量减少。上方减桔梗、海浮石，加麦冬 15g、太子参 15g，再服 7 剂巩固。

按：小青龙汤证为外寒内饮相搏于肺而发，《灵枢》言："形寒寒饮则伤肺，以其两寒相感，中外皆伤。"本方重在温化寒饮，不论有无表证，但见咳嗽气喘、痰稀而冷、舌苔水滑，即可考虑使用。

三、肺　胀　案

患者申某，男，50 岁。

主诉：间断性咳嗽、痰多 4 年余，加重 1 周余。

现病史：患者近 4 年多，间断出现咳嗽，咳痰亦多，每遇冬季加重。曾于医院诊断为慢性支气管炎、肺气肿等症，中西医多法治疗，症状时轻时重，近 1 周加重，故就诊。刻下症见：咳嗽，痰多、色白而黏，不易咳出，胸闷，痰排出后可舒，不能左侧卧位，喉间痰鸣，双下肢怕冷，口干多饮，纳可，大便正常，舌暗红苔白，脉弦。CT 示：双肺气肿，双肺多发结节。X 线片示：左肺门外疑有肺大疱，慢性支气管炎，肺气肿。

初诊：2011 年 2 月 22 日。望之神清，精神尚可。舌暗红苔白。询之咳嗽，痰多、色白而黏，不易咳出，胸闷，痰排出后可舒，不能左侧卧位，喉间痰鸣，双下肢怕冷，口干多饮，纳可，大便正常。诊之脉弦。

诊断：肺胀（痰浊壅肺，上实下虚）。

患者以咳嗽痰多为主症，伴胸闷等症，故当属中医学"肺胀"范畴。患者久咳伤肺,肺虚日久,金不生水而致肾虚,终致肺肾气虚。肺虚宣发肃降失常,痰浊壅肺,故见咳嗽、痰多难咳、胸闷气紧等症。肾阳虚损,温煦失职则双下肢怕冷。肾气虚肾不纳气则气紧。舌暗红苔白,脉弦,均为痰浊壅肺、上实下虚之证。予化痰降逆止咳、温肾纳气,方药以苏子降气汤加减。

处方:

紫苏子9g	橘皮9g	半夏9g	当归9g
前胡9g	肉桂2g	厚朴9g	炙甘草9g
生姜2片	莱菔子9g	杏仁9g	葶苈子9g
桔梗9g	紫菀9g		

3剂,日1剂,水煎服。

二诊: 2011年3月5日。服药后咳嗽、喘息、痰多胸闷、痰鸣有明显好转,侧卧也能睡眠,伴下肢发凉,睡眠好转,苔白脉弦缓。前方改肉桂3g,10剂,水煎服。医嘱:忌寒凉、肥腻之品,适寒温。

按: 肺胀是多种慢性肺系疾病反复发作后期转归而成,《灵枢·胀论》曰:"肺胀者,虚满而喘咳。"侯振民临证辨治肺系疾病咳、喘、哮均从痰论治,认为痰是咳、喘、哮三症的共同病理产物,痰与咳、喘、哮的病机有密切关系。从痰的色、质、气、味、量辨析其病机、证型,以"抓主症"辨证施治的方法处方用药。患者咳嗽、痰多、胸闷、气短、伴下肢发凉,属痰浊壅肺、肾阳不足所致,其病机特点是"上实下虚",故予化痰降逆、温肾纳气之苏子降气汤,因痰偏黏、难咳,故加莱菔子降气化痰,加杏仁宣降肺气,桔梗、紫菀开宣肺气,通三焦,疗效甚好。

四、肺 痈 案

患者范某,男,76岁,农民,清徐人。

主诉: 咳嗽10月余。

现病史: 患者咳嗽反复发作10月余,近1个月以来无明显诱因出现咳嗽加重来诊。刻下症见:咳嗽,咳白痰、间夹黄痰,量多质黏,胸痛,胸闷气短,大便干结,1~2日1次。

既往史: 有高血压病及冠心病史。

初诊: 2011年1月13日。望其精神尚可,面色欠泽,舌淡红,苔薄白腻。询之咳嗽,咳白痰、间夹黄痰,量多质黏,胸痛时有,胸闷气短,大便干结,

1~2 日 1 次。诊其腹部无压痛,脉沉细,脉律不整。

查体:咳嗽频作,口唇发绀,端坐呼吸,心律不齐,时有早搏,心率 84 次 /min,两肺呼吸音急促,右下肺可闻及大中水泡音。X 线胸片示:肺纹理粗重,右下肺部感染。心电图示:频发房性早搏,有 ST-T 段改变。

此患者咳吐白痰夹黄痰,胸痛,大便干,辨证系痰热壅肺、痰瘀互结,中医诊断为肺痈。予清肺化痰、逐瘀排脓为法,方选千金苇茎汤佐加大青叶、鱼腥草。

处方:

芦根 30g	桃仁 10g	生薏苡仁 30g	冬瓜子 30g(打)
橘红 30g	桔梗 10g	生甘草 10g	丹参 24g
赤芍 24g	川贝母 10g	大青叶 15g	鱼腥草 30g

7 剂,每日 1 剂,水煎服。嘱其畅情志,避生冷。

二诊:2011 年 1 月 20 日。药后咳嗽减轻,咳痰明显减少,大便干结。舌淡,苔白腻,脉沉细滑。继服上方 7 剂。

三诊:2011 年 1 月 27 日。咳嗽基本消失,痰亦甚少,胸痛已除,舌淡苔白,脉沉细。再服上方 7 剂,以期巩固。

按:千金苇茎汤出自《千金方》,是用以治疗肺痈咳嗽、咳吐腥臭脓痰、胸中隐隐作痛为主的方剂,临床上侯振民常在此方中加入大青叶、鱼腥草清肺化痰、逐瘀排脓,主治肺痈(肺脓疡)、大叶性肺炎等。而所治之肺痈是由热毒壅肺,痰瘀互结所致。痰热壅肺,气失清肃则咳嗽痰多。方中苇茎甘寒轻浮,善清肺热,《本经逢原》谓其"专于利窍,善治肺痈,吐脓血臭痰",为治肺痈必用之品,故用以为君;瓜瓣清热化痰,利湿排脓,能清上彻下,肃降肺气,与苇茎配合则清肺宣壅,涤痰排脓;薏苡仁甘淡微寒,上清肺热而排脓,下利肠胃而渗湿,二者共为臣药;桃仁活血逐瘀,可助消痈,是为佐药。方仅四药,结构严谨,药性平和,共具清热化痰、逐瘀排脓之效。四药配伍,肺热得清,热痰得化,瘀血得逐,脓液得排。方中加入大青叶、鱼腥草,两药可以清热解毒,《本草正义》曰:"蓝草(即大青叶)味苦气寒,清热解毒之上品,专主温邪热病,实热蕴结,及痈疡肿毒诸证。可以服食,可以外敷,其用甚广……苦寒之物,其性多燥,苟有热盛津枯之病,苦寒在所顾忌。而蓝之鲜者,大寒胜热而不燥,尤为清火队中驯良品也。"《滇南本草》这样论述鱼腥草:"治肺痈咳嗽带脓血,痰有腥臭,大肠热毒,疗痔疮。"现代药理研究发现,大青叶对金黄色葡萄球菌、肺炎球菌、肺炎链球菌等多种细菌有抑制作用。鱼腥草的现代药理研究表明,其具有抗病原微生物作用,可抑制金黄色葡萄球菌、流感杆菌、肺炎球菌,还可增强免疫系统作用,提高慢性气管炎患者白细胞的吞噬作用。侯振民用这两味药以加强清热解毒作用。用此方治疗咳嗽,胸痛,发热或不发热,痰量多,血痰、黄痰或白痰,容易咳出诸症。该方不只限于肺痈,对慢性支气管炎、肺炎、支气管扩张等证属毒热蕴肺、痰瘀互结具备上述之症者,皆可应用,而且效果甚佳。因此,临床上只要抓住咳吐腥臭脓痰的症状就可以用《千金》苇茎汤加味,常能收到非常好的效果。

五、肺 痿 案

患者谢某,男,80 岁,农民,太原小店人。

主诉: 咳嗽 3 月余。

现病史: 慢性气管炎、肺气肿 20 余年,每年秋季易发肺部感染 5 年。3 个月前主因咳嗽入住某省人民医院,入院后胸片示右下肺感染,连续用头孢他啶、头孢呋辛钠治疗,咳嗽一直不能控制,伴有低热,于 1996 年 11 月 23 日转入中医院治疗。刻下症见:咳嗽,低热,口干夜甚,饮水不解,纳食甚少,大便干结,身热掌烫,咳出白色胶黏细小泡沫后能暂时缓解,昼轻夜重。

初诊: 1996 年 11 月 23 日。望其精神尚可,面色欠泽,舌尖红,无苔,少津。询其口干夜甚,饮水不解,纳食甚少,大便干结,身热掌烫,咳出白色胶黏细小泡沫后能暂时缓解,昼轻夜重。闻之咳喘连声,息短气促,呼吸难续。诊其腹部按之疼痛,脉细弦。

查体: 体温 37.8℃,血压 110/75mmHg,呼吸 36 次 /min,脉搏 138 次 /min。

理化检查: 血白细胞 7.1×10^9/L,血尿素氮 3.74mmol/L,二氧化碳结合力 23mmol/L。痰培养:白念珠菌。胸片提示:右下肺片状阴影(右下肺感染)。

此患者以咳嗽为主症,有慢性肺病史,当属中医学之"肺痿"范畴。患者咳嗽、咳喘连声,息短气促,呼吸难续,咳出白色胶黏细小泡沫后能暂时缓解,结合舌脉,证属燥热灼伤肺阴,予清燥润肺、止咳化痰为法,方以清燥救肺汤加味。

处方：

桑白皮9g	杏仁9g	金银花15g	麦冬9g
五味子9g	生石膏30g	阿胶9g（烊化）	黑芝麻9g
芦根30g	枇杷叶15g	沙参15g	连翘9g
地骨皮30g			

3剂，文火煮取300ml，分2次服用，日1剂。嘱其畅情志，避生冷。

二诊：1996年11月26日。服药3剂后咳喘缓解，身热掌烫亦轻，效不更方，继服6剂。

三诊：1996年12月2日。诸症悉退，体温36.8℃，纳食有增，大便干结已除。嘱改用桑杏汤巩固疗效。此后在本院先后住院5年，每逢秋季肺部感染发热、咳嗽、咳吐白沫必用清燥救肺汤治之，收功甚佳。

按：清燥救肺汤是治疗肺痿的经验方，是由喻氏清燥救肺汤加减化裁而成。喻氏清燥救肺汤的问世，对肺燥咳喘投下了苦海的慈航，纠正了千古医坛将"沫"做"痰"的弊端，并补充了《金匮要略》中麦门冬汤治疗肺痿之不足，厘清了痰是湿的产物，而沫是由燥所生，在辨证时应当区分痰与沫之不同。痰为水湿所生，一般多有块，较易咳出；沫为燥热灼伤肺阴而成，量少质黏，轻如飞絮，胶黏难出，"肺热叶焦因而成痿"，而咳吐白沫。其白沫的特点：第一是中间不带痰块；第二是胶黏难出；第三是必须同时伴有口燥咽干；第四是白沫之泡，小于粟粒，轻如飞絮，结如棉球，难以咳出，必须与痰饮严格区分。水泡之痰，咳之易出，落地成水，乃水饮所成，因寒而生；白色泡沫，系蕴热耗伤肺阴所致，质轻而黏，甚难咳出，比之干咳无痰，燥热更甚。故痰饮与白沫，一水一沫，一为寒湿，一为燥热，临床必须详细辨识，不可混淆。临床治疗燥咳基本上使用此方加减，该方中桑叶甘寒味苦，轻清凉散，能清热宣肺、润燥，为君药。生石膏辛甘大寒，喜清泻肺经之热；麦冬滋养肺阴而润燥，两药相伍为臣，一宣一清一润，宣中有清，清中有润，其效相得益彰。佐以杏仁、枇杷叶止咳化痰，使肺气肃降有权。阿胶、胡麻仁滋阴润肺，使肺得濡润之性；人参、甘草补益肺气，而且甘草兼有润肺止咳作用，在用药方面常以北沙参代人参，因人参性温，易伤阴，故以养阴润肺的北沙参代之；还可在方中加入芦根、石斛以增强其润肺作用。侯振民应用此方，凡见以干咳无痰或咳喘吐白沫而不爽为主症，并伴有口干咽燥，舌红苔少，脉细数者，均可使用，疗效理想，并可加入黛蛤散，因青黛可清肺热，海蛤壳亦有生津润肺之效，如伴有发热、咽痛等上呼吸道感染症状时，还在其中加入山豆根、鱼腥草以清热解毒利咽。

<h1 style="text-align:center">六、湿 疹 案</h1>

患者薄某,女,47岁,干部,太原人。

主诉:面部、胸背部红疹1月。

现病史:患者近1个月无明显诱因出现面部、胸背部皮肤红疹,高出于皮肤,发痒,夜间较甚,未加系统诊治,近日加重。刻下症见:面部、胸背部皮肤红疹,痒甚,搔破处流黄水。

初诊:2011年1月4日。望其面部、胸背部可见红疹,高出于皮肤,搔破处流黄水,舌暗红,苔白,有红点。询其皮疹瘙痒,夜甚,精神纳食尚可,大便日行两次。诊其红疹压之退色,脉浮滑。

此乃因于湿热内生,蕴蒸于皮肤,发而为疹。久则入血,进而血燥风伤,肌肤失养,故发痒。湿热壅滞,血行不畅,久而生瘀,故见舌质暗红,苔白,有红点,脉浮滑,均为湿热瘀阻之证。法当养血活血、利湿祛风,主以四物清疹汤加减。

处方:

当归9g	川芎9g	赤芍15g	生地9g
金银花15g	连翘9g	白蒺藜9g	蝉蜕9g
栀子9g	白鲜皮9g	蛇床子9g	地肤子9g

4剂,文火煮取300ml,日1剂,早晚分服。忌辛辣肥甘等。

二诊:2011年1月18日。服药尚合,发痒症状基本消除,近日外感稍有咳嗽,平日下肢发凉,舌暗红,苔白,脉浮滑。

处方:

当归9g	川芎9g	赤芍15g	生地9g
金银花15g	连翘9g	白蒺藜9g	蝉蜕9g
栀子9g	白鲜皮9g	蛇床子9g	地肤子9g
陈皮9g	炙甘草9g	桑叶9g	菊花9g
杏仁9g	百部9g		

4剂,水煎服。

按:湿疹是一种顽固的常见皮肤病,多由湿热蕴蒸而发。侯振民所用方"四物清疹汤"是张子琳先生的经验方,该方是从《医宗金鉴·外科心法要诀》

当归饮子的构成中,结合验方清疹止痒汤而成,即四物汤中以赤芍易白芍,以生地易熟地,加苦参、白鲜皮、蛇床子、地肤子。方中四物汤养血和血,既有润燥止痒之功,又有行血祛风之效;苦参泄血中之热,善除湿热生虫之病;白鲜皮味苦性寒,苦以燥湿,寒以清热;地肤子清热利水;蛇床子辛苦性温,辛可散寒祛风,苦可燥湿杀虫,并制苦参、地肤子、白鲜皮等苦寒之性。诸药合用,养血润燥,清热燥湿,祛风止痒。侯振民用本方加减治疗一切湿热为患的皮肤瘙痒性疾病,如皮肤瘙痒症、湿疹、荨麻疹等。临床加减:上肢有痒疹者,加荆芥、防风;下肢痒甚者,加苍术、牛膝;有热象者,加石膏、知母;瘙痒难忍者,加蝉蜕、白蒺藜;伴有风刺,肿痛烦红者,加金银花、连翘;搔破滋水淋漓者,加生薏苡仁、木通等;汗多者,加黄芪。临床验证,疗效颇佳。

七、皮肤瘙痒案

患者梁某,女,36岁。

主诉:皮肤瘙痒间断性发作2月。

现病史:患者2个月以来无明显诱因出现全身泛发性皮肤瘙痒,口服抗过敏药物有效,停药则复发,迁延难愈而来诊。刻下症见:发作时皮疹色白,活动后加重。易疲乏,汗出恶风,口微干,二便正常。

初诊:2017年3月6日。望其形体消瘦,面色泛白,舌淡,苔薄白。闻其语言清晰。询其活动后或汗出后加重,同时伴有汗出恶风。切其脉浮而细。

患者汗出恶风,皮疹色白,结合舌脉,属伤寒中风表证,为风邪稽留肌肤,营卫不和。法当祛风调和营卫,方用加味桂枝代粥汤。

处方:

桂枝10g	白芍10g	炙甘草6g	生姜10g
大枣4枚	黄芪10g	防风6g	知母10g

10剂免煎颗粒,日1剂,水冲服,分早晚2次温服。嘱其忌食辛辣、油腻、海鲜。

10日后复诊痊愈。随诊3个月未见复发。

按:本案属于慢性荨麻疹,针对其一派中风表证,用桂枝汤加味祛风调和营卫,疹与痒随汗而消。中医治此,不问过敏与否,只认其证,辨证治疗,临床用桂枝汤可治以营卫不和为病机之诸多疾病。证虽异而病机同,此乃"异病同治"。加味桂枝代粥汤出自《医学衷中参西录》,以桂枝汤加生黄芪、知母、防风而成。黄芪益卫固表，黄芪、防风配伍，取"玉屏风"之意，正如柯琴曰："夫风者，百病之长也，邪风之至，急如风雨，善治者治皮毛，故以防风驱逐表邪。邪之所凑，其气必虚，故用黄芪以鼓舞正气，黄芪得防风，其功愈大者，一攻一补，相须相得之义也。"使用要点为黄芪用量大于防风。加知母其意有二，一为反复汗出伤营，助白芍和营；其二防黄芪、桂枝等益卫助热。

第二节　心系疾病

一、口疮案

[案1]

患者张某，女，57岁。

主诉：口腔溃疡反复发作多年，加重半月。

现病史：患者口腔溃疡多年来每因着急而反复发作，多次求治西医，口服各种维生素，外敷冰硼散，初始有效，停药后又易发作。半月前因家事杂乱于心，而见口腔溃疡发作加重，故求治于中医。刻下症见：口腔内及舌边尖多处如绿豆大小溃疡面，溃疡面白腐、周边色红，下牙痛，口干不欲饮，大便偏干，舌僵不痛。无过敏史。实验室检查：肝功能、肾功能未见异常。

初诊：2011年11月27日。望其形体丰腴，口腔内及舌边尖多处如绿豆大小溃疡面，溃疡面白腐、周边色红，舌质红，苔白而少津。闻其语言清晰。询其每于着急或休息不好后易于发作，有时可自行缓解几日，后又复作，多年来已戒食辛辣及生冷之品。诊其脉细而弦。

此因性情急躁化火伤阴；肝气横克脾土，脾失健运，湿浊易生；胃阴不足，虚火夹杂湿热中阻，未及调理，以致虚火循经上炎发作口腔溃疡，滋阴易化湿，利湿易伤阴，故而反复发作。诊为口疮，证属胃阴不足、湿热中阻，法当滋补胃阴、清理湿热，方以甘露饮加味。

处方：

生地15g	熟地9g	玄参30g	麦冬9g
丹皮9g	黄芩9g	茵陈30g	枳壳9g
枇杷叶9g	金银花12g		

3剂，日1剂，文火水煎，取汁300ml，分早晚2次温服。嘱其忌食辛辣、油腻、海鲜，忌熬夜劳累。情志不畅时深呼吸。

二诊：2011年12月1日。药后口干明显好转，口腔溃疡面未见扩大及加重，脉细弦，舌红苔薄白，效不更方，仍投原方，加石斛9g，继服7剂。

三诊：2011年12月15日。药后口腔溃疡痊愈，牙痛、大便偏干均好转，时有口干，脉细而缓，舌质红，苔薄白，继守原方，5剂。

随访：2013年6月1日。药后诸症愈，平素食辛辣也很少发作口腔溃疡，时有劳累及急躁时口腔内有局部不适，但无口腔溃疡发作，自服甘露饮加味方即可缓解。

按：《素问·至真要大论》"火气内发，上为口糜"，口糜即为口疮，乃当今医学之口腔溃疡。侯振民认为，口疮多由心脾二经火热所致，治疗大法为清热降火，首先得辨明虚实。治疗实热首选导赤散或三黄泻心汤，虚火多用甘露饮。《诸病源候论》称："手少阴，心之经也，心气通于舌。足太阴，脾之经也，脾气通于口。腑脏热盛，热乘心脾，气冲于口与舌，故令口舌生疮也。"本案口腔溃疡反复发作多年，多责之于虚。性情急躁易伤阴化火；肝气易横克脾土，是脾失健运，湿浊内生，又从阳化火。湿热循经上炎致口疮发作，其胃阴不足为本，湿热中阻为标，滋阴有碍化湿，利湿又恐伤阴，故选用甘露饮滋阴而清湿热，方中生地、熟地、玄参、麦冬滋阴清热；黄芩、金银花清热解毒；"气有余便是火"，枳壳、枇杷叶理气降气，气顺则火自消；方中尤妙在于加一味茵陈，祛湿而不伤阴，切中口疮发生之病机，故而有效。

［案2］

患者范某，女，50岁，农民，清徐人。

主诉：口疮反复发作2年余，加重1周。

现病史：自诉近2年来口疮反复发作，经多方治疗时轻时重，不见痊愈。近1周来症状加重而就诊。刻下症见：口疮时痛时止，疮口淡而不红、大而深、表面灰白、边红，饮食减少，头晕乏力，口干咽燥，二便尚调。

初诊：2011年1月13日。望其精神倦怠，面色苍白无华，唇周内侧黏膜有0.2cm×0.2cm大小的溃疡，溃疡淡而不红、大而深、表面灰白、边红，舌质淡，苔白。询其饮食减少，头晕乏力，口干咽燥，口疮时痛时止，二便尚调。诊其腹部无按痛，脉沉细少力。

侯振民认为患者口疮淡而不红、大而深，结合其面色苍白无华，舌质淡，苔白，脉沉细少力，应为中气不足、阴火内生上炎所致。当以甘温补中除热为法，选补中益气汤，重用黄芪30g补气健脾，甘温除热。

处方：

黄芪 30g	党参 15g	当归 10g	陈皮 15g
升麻 6g	柴胡 9g	白术 9g	神曲 12g
连翘 12g	炙甘草 6g	大枣 4 枚	

7 剂，水煎服，每日 1 剂，2 次分服。嘱其畅情志，避生冷。

二诊： 2011 年 1 月 20 日。患者服药后精神较前好转，头晕缓解，纳食好转，疼痛缓解，继用上方 14 剂，水煎服，每日 1 剂，2 次分服。

三诊： 2011 年 2 月 3 日。患者诉口疮发作不明显，精神好，饮食正常，全身有力，二便调，去神曲，改黄芪 15g 继服 7 剂。后随访 3 个月没有复发。

按： 侯振民认为这种证型的口腔溃疡以脾虚生湿为多，多因脾虚中气不足、虚火上炎所致。李东垣在《脾胃论》中指出：脾胃气衰，元气不足，阴火内生发生口疮。侯振民在方中重用黄芪 30g 补气健脾，现代药理研究表明，黄芪对诱生病毒干扰素有促进作用，并能调节增强免疫功能，增强机体抵抗力，党参、白术加强黄芪补气健脾之功，柴胡、升麻升举阳气，当归养血补血，神曲健脾和胃、消食调中，连翘清热解毒，使湿热能够向外发散，甘草温中健脾；补清结合，当以辛甘温之剂补其中而升其阳，甘寒以泻其火。全方健脾益气、升阳益气、甘温除热，增强机体抵抗力，临床应用，屡获良效。

[案 3]

患者梁某，女，52 岁。

主诉： 口腔溃疡反复发作 6 年，加重 8 个月。

现病史： 患者自 2011 年始无明显诱因出现口腔溃疡反复发作，经中西药治疗未愈。近 8 个月以来自感症状加重来诊。刻下症见：舌下、牙龈处有 4 个白色溃疡，大小不一，伴有疼痛，口苦，口干不欲饮，大便干稀不调，腹部畏寒，以夜间为重。

初诊： 2017 年 4 月 24 日。望其形体消瘦，面色萎黄，舌下、牙龈处有 4 个大小不一的白色溃疡，舌偏红，苔白。闻其言语清晰。询其口腔溃疡疼痛明显，口苦，口干不欲饮，大便干稀不调，腹部畏寒，以夜间为重。切其脉弦。

火邪炎于上，寒邪居于下，本患者证属脾胃不调、寒热错杂、升降失宜，法当健脾和胃、清上温下，方以甘草泻心汤加味。

处方：

生甘草 15g	炙甘草 10g	干姜 9g	黄芩 9g
黄连 6g	半夏 10g	党参 12g	焦山楂 30g
肉桂 3g	大枣 4 枚		

7 剂，日 1 剂，水煎服，分早晚 2 次温服。嘱其忌食辛辣、油腻、海鲜。

复诊： 2017 年 5 月 28 日。服药后口腔溃疡明显好转，夜间时有下肢抽搐。上方加赤芍 30g，继服 10 剂。

按： 脾开窍于口，寒热错杂于中焦脾胃，热邪上行，阴津亏损，致口腔溃疡反复发作。病属寒热错杂，单清其火或只温其寒，皆不能愈。唯寒热并投，辛开苦降，升降气机，斡旋中焦，方能津布而火降，口疮自除。侯振民喜用本方加肉桂引火归原，其效甚捷。

二、心 悸 案

[案 1]

患者李某，女，51 岁，汉族。

主诉： 间断心慌心跳 17 年。

现病史： 患者 17 年来间断出现心慌、心跳，曾以心肌炎治疗，仍于劳累及心情变化时加重，近日加重来诊。刻下症见：心慌心跳，乏力，汗多。

初诊： 2010 年 7 月 9 日。望之神疲懒言，舌淡，舌体胖大，苔白厚腻，有齿痕。询之伴全身乏力，出汗多，睡眠一般，月经期心慌加重，恶热、时或冷，大便正常。切之脉沉细。心电图：窦性心律；Ⅰ、Ⅱ、Ⅲ、AVF、V5 导联 ST 段微降。

本患以心慌心跳为主症，当属中医学之"心悸"范畴。患者素体虚弱，后天脾气亦不足，脾气虚则不能化生水谷精微为气血，机体失于充养，故见周身乏力，血不养心，心神失养，故心慌心跳。劳则伤气，肝郁则克脾，故劳累及心情变化时脾气更虚，血不养神，故症状加重。舌质淡，舌体胖大，有齿印，脉沉细，均为气血虚损、心脾两虚之象。侯振民予健脾养心、补益气血为法，方以归脾汤加减。

处方：

生黄芪 30g	党参 15g	炒白术 15g	炙甘草 6g

当归 9g	茯苓 15g	远志 6g	生姜 3 片
大枣 2 枚	白芍 9g	丹皮 5g	栀子 6g
柴胡 9g			

5 剂，日 1 剂，水煎服，早晚空腹服用。嘱畅情志，避劳累。

二诊：2010 年 7 月 14 日。患者全身乏力、心慌心跳好转，但动则多汗或阵热多汗，不恶风寒，掌烫，耳鸣，半夜重，舌体胖大，苔白，有齿印，脉沉弦涩。予原方加生龙牡各 30g、浮小麦 30g、五味子 9g。

按：本患心慌心跳 17 年，病史久长，伴见乏力、汗出等症，结合舌脉，实属于心脾两虚之心悸，予归脾汤健脾益气、养血安神。首诊方中加入柴胡、白芍、丹皮、栀子，以取丹栀逍遥散之意。本案为一更年期患者，心脾两虚，阴血不足，久则阴虚生内热，故患者见恶热，肝血虚血不养肝，肝主疏泄功能失常，肝郁又可克脾，故在归脾汤益气养血滋化源的基础上加用丹栀逍遥疏肝解郁，肝先条达则脾气得健。二诊时患者症状表现以主症减而阴虚火旺迫汗外出为主，故在原方基础上又加用生龙牡重镇安神，并合浮小麦、五味子敛汗固阴。该患者心电图提示数个导联 ST 段微降，属心供血功能差，也支持中医用益气养血来治疗。从症舌脉分析，该案例当属心脾两虚的归脾汤证，唯阵热汗出不恶风寒应属肝郁之象，故合用丹栀逍遥以治之，如是动则多汗而恶风寒者，则应合桂枝汤矣！

［案 2］

患者刘某，女，56 岁，农民，清徐人。

主诉：心悸、气短 18 年，加重 1 月余。

现病史：患者 18 年来心悸气短，稍动即甚，头目眩晕，脘痛胁胀，溲少肢肿，腰膝酸软，步履维艰。近 1 个月来，上症加重，肢冷恶寒而来诊。刻下症见：心悸气短，稍动即甚，头目眩晕，脘痛胁胀，溲少肢肿，腰膝酸软，步履维艰，肢冷恶寒，冷汗淋漓。纳食量少，大便溏薄，两颧暗赤，肢冷多汗，唇甲紫绀。既往有高血压病及冠心病史。

初诊：2011 年 1 月 13 日。望其精神欠佳，面色欠泽，步履维艰，两颧暗赤，唇甲紫绀，舌质暗淡，苔少，舌淡红，苔薄白腻。询其心悸气短，稍动即甚，头目眩晕，脘痛胁胀，溲少肢肿，腰膝酸软，步履维艰，肢冷恶寒，冷汗淋漓。纳食量少，大便溏薄，肢冷多汗。诊其腹部无按痛，脉虚细结代。胸片示：风湿性心脏病，肺淤血。心电图示：风湿性心脏病，心房纤颤。超声心动图示：风湿性心脏病，二尖瓣狭窄，左、右心室及右心房扩大，肺动脉高压。

此患者以心悸气短，溲少肢肿，腰膝酸软，步履维艰，肢冷恶寒，冷汗淋漓，舌质暗淡，苔少，脉虚细结代为主症。中医诊断为心悸，证属心肾阳虚、水气不化，治当温阳化水，方选真武汤加减。

处方：

茯苓 30g	熟附片 24g	白术 12g	桂枝 12g
白芍 15g	炙甘草 10g	煅龙牡各 15g	沙参 15g
麦冬 12g	五味子 10g	龙胆草 1g	泽泻 30g
灶心土 120g			

7 剂，每日 1 剂，水煎服。嘱其畅情志，避生冷。

二诊：2011 年 1 月 20 日。药后水肿稍减，尿量增加，食欲增进。舌质暗淡，舌苔微黄，脉虚细结代。再拟温阳利水，继续观察。

处方：

茯苓 30g	白术 12g	白芍 15g	熟附片 30g
桂枝 15g	炙甘草 10g	煅龙牡各 15g	冬瓜皮 30g
西洋参 6g（包）	五味子 12g	麦冬 12g	泽泻 30g

14 剂，每日 1 剂，水煎服。

三诊：2011 年 2 月 4 日。汗已转温，尿增多，水肿消退，憋气减轻，能步行入诊室；寐少梦多，舌滑苔少，脉虚细结代。仍守温阳化水。

处方：

茯苓 30g	杏仁 10g	生薏苡仁 30g	熟附片 30g
白芍 15g	桂枝 15g	炙甘草 10g	煅龙牡各 15g
白术 12g	泽泻 30g	西洋参 6g（包）	五味子 12g
黄连 6g	桑椹 30g	炒酸枣仁 15g	

灶心土 120g 煎汤代水。14 剂，每日 1 剂。

四诊：2011 年 2 月 18 日。服药 2 周，汗液减少，手足回暖，水肿消失，食纳及睡眠增进，心悸气短减轻，行走自如，有时易感冒。舌质淡少苔，脉细较规则。继以温阳化水，佐以固表。

处方：

茯苓 30g	杏仁 10g	生薏苡仁 30g	熟附片 30g
白芍 15g	桂枝 12g	生甘草 10g	煅龙牡各 15g
炙黄芪 30g	白术 12g	防风 9g	西洋参 6g（包）
五味子 12g	麦冬 10g	黄连 6g	

灶心土 120g 煎汤代服。14 剂，每日 1 剂。

经治疗 4 个月，体力和心功能恢复满意。

按： 真武汤源于《伤寒论》，是治疗脾肾阳虚、水气内停的主要方剂，侯振民应用时在此方中加桂枝，治以助阳行水之法，俾阳气胜，水气消，则诸症自愈。真武汤方中君以附子之大辛大热，温肾暖土，以助阳气；臣以茯苓之甘淡渗利，健脾渗湿，以利水邪；生姜辛温，既助附子之温阳驱寒，又伍茯苓以温散水气；佐以白术健脾燥湿，以扶脾之运化，白芍取其利小便之功。药理研究表明，附子、生姜的有效成分能激动心肌细胞受体，增加心肌收缩力。五味药相配，既能温补脾肾之阳，又可利水祛湿。桂枝入肺、膀胱、心经，具有温通经脉，加强助阳化气之功。侯振民用此方作为治疗慢性肾功能不全、充血性心力衰竭、慢性肾衰竭属脾肾阳虚者的首选方剂。

三、不 寐 案

[案 1]

患者梁某，女，52 岁。

主诉： 腿烦不眠 3 月余。

现病史： 患者近 3 个月来腿烦不眠，未诊治，近日加重来诊。刻下症见：夜间腿烦不适，不能成眠，伸腰困痛，足心时冷时热，食纳不佳，乏力。素有骨质疏松。

初诊： 2009 年 5 月 26 日。望之面色欠佳，形体偏瘦，精神欠佳，目窠无水肿，脊柱四肢无畸形及活动障碍，双下肢无水肿，舌质红苔白。询之夜间腿烦不适，不能成眠，伸腰困痛，足心时冷时热，食纳不佳，乏力。闻之语声清晰，未闻及异常气味。切之脉沉滑。

患者以失眠为主症，当属"失眠"，辨证为气阴两虚、心失所养。患者肝肾不足，肝阴虚不能柔筋，故见腿烦，肾阴虚不能上济于心，兼之腿烦扰心，神不能安，故不眠。腰困，纳差，乏力，足心时冷时热，均为气阴两虚之证。当以益气养阴、柔筋安神为法,方选芍药甘草汤合左归丸加减。

处方:

熟地黄 9g	山萸肉 9g	山药 12g	菟丝子 9g
枸杞子 9g	鹿角霜 9g	牛膝 9g	赤白芍各 30g
炙甘草 9g	党参 15g	菖蒲 9g	益智仁 9g
合欢花 30g	夜交藤 30g		

6 剂,日 1 剂,水煎服。嘱其适寒温,畅情志。

二诊:2009 年 6 月 2 日。服药后夜间腿烦好转,但睡眠似仍差,腰困痛,脚心时冷时热,舌红苔白,脉沉滑。前方加竹叶 9g、炒酸枣仁 30g,6 剂,水煎服。

三诊:2009 年 6 月 9 日。服药睡眠好转,已能睡 5~6 小时,腿烦亦轻,腰酸困痛,舌淡,苔白,脉沉滑。5 月 26 日方加当归 9g、生黄芪 30g,加熟地至 24g、山萸肉至 12g,6 剂,水煎服。

按:患者腿烦不眠尤苦,据"胃不和则卧不安"之意,不寐因肢体烦困扰神所致,结合腰困、乏力、舌脉,属气阴两虚之证。肝主筋、心主神,阴虚则筋脉不濡,心失所养,故其病本在肝肾。方以芍药甘草汤酸甘化阴、柔肝舒筋,并予左归丸补益肝肾,予党参益气,益智仁、合欢花、夜交藤等补肾安神,全方共奏补益肝肾、益气养阴、柔筋安神之功。

[案2]

秦某,女,19 岁,学生,太原人。

主诉:入睡困难,伴有烦躁 1 年。

现病史:患者性格较急,不善言谈。自升入高中三年级就出现间断性失眠,至今已 1 年,每遇考试时加重,难以入眠,凌晨 2 点多入睡,晨约 6 点起床,白天精神不振,伴有心悸,虚烦不安,眩晕,口干喜凉饮,病情逐渐加重。曾服用西药镇静之品,开始每晚可睡 6~8 小时,久而罔效,现高考临近,失眠加重,今由母亲陪伴来请中医治疗。刻下症见:每晚入睡困难,寐后梦多易醒,白天精神疲惫,头晕目眩,伴有心悸,记忆力减退,虚烦不安,躁扰不宁,经常口干舌燥。

初诊:2012 年 5 月 18 日。望其神疲倦怠,形体消瘦,烦躁不安,舌红尖赤,少苔。闻其语言低怯。询其每晚 2 点多入睡,晨 6 点即醒,白天精神疲惫,头晕目眩,伴有心悸,记忆力减退,虚烦不安,躁扰不宁,口干夜甚。诊其脉细弦数。

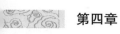

夫"肝藏血，血舍魂"，人寤则魂舍于目，寐则魂藏于肝。患者学习紧张，也可谓虚劳之人，肝血不足，肝气不达，而魂不得静藏，心神亦不得安宁，令人不眠而烦躁。诊为不寐，属肝血不足、心神不宁之证。法以养肝血，疏肝气，滋阴降火，宁心安神。方选酸枣仁汤合甘麦大枣汤加味。

处方：

炒酸枣仁 60g	茯神 15g	知母 15g	川芎 12g
生甘草 15g	小麦 30g	麦冬 15g	远志 6g
夜交藤 30g	大枣 6枚		

7剂，每日1剂，文火水煎，取汁400ml，分午时及睡前2次温服。

二诊：2012年5月25日。患者诉药后精神好转，入睡困难、头晕目眩、心悸消除，咽干口燥明显减轻，但容易早醒。继服上方7剂，水煎服，日1剂。

三诊：2012年6月1日。患者诉其服药14剂后，睡眠安好，已无咽干口燥之感。嘱其2日1剂，于每晚睡前各服1次，以资巩固。

按：患者平素性格较急，但不善言谈，导致肝血亏虚，临床见虚烦不安，头晕目眩，咽干口燥，脉弦细数；又由于学习紧张，压力过大，思虑过多，心血暗耗而致心悸失眠，记忆力减退，躁扰不宁，舌红尖赤、少苔。两者共同形成了肝血不足，血燥生热，热扰于心，心神不宁的病理机制。肝血不足则不能藏魂，魂不归肝则失眠；心主藏神，血燥生热，虚火上扰，心神不宁，则虚烦不得眠。因此，治疗当以补养肝血、滋阴降火、缓和躁急、宁心安神为原则。因有肝血不足，血燥生热，故以《金匮要略》酸枣仁汤加夜交藤以补养肝血，滋阴降火，重用炒酸枣仁60g配以夜交藤归魂入肝，宁心安神；因有热扰于心，心神不宁，故合甘麦大枣汤加麦冬、远志缓和躁急，安养心神，两方共奏补养肝血、滋阴降火、缓和躁急、宁心安神之效。

四、汗　证　案

[案1]

患者白某，女，31岁。

主诉：产后动则多汗4月。

现病史：患者于4个月前生产后出现汗多，白日、夜间均多汗，动则汗出，为冷汗，曾服用中药治疗，效差，遂前来就诊。刻下症见：动则多汗，恶风寒，脚心、头顶、前后背、四肢汗出觉冷、觉痛，汗后身痒。

初诊：2011 年 2 月 10 日。望其面白多汗，多衣少气，舌红，苔白。询其白日、夜间均多汗，动则多汗，恶风寒，脚心、头顶、前后背、四肢汗出觉冷、觉痛，汗后身痒，纳食一般，大便日行 4~5 次，量少。诊其脉沉弦。

此乃属产后体虚，营卫不和而致汗出。汗出日久，气、阳、阴液俱虚，卫阳失固表、温煦之职，故见动则汗出、恶风寒、汗后觉冷等症，汗出太过，营气受损，致使筋脉失养，故见汗后身痛。诊为汗证，证属营卫不和，阳气、营阴俱损。法当调和营卫，温阳益阴固表。主以新加汤和桂枝附子汤合玉屏风散。

处方：

桂枝 9g	白芍 20g	炙甘草 9g	生姜 3 片
大枣 4 枚	党参 15g	熟附片 9g	吴茱萸 3g
当归 9g	炒白术 15g	黄芪 30g	防风 6g

3 剂，每日 1 剂，煎取 200ml，分 2 次服用。嘱避风寒，忌食凉。

二诊：2011 年 2 月 13 日。服药头顶、四肢、前后背发冷明显好转，仍动则多汗，左脚及下肢发热有烧灼感，时痛，左上肢怕冷，左脚心发热，口干不明显，大便质稀，腹痛则便，舌红，舌体胖大，脉沉弦。上方加生龙牡各 30g、山茱萸 30g、全蝎 4g、白蒺藜 9g，去吴茱萸、当归。3 剂，同上煎服，每日 1 剂。

三诊：2011 年 2 月 17 日。服药后出冷汗，头部怕冷，脚心、四肢怕冷较前减轻，近日胃脘痞满不适，舌红，苔白，脉沉弱，方药如下：桂枝 9g，白芍 15g，炙甘草 9g，生姜 3 片，大枣 4 枚，山茱萸 15g，生龙牡各 30g，半夏 9g，党参 15g，桑寄生 30g，独活 9g，川断 9g，狗脊 9g，炒白术 12g，神曲 9g。4 剂，同上煎服，每日 1 剂。

按：自汗、恶风寒多属阳气不足之故，本患之证非太阳病发汗太过所致，而为产后内伤气血阴阳，营卫不和而致汗出，汗出过多又致气营更伤。治予调和营卫、温阳益阴、固表止汗，予新加汤和桂枝附子汤合玉屏风散，并予当归养血和血，吴茱萸温经散寒，酌加补肾之品调治。本案中自汗、恶风寒、脉缓用桂枝合玉屏风散，汗多、汗出后身痛是桂枝新加汤证，头顶痛、肢痛怕冷是选吴茱萸汤的主症，体现有是证则用是药，在辨证中做到药证相对，方可取效。

［案2］

患者王某,女,53岁,汉族,太原市人。

主诉:动则多汗半年余。

现病史:患者近半年感动则汗出,至今未缓解,曾服中药效差,为进一步诊治来诊。刻下症见:动则汗出,汗出以头部为主,恶热,食欲不振,心烦,睡眠差,时发头晕、手麻、耳鸣、四肢无力。

初诊:2010年2月11日。望之精神较差,面色偏红,形体偏瘦,眼睑无水肿,下肢无水肿,舌质红,苔白干。询之动则汗出,汗出以头部为主,恶热,食欲不振,心烦,睡眠差,时发头晕、手麻、耳鸣、四肢无力。闻之神清语利,未闻及异常气味。切之无项强,颈部未扪及瘰疬瘿瘤,虚里搏动应手,腹无压痛,脉弦。

此例患者年已五旬,肾阴亏虚,肝肾不足,肝血虚则不能柔肝,肝气郁而失其条达之气,郁而化火,横逆犯脾,而致肝郁脾虚。阴虚则阳亢,故见头晕、耳鸣等症,郁热蒸腾,迫津外出,故见汗出而恶热。肝郁克脾,脾失运化,则见食欲不振,气血化生为源,化生不利则见乏力。阴虚阳亢,故见脉弦。热扰心神,则见眠差。综观舌脉症,辨病为自汗,辨证为郁热内扰,以疏肝解郁、散热平肝为法,方以丹栀逍遥散加减。

处方:

柴胡9g	当归9g	赤白芍各15g	丹皮15g
栀子9g	薄荷9g	生龙牡各30g	葛根30g
丹参15g	炒二芽各15g	天麻9g	钩藤9g
白蒺藜9g	珍珠母30g	夜交藤30g	合欢花3g

4剂,日1剂,水煎服,早晚分服。嘱畅情志,避劳累。

二诊:2010年2月22日。服上药恶热多汗、心烦好转,自行停药1周后上症复现,精神差,舌质红,苔白,脉弦。守上方去天麻、钩藤、白蒺藜,加陈皮9g、莱菔子9g、半夏9g、枳实9g、竹茹10g。10剂,日1剂,水煎服。

按:肝体阴而用阳,喜条达而恶抑郁。女子七七,肾精亏损。肝肾同源,精血互生,肾精亏虚则肝血不足,不能柔肝而肝郁,久则郁火内蕴,迫汗扰神。木郁则达之,火郁则发之,以丹栀逍遥散疏肝解郁、发散郁热,尤适用于更年期内热自汗证。侯振民临证,凡见阵热、汗出、口苦、心烦、脉弦者即予此方,常获良效。更年期症状繁多,侯振民在抓主症选方用药的同时,对兼症加减用药。本患阴虚阳亢而见头晕、耳鸣、眠差等症,故加天麻、钩藤、珍珠母、夜交藤、合欢花平肝镇静安神;加葛根、丹参舒筋活血以治手麻。侯振民治疗自汗多用四法:一、阵热汗出不怕冷者,兼心烦易怒等肝郁内热证,选用丹栀逍遥散,如阴虚有热者可再加青蒿、地骨皮、银柴胡;二、阵热汗出不怕冷者,兼见烘热汗出、口渴欲饮等症多选白虎汤加减;三、阵热汗出怕冷者,多为营卫不和证,方选桂枝汤加减;四、醒则汗出、胸部以上多汗,口干夜甚不欲饮,舌暗者,宜行滞活血,予血府逐瘀汤。

第三节 肝胆系疾病

胁 痛 案

[案1]

患者李某,女,50岁。

主诉:右胁疼痛1周,加重3天。

现病史:患者于2017年5月29日无明显诱因出现右胁疼痛,掣及胃脘,痛不可忍,服用消炎利胆片稍减,近3日加重,遂来诊。刻下症见:右胁疼痛,掣及胃脘,口苦,恶心,不欲饮食,大便5日未解,小便黄赤。B超:胆囊炎。

初诊:2017年6月5日。望其形体丰满,面颊潮红,舌红苔根黄腻。闻其语言清晰。询其口苦,恶心,不欲饮食,大便5日未解,小便黄赤。切其脉沉滑有力。

患者胁痛而见口苦、恶心,大便未解,由肝胆累及胃肠,乃少阳阳明合病之候,法当清胆热通腑,方以大柴胡汤加味。

处方:

柴胡 12g	黄芩 10g	半夏 10g	生姜 15g
白芍 30g	枳实 15g	生大黄 10g	牡蛎 30g
郁金 15g	金钱草 30g		

6剂,日1剂,水煎服,分早晚2次温服。嘱其忌食辛辣、油腻、海鲜。

二诊:2017年6月11日。服药疼痛消失,大便通畅。食欲较发病之前仍稍差,上方去大黄,加生白术15g、鸡内金15g,6剂巩固。水煎服。

按：《金匮要略》："按之心下满痛者，此为实也，当下之，宜大柴胡汤。"本方临床运用十分广泛，不仅可以治疗多种急性胆道疾患，而且属于胆胃热实、气机受阻、疏泄不利，病位偏于两侧的急性疼痛亦可加减运用。

[**案2**]

患者李某，女，45岁。

主诉：右胁部隐痛间断性发作2月。

现病史：患者于2017年6月无明显诱因出现右胁部隐痛，中西医治疗效果不显，B超示胆囊炎，遂来诊。刻下症见：右胁部隐痛，口干，口苦，胃脘胀满，食欲差，胃脘畏寒，大便日1次，不成形。

初诊：2017年8月4日。望其形体中等，面色偏黄，舌边红，苔薄白。闻其语言清晰。询其口干，口苦，胃脘胀满，食欲差，胃脘畏寒，大便不成形。切其脉细弦。

患者口干，口苦，舌边红，肝胆有热也。食欲差，大便溏，脾寒也。胆热脾寒，气机不利，胁痛胃痞。辨以胆热脾寒，法当清肝胆、温脾胃，方以柴胡桂枝干姜汤加味。

处方：

柴胡 12g	黄芩 10g	天花粉 20g	干姜 6g
桂枝 9g	牡蛎 30g	炙甘草 9g	炒白术 15g
枳实 15g	生麦芽 20g		

7剂，日1剂，水煎服，分早晚2次温服。嘱其忌食辛辣、油腻、海鲜。

复诊：服药后右胁隐痛显减，食欲有增，大便成形。上方继服7剂巩固。

按：柴胡桂枝干姜汤为小柴胡汤的一个变方，由小柴胡汤减去半夏、人参、生姜，加干姜、桂枝、牡蛎、天花粉而成，用于治疗少阳胆热兼太阴脾寒，气化不利，津液不滋所致的腹胀，大便溏泄，小便不利，胸胁发满或胁痛控背，口渴心烦，往来寒热，手指麻木等症。本方和解少阳，兼温脾家寒湿，予大柴胡汤和解少阳，兼泻阳明里实，一实一虚，相互对应。可知少阳为病影响脾胃，需辨其寒热虚实治之。

第四节 脾胃系疾病

一、腹 痛 案

[案1]

患者陈某,男,81岁,农民,清徐人。

主诉:间断性脐周疼痛10月,加重3日。

现病史:患者近10个月来间断出现脐周疼痛,或上或下,或左或右,服中西药后(具体不详)症状无缓解,近3日加重。刻下症见:脐周疼痛,时发时止,夜间好转。前日大便不爽,经治已愈,现大便正常。

初诊:2011年1月13日。望其精神尚可,面色欠泽,舌红暗,苔白。询其脐周疼痛呈走窜性、阵发性,时有大便不爽,食纳尚可。切其腹部按之疼痛,脉细弦。

此患者以脐周疼痛为主症,当属中医学之“腹痛”范畴,患者脐周疼痛呈阵发性、走窜性,扪之拒按,属于挛痛。由于气机不畅、气滞凝聚而致,舌暗红、脉弦亦属气滞血脉瘀滞之象。证属气滞挛急,法当舒挛定痛,主以芍药甘草汤加味方治疗。

处方:

当归9g	赤芍15g	白芍15g	炙甘草9g
降香9g	川楝子9g	延胡索9g	川芎9g

6剂,日1剂,文火煮取300ml,分2次服用。嘱其畅情志,避生冷。

二诊:2011年1月25日。服药后未再腹痛,食纳差,大便日行1次,欲便量少,头晕,多眠睡,舌暗红,苔白,脉细弦。

原方去川芎,加桂枝9g、白术9g、茯苓15g、牛膝9g、车前子15g。6剂,水煎服。

按:芍药甘草汤在《伤寒论》中治疗筋脉失养的“脚挛急”“两脉拘急”,并加减运用于腹痛等病症的治疗,具有酸甘化阴、疏挛缓急定痛之功,对阴血不足的挛痛多有良效。侯振民用之于临床,若腹痛不拒按或腿脚挛痛不红肿者,用白芍、炙甘草;若腹痛拒按者用赤芍、生甘草,阳虚加附子,有寒加干姜,有热加黄芩。经侯振民临床多年使用,成为其“抓主症”的临床常用方之一。凡遇有痉挛性疼痛及久病不愈原因不明之疼痛即予加味芍药甘草汤方,赤芍、白芍、甘草、当归、延胡索、川楝子、降香。本患脐周疼痛阵发、走窜、拒按，侯振民认为属于中医所说的"数变"范畴。而数变与风有关，与血有关，与气滞有关，故予加味芍药甘草汤原方。方中赤芍、白芍疏挛定痛；甘草疏挛缓中；当归、延胡索理血以止痛；降香、川楝子行气血泻肝，使气血之瘀滞得解。如伴腹胀者则加乌药。二诊腹痛愈而又见头晕、多眠睡、纳差等症，属痰湿上蒙，故加桂枝、茯苓、白术成苓桂术甘汤温化痰饮，并加牛膝、车前子利湿下行，随证而治之。

[案2]

患者武某，女，57岁，太原人，居家。

主诉：五更腹痛3日。

现病史：患者于3日前感寒后出现腹部疼痛，尤以五更时为甚。大便次数增多，日行3~4次，大便不成形。自服诺氟沙星等效差。刻下症见：大便不成形，五更时腹痛，便泄，日间食后脘腹胀痛。实验室检查：大便常规无异常。

初诊：2011年12月18日。望其神疲乏力，面色少泽，形体偏瘦，舌淡，苔白。询之素不喜生冷，背部畏寒，时有流涎，近三日五更时腹痛、便溏，食后脘腹胀痛、肠鸣、呃逆，不欲食。切其腹软不拒按，脉浮滑。

此乃患者素体脾胃虚寒，复感寒邪，寒邪在中，脾胃运化失常，气机不畅，故见腹痛、便泄等症。五更时阳气消弱，阴寒较甚，故腹痛明显。脾胃虚寒，故素不喜生冷，脾虚失摄则时有流涎。故本病病位主在脾胃，病性属中虚外寒之标本同寒、虚实夹杂。证属脾胃虚寒、寒邪直中，法当温中健脾、祛寒止痛，主以理中丸合良附丸加减。

处方：

高良姜9g	香附9g	紫苏叶9g	草豆蔻仁9g
炒白术12g	炙甘草9g	吴茱萸6g	炒白芍12g
厚朴9g	羌活9g	生姜3片	

3剂，日1剂，文火煮取300ml，分2次服用。适寒温，忌食生冷油腻。

二诊：2011年12月21日。服药尚合，五更腹痛、肠鸣基本消除。大便不成形，晨起而便，日间肠鸣，腹痛亦轻。背部畏寒好转，不饥不食，舌体胖大，苔白，脉沉弦。

原方加陈皮9g、半夏9g、神曲9g、龙胆草3g。6剂，日1剂，水煎服。

按：腹痛为临床常见病，多由脏腑气机不利，经脉失养而成。《素问·举痛论》曰："寒气客于肠胃之间，膜原之下，血不得散，小络急引故痛。"张仲景提出"病者腹满，按之不痛为虚，痛者为实"。侯振民临证，据其临床主症及病因病机，将腹痛分为四型：伤食腹痛、阴寒腹痛、脾虚腹痛、气闭腹痛。本患素体脾阳不振，复感外寒，损伤脾阳，寒湿内停，故见腹痛，便泄。治疗上予温中健脾、祛寒止痛，方以高良姜、香附、吴茱萸温中，加紫苏叶、草豆蔻仁、厚朴理气，炒白术、炙甘草健脾燥湿。炒白芍合甘草缓急止痛，并加羌活、生姜走表祛寒，表里同治。二诊主症好转，唯不饥不食，故加二陈健脾理气，并神曲消食，及龙胆草3g开胃。侯振民临证，常予酸辛以开胃，辛开、酸收、苦降以调脾胃之气机。

[案3]

患者刘某，男，70岁。

主诉：脐下胀痛2月。

现病史：患者近2个月出现脐下胀痛，夜间较甚，无稀便、恶心等症。食纳可，纳食后无腹痛，二便后似有缓解，未加诊治。近2日腹痛较前为重，故就诊。刻下症见：脐下腹痛，夜甚，腹部怕冷，手足发凉，喜进热食，大便调，舌暗苔白厚，脉沉缓。

初诊：2010年11月25日。望之面色欠润泽，精神欠佳，舌暗苔白厚。询之脐下腹痛，夜甚，腹部怕冷，手足发凉，喜进热食，大便调。诊之脉沉缓。切诊腹痛不明显。

患者以脐下胀痛为主症，属中医"腹痛"范畴。患者脐下胀痛，腹部怕冷，手足发凉，应是老年患者阳气虚衰，阴寒内盛，寒凝而气滞，故见腹部脐下胀痛而喜热。夜间阳气虚，阴寒重，故夜间加重，舌暗苔白厚、脉沉缓，均为阴寒内盛之象。予温中散寒、理气行滞，方选少腹逐瘀汤加减。

处方：

厚朴9g	槟榔9g	苍术9g	大腹皮30g
半夏9g	陈皮9g	乌药9g	小茴香9g
白芍15g	炙甘草9g	当归9g	香附9g

5剂，日1剂，水煎服。嘱忌食生冷，温熨腹部。

二诊：2010年11月30日。服药后，近3日脐周未痛，睡眠正常，大便正常，自觉矢气后腹部更舒，四肢发凉，喜进热食，舌苔白厚腻，脉沉缓。前方加川椒 3g、高良姜 9g，5 剂，水煎服。嘱忌食生冷，温熨腹部。

按：腹痛临证最多见有三型：一为伤食腹痛，主症见腹痛肠鸣，嗳腐吞酸，矢气酸臭；二为阴寒腹痛，症见腹痛拘急，喜温喜按；三为脾虚腹痛，主症见腹中隐痛，喜温畏寒，得食则舒。本患者以脐下胀痛为主，腹部怕凉喜温，故辨为阴寒内盛，寒凝气滞，治疗以温胃散寒行滞。方中厚朴、苍术、陈皮、槟榔、大腹皮理气除胀；乌药、小茴香温里散寒；白芍、甘草缓急止痛；当归、香附理气和血。患者以胀为主，故首诊以理气行滞为主，加温里散寒之品；二诊气滞症状改善、寒证仍在，故在原方基础上加川椒、高良姜温中散寒。

二、痞 满 案

[案 1]

患者张某，女，47 岁，岢岚人。

主诉：脘腹胀满间断发作 2 年多，加重 1 周。

现病史：患者 2 年前无明显诱因发生脘腹胀满，呈间断反复发作，因多次求治中、西医，口服奥美拉唑、吗丁啉，以及中药疏肝理气、健脾和胃等停药均未见效而丧失治疗信心。近 1 周症状加重，经别人介绍而来求诊。刻下症见：患者平素无明显诱因而发作，发作时脘腹部胀大如鼓，以手按抚有时可自行缓解，纳食馨，大便正常。无过敏史及传染病史。实验室检查：胃镜、B 超、X 线腹平片均未见异常。

初诊：2009 年 10 月 27 日。望其形体适中，就诊后 2 分钟腹部即如气吹鼓大，舌质淡红，苔薄白而津滑。闻其语言清晰。询其每次脘腹胀大发作无明显诱因，有时以手按抚可缓解，有时可自行缓解几日，后又复作，2 年来已戒食油腻、辛辣及生冷之品，腹胀甚时伴有恶心。诊其脉细弦。腹诊时按之胃脘部有振水声。

此因脾失健运，水湿内生，水寒之气侵犯脘腹，以致脾胃气机升降失调；疏肝理气而水湿不化，以致病情间断反复发作，诊为痞满。胃脘有振水声可谓是辨证之眼目，证属痰饮留滞脾胃，法当健脾化饮利水，主以苓桂术甘汤。

处方：

茯苓 15g	桂枝 9g	白术 9g	炙甘草 9g

3 剂。取免煎颗粒，日 1 剂，用 300ml 开水冲，分早晚 2 次温服。

二诊: 2009 年 10 月 29 日。患者因服用苓桂术甘汤免煎颗粒第 1 剂后,即感觉腹部有轻快感,因急于好转,2 天时间把 3 剂药服尽,2 日来感觉从未有过的脘腹部轻松感,欣喜于眉间,亦未见恶心,腹诊未有振水声,脉仍细弦,舌淡红,苔薄白,仍投原方,带药回原籍,继服 7 剂。

三诊: 2010 年 1 月 15 日。患者因家人身体不适来请侯振民处方,自诉带回 7 剂药服尽,腹胀已,恢复如常人,2 个月来饮食、睡眠、二便均正常,脉细而缓,舌质淡红,苔薄白。

随访: 2011 年 3 月 1 日,患者自腹胀愈后,常介绍疑难病患者来侯振民处就诊,随访身体无不适,纳馨、二便畅。

按: 文献记载,凡水气病,皆从心以下而发的,当为胃脘部,治当温阳、化饮利水,方用茯苓桂枝白术甘草汤,诸药配伍精当,疗效确实,故为化饮利水之祖方。侯振民在临床实践中“但见胃脘有振水声者”便诊断“水气病”,应用苓桂术甘汤为主治疗,常取得了意想不到的效果,提示医者在临证治疗中,要抓其主症,辨其眼目,不能只注意到腹胀而用疏肝理气治疗,化饮利水在治疗脘腹胀满上独树一帜,水行则气亦行,腹胀自消。

[案 2]

患者韩某,女,37 岁,太原人。

主诉: 脘腹痞满下坠 3 年,加重半月。

现病史: 患者脘腹痞满下坠 3 年,加重半月,伴有脐周微坚满及大便先干后溏。曾以口服补中益气丸及补中益气汤治疗,开始有效,停药又复如初,现服用补中益气汤也罔效,刻下症见:胃脘有下坠感,餐后痞满,气短疲乏,脐周微坚满,面萎头昏,大便先干后溏,无过敏史及传染病史。钡餐造影检查示:胃下垂约 10cm。

初诊: 2007 年 9 月 27 日。望其身瘦肌削,精神倦怠,面色少泽,舌质淡红,苔薄白。闻其语言清晰。询其每于劳累及食后易于发作,有时休息后可自行缓解几日,后又复作。伴脐周微坚满,头昏,大便先干后溏。腹壁松弛,按之则舒。诊其脉细。

此乃患者久病,脾气虚弱,中气不足,升举无力,升降失常,气机不畅,而成痞满坠胀之症。脾虚不能化水谷精微为气血以荣养周身四肢百骸,故见身瘦肌削、气短乏力、面萎头昏、腹壁松弛等症。诊之为痞证,证属脾胃虚弱、中气下陷,法当升降脾胃气机,主以补中益气汤加枳实方。

处方：

黄芪 30g	党参 12g	白术 12g	陈皮 9g
升麻 6g	柴胡 4g	甘草 6g	当归 15g
枳实 30g	生姜 9g	大枣 5 枚	

7 剂，日 1 剂，文火水煎，取汁 300ml，分早晚 2 次温服。嘱其畅情志；忌食辛辣油腻海鲜，忌熬夜劳累。

二诊： 2007 年 10 月 15 日。药后脘腹痞满渐减，精神好转，纳食稍增，故再宗上方加麦芽 15g、菟丝子 15g，继服 10 剂。

三诊： 2007 年 11 月 5 日。精神明显好转，纳食增多，大便正常，偶有食多胃胀，脉细弦有力，舌红苔薄白，仍投原方，加补骨脂 9g，继服 7 剂。

随访： 2009 年 4 月 10 日。药后诸症明显缓解，饮食馨，时有劳累后疲乏，平素有胃脘痞满不舒感时，自取补中益气加味方服用即可缓解，下坠症状未再出现。

按： 补中益气汤加枳实方是侯振民用于脏器下垂的经验用方，以补中益气汤加枳实 30g 而成。补中益气汤出自李东垣《脾胃论》，为治疗脾胃气虚证、气虚发热证、中气下陷证、清阳不升证的要方，具有补中益气、升阳举陷之功。西医学谓内脏下垂系肌肉组织松弛，故用有收缩平滑肌作用的枳实治疗。《本草纲目》谓枳实性寒味苦，"除胸胁痰癖，逐停水，破结实，消胀满……安胃气"。《临证指南医案》谓"脾宜升则健，胃宜降则和"，侯振民认为治脾之方不失升运，治胃之方不离通降。补中益气汤加大量枳实，使气机升降有因，升中有降，降中寓升，如此脾胃和调，中阳有运，脏器升举有力，故下垂诸症可愈。下垂久长时，须加补益肾精之药且加大益气升提之力度，方中菟丝子、补骨脂即为此意，符合《内经》"虚则补其母"之意。

三、泄　泻　案

患者刘某，男，67 岁，退休工人，太原人。

主诉： 大便稀溏，日行 6~7 次 2 月余。

现病史： 患者素患咳嗽、气短 10 余年，于本院诊为慢性支气管炎、阻塞性肺气肿，间断服中药治疗，症状时轻时重。2 个月前不慎外感后咳嗽、气短加重，就诊于本院肺病科，予头孢类抗生素抗炎治疗 7 日，咳嗽气短好转，继则出现大便次数增多，日行 8~10 次，质稀溏，曾服用诺氟沙星、蒙脱石散等药，效不显,仍日行 6~7 次,体重减轻 5kg 余,食凉则加重。刻下症见:神疲懒言,形体瘦削,多衣畏寒。实验室检查:大便常规(﹣)。

初诊: 2013 年 5 月 14 日。望其精神萎靡,形体瘦削,面色暗黑,舌质淡暗,苔白。闻其声低少气。询其大便稀溏,日行 6~7 次,下腹部不适,喜温按,食凉加重,身畏寒,夜尿多。诊其脉细弦,腹胀不硬。

此乃因年老肾阳虚衰,兼之久患肺病,肺气虚,母病及子,肾气更虚;子盗母气,肺病及脾,兼之药性偏凉,伤及脾阳,终致脾肾阳虚,温运失司,清浊不分,下注而致大便溏泄。诊为泄泻,证属脾肾阳虚、清浊不分,法当温肾健脾、固涩止泻,主以四神合理中汤。

处方:

党参 15g	干姜 6g	茯苓 30g	炙甘草 9g
白术 15g	补骨脂 10g	肉豆蔻 9g	五味子 10g
炒山药 10g	扁豆 10g		

7 剂,日 1 剂,文火水煎取汁 200ml,分 2 次,饭间温服之。嘱忌食生冷、油腻。

二诊: 2013 年 5 月 28 日。患者自诉服药 6 剂,大便转为日 1 次,停药后无反复。现感咳嗽、动则气短、痰白量少,腰背酸困,望其舌质淡暗,苔根部稍腻,脉细。证属肺肾气虚,治宜补肾益肺,主以都气丸合苏子降气汤加减。共加减服药 21 剂,气短、咳嗽明显减轻,腰背酸困消失,大便正常而收功。

按: 本病因于年老久病,命门火衰,脾失温煦,运化失职,水谷不化,而成泄泻。且肾为胃之关,主司二便,若肾气不足,关门不利,则大便下泄。证属脾肾阳虚、命门火衰,治宜温肾健脾、涩肠止泻。方中补骨脂温肾止泻;党参、白术、炙甘草益气健脾止泻;肉豆蔻、干姜温中散寒止泻;五味子收敛固涩止泻,茯苓淡渗健脾利湿,利小便而实大便;扁豆、山药健脾养胃。共奏温肾健脾,收涩止泻之功。临床加减运用:若年老体衰,久泻不止,中气下陷,加黄芪 30g;四肢厥逆者,加桂枝 9g、细辛 9g;腰膝酸软甚者,加鹿角霜 9g、狗脊 15g;滑泻日无次数者,加罂粟壳。本方为侯振民治疗五更泄的经验方。五更泄多因于久病及肾或年老命门火衰,五更时阳气未复,阴寒极盛,天人相应,肾失温煦,固涩失职,脾失健运,水湿下趋而成泄泻。与本案病证一致,故运用本方,温肾健脾,脾肾之阳得复,使二便得固。凡证属脾肾阳虚之泄泻,皆可用此。

四、便 秘 案

[案1]

患者冯某,男,75岁,退休工人,太原人。

主诉: 大便不通3年余,加重1周。

现病史: 患者3年来大便不通,大便干结。素于私人门诊诊断为便秘,予清补茶、通便灵等可得便,不用通便药则不大便,近1周便干不下加重,不大便则腹胀。刻下症见:大便干结,每3~5日一行。实验室检查:大便常规(−)。

初诊: 2011年3月8日。望其形体偏瘦,皮肤少泽,舌红,少津。询其大便干结,3~5日一行,腹胀,晨起呃逆,口干夜甚,纳眠差。诊其脉弦缓,腹胀硬满。

此乃患者年老体虚,阴津亏虚,不能下濡肠道,故见大便不通、便干等症。内有结滞,腑气不通,故腹胀。胃津不足,兼之肾阴虚,肝胃阴虚,则不能制约气阳,肝气横逆则胃气不和,故见晨起呃逆。胃津不足,不能上润,故见口干夜甚、舌红、少津等症。脉弦缓为肝胃不和之征象。证属阴津亏虚,肝胃不和。法当滋胃和肝,润肠通便。主以刘氏益胃和肝汤加减。

处方:

沙参30g	麦冬9g	石斛15g	生白芍30g
生甘草9g	香橼9g	佛手9g	大腹皮30g
枳壳15g	枇杷叶30g	桑白皮15g	牛膝9g

5剂,每日1剂,文火煎取200ml,分2次服用。嘱忌食辛燥之品。

二诊: 2011年3月15日。服药大便已通,腹胀已除,口干夜甚明显好转,睡眠食欲有好转,望其舌质暗红,有裂纹,少津,诊其脉细弦。证属肝胃阴虚,治宜柔肝益胃,上方调整为:

沙参30g	麦冬9g	石斛12g	生白芍30g
生地9g	杏仁9g	桑白皮9g	牛膝9g
川楝子12g	枳实12g	枇杷叶15g	芦根15g
熟大黄6g^(后下)			

4剂,日1剂,煎取200ml,分2次服用。

三诊：2011 年 3 月 20 日。服毫塞通加中药，大便 1~2 天一行，大便已畅利，晨起呃逆、食后加重，望其舌质淡红，少苔，诊其脉细弦。上方调整为：

青皮 9g	沙参 15g	枳壳 9g	桑白皮 9g
枇杷叶 30g	生白芍 15g	炙甘草 9g	当归 9g
神曲 9g	麦冬 9g	川楝子 9g	紫菀 9g
桔梗 9g	炒二芽各 15g		

6 剂，日 1 剂，水煎服。

按：便秘为老年人常见病，亦为疑难病之一。中医认为老年便秘的基本病机为气虚，津亏，血燥，水不润肠。一般辨证分虚实二型，实秘者为邪滞肠胃、壅塞不通所致，故以祛邪为主，给予泻热、温散、通导之法；虚秘者为肠失润养、推动无力而致，故以扶正为先，给予益气温阳、滋阴养血之法。本患便秘基本病机为阴津亏虚，肠道失润。同时，肝胃阴虚、肝失疏泄、气机不利亦为其成因之一。治仿刘氏益胃和肝汤之方义，沙参、麦冬、石斛益胃增液；生白芍、甘草酸甘化阴滋肝阴；香橼、佛手理肝气、调气机而不伤阴；大腹皮、枳壳理气消胀，并加枇杷叶、桑白皮宣肺布津，牛膝引诸药下行。全方增胃液、滋肝阴、理肝气、降胃气、宣肺气，通过滋养肝胃之阴，使肠道得润；通过升降气机，布达津液而使气机条畅，津液得布，为治疗老年便秘的有效方法。

［案 2］

患者薛某，女，74 岁，退休干部，山西大同人。

主诉：大便干燥 1 年余，近半月加重。

现病史：患者近 1 年来大便干燥难下，努挣不得，自服麻子仁丸、通便灵等，效果不佳。近半月加重，5~6 天不便，服用通便药方能便。刻下症见：大便干，6 日未行，身畏寒，现仍穿棉衣。

初诊：2011 年 5 月 24 日。望其精神倦怠，形体偏胖，面色晦暗，舌质暗红，舌体胖，苔白厚腻。闻其声低少气。询其大便干结，5~6 日一行，排便无力，身畏寒，喜热食，舌凉，口中泛凉水。诊其脉沉细弱，腹胀满。

此乃患者年老体衰，肾阳虚衰，阴寒凝滞，津液不通，影响大肠传导，而致大便积聚难下。温煦失职，故见身畏寒、喜热食等症。阳虚不能化气行水，寒水内行，故见舌凉，口中泛凉水。舌质暗红、体胖、苔白厚腻、脉沉细弱均为阳虚寒凝之象。故本病病位在肝、肾、大肠，证属肾阳虚衰，法当温阳通便，主以大黄附子细辛汤合枳实白术。

处方：

熟附片 15g^{（先煎45分钟）}　　干姜 9g　　　　细辛 3g　　　　酒大黄 9g^{（后下）}
炒白术 30g　　　　　　　枳实 15g

2 剂，每日 1 剂，先煎附子 45 分钟，纳诸药，酒大黄后下，煎取 200ml，分 2 次服用。忌食辛燥之品。

二诊：2011 年 5 月 26 日。大便仍努挣难下，但量较前增多。望其舌红，苔白厚腻，诊其脉沉细弱。上方调整为：

熟附子 15g^{（先煎45分钟）}　　细辛 3g　　　川大黄 9g　　　当归 30g
巴戟天 9g　　　　　　　半夏 9g　　　厚朴 9g　　　　玄明粉 3g^{（冲服）}
肉苁蓉 30g

3 剂，熟附片先煎 45 分钟，玄明粉冲服，煎取 200ml，分 2 次服用，每日 1 剂。

三诊：2011 年 5 月 31 日。服药后症见大便已通畅，察其精神好转，纳食有增，望其苔白厚腻，诊其脉沉细弦。原方加苍术 9g、陈皮 9g，去玄明粉。

四诊：2011 年 6 月 2 日。服药甚合，每天大便一次，通畅，自述口水多，全身畏寒已显好转，已去棉裤换毛裤，望其舌暗，苔白厚腻，诊其脉沉缓。上方调整为：

苍术 9g　　　　　　　厚朴 9g　　　半夏 9g　　　　陈皮 9g
熟大黄 9g^{（后下）}　　　枳实 9g　　　生白术 30g　　细辛 3g
熟附片 15g^{（先煎45分钟）}　生姜 3 片

6 剂，熟附片先煎 45 分钟，熟大黄后下。煎取 200ml，分 2 次服用，每日 1 剂，忌食辛燥之品。

按：老年便秘多为因虚致实。气阳虚温煦推动无力，阴血亏肠失润养，均可致大便难下。本患辨证为脾肾阳虚、冷积便秘，治用温下之法。予制附子、细辛温肾阳，干姜温脾阳，配酒大黄通下导滞，并加枳实、生白术增强胃肠动力，共奏温阳通便之功。二诊在一诊基础上加大温阳推动药之力，加巴戟天、肉苁蓉，并合当归、玄明粉润肠软坚；加半夏、厚朴下气理滞，并改酒大黄为川大黄，增强泻下之力。注意大便通后大黄可少用亦可不用，可选用大量的当归、肉苁蓉、巴戟天代之。肾开窍于二阴,肾司二便,故阳虚便秘从温肾阳、助动力论治。

[案3]

患者李某,女,42岁,工人。

主诉:大便干7年余,加重2周。

现病史:患者自2003年始出现大便干,时轻时重,多7~8日一行,先硬后软,素日自服芦荟胶囊、清解茶等,症状可缓解,不服通便药则不便。刻下症见:大便干结难下,7日未行,腹不胀。

初诊:2010年11月11日。望其精神较差,面色白,舌暗红,苔黄腻;闻其声低少气,询其大便干结,7日未行,神疲乏力,腹不胀,纳食尚可,腰困,诊其脉沉细弱。

此乃患者脾气不足,运化失常,兼之阴津不足,无以濡润肠道,肠道传导功能失常,积滞内停而致便秘。脾虚及肾,肾精气虚损,肾府不充,故见腰困。舌暗红、脉沉细弱为气阴不足之象。故本病病性属虚实夹杂,病位在脾、肾、大肠。证属气阴两虚、积滞内停,法当益气助运、养阴通便,主以自拟黄芪枳术丸合麻子仁丸加减。

处方:

生黄芪30g	枳实30g	生白术30g	玄参15g
生地9g	何首乌30g	生白芍15g	杏仁9g
熟大黄6g^(后下)	瓜蒌30g	生山药30g	

6剂,每日1剂,煎取200ml,分2次服用。忌食辛燥、生冷之品。

二诊:2010年11月17日。服药便秘缓解,2~3天一行,但自觉腹胀,矢气多,望其舌质红,苔腻黄,诊其脉沉细。上方去生白术、生山药,熟大黄改为12g(后下),加火麻仁30g。嘱大便正常后可酌减熟大黄量。停用中药后服用苁塞通每日1~2丸维持。

按:本患大便干结,临床无明显热证表现,伴神疲乏力、腰困、脉沉细弱等,辨证为气阴两虚为主,兼有夹实。治宜益气养阴,健脾通便为妥。方中用黄芪、枳实、生白术益气助运,增强胃肠蠕动;玄参、生地、何首乌、生白芍、杏仁养阴生津,润肠通便;瓜蒌、生山药健胃润肠通便,加熟大黄通下导滞。生山药和全瓜蒌各30g就能达通便作用,较常用于一般中老年便秘。效显,予服苁塞通益气补肾通便以巩固疗效。六腑以通为用,通法为治疗便秘之大法,

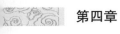

而益气助运、助水行舟为通法中治本之法。

第五节 肾系疾病

一、水肿案

患者张某,女,72岁,太原人。

主诉: 乏力、水肿1月余。

现病史: 患者于1个月前摔倒后出现周身疼痛,下肢水肿,未加诊治,近1周加重来诊。刻下症见:双下肢水肿,乏力,纳差,气短。胸片未见异常;化验血钾3.2mmol/L。

初诊: 2010年3月25日。望之精神萎靡,懒言少语,眼睑无水肿,舌质淡,苔白。询之双下肢水肿,乏力,纳差,气短。痰多、无力排出。夜间多汗,食后胃脘不适,大便干,两日一行。诊之下肢水肿,按之凹陷,脉滑少力。

患者年老体衰,脾气虚损,肾阳不足,脾肾气虚,运化水湿功能失常,泛溢肌肤则见下肢水肿,脾气虚不能化生水谷精微为气血充养周身,故见乏力、身痛等症。脾不化湿,聚而成痰,上储于肺,肺失宣肃,故气短痰多。脾失健运,胃失收纳,故见纳差,食后胃脘部不适,传导失职,故大便干。舌质暗淡,苔白,脉滑少力,均为气虚湿阻之象。证属气虚湿阻,法当益气利水,主以补中益气汤合黄芪防己汤加减。

处方:

生黄芪30g	枳实30g	生白术45g	党参15g
冬瓜皮30g	防己9g	茯苓皮30g	半夏9g
陈皮9g	当归9g	鸡血藤15g	桂枝9g
生龙牡各30g^(先煎)			

6剂,日1剂,文火煮取300ml,分2次服用。嘱其避免劳累,清淡饮食。

二诊: 服药便秘、气短、乏力好转,下肢水肿减轻,仍大便无力,食后胃胀,纳食不香,尿频怕冷,口黏。舌质暗红,苔白,脉滑少力。

原方加瓜蒌30g、生山药30g、桑螵蛸9g、益智仁9g。10剂,日1剂,水煎服。

三诊: 服药后,腰困、腿肿、气短、乏力基本消除,纳食有增,食后胃胀好转,尿频亦有减,仍大便不利,近5日未行,舌暗淡,苔少,脉沉弱无力。

处方：

枳实 30g	生白术 30g	生黄芪 30g	党参 30g
当归 30g	肉苁蓉 30g	桑螵蛸 9g	益智仁 9g
瓜蒌 30g	生山药 30g	莱菔子 9g	

6 剂,日 1 剂,水煎服。

四诊：服药尚效,小便频数有减,尿已能自控,大便已通,纳食有增,双下肢水肿已除。但仍双下肢、腰部无力,不能自转侧。舌暗红,苔白而干,脉沉细弱。

前方加菟丝子 9g、枸杞子 9g、鹿角霜 9g、川断 9g、桑寄生 3g。10 剂,日 1 剂,水煎服。

按：《内经》言"诸湿肿满,皆属于脾""肾者,胃之关也,关门不利,故聚水而从其类也"。本患因年老体衰、脾肾气虚、水湿不化而发为水肿,以脾肾气虚为本,湿、痰为标。遵"大气一转,其气乃散"之旨,当以益气健脾补肾为大法,气行则水行。以生黄芪、党参益气健脾,防己、冬瓜皮、茯苓皮利水消肿。本方内含苓桂术甘汤、补中益气汤、二陈汤,益气温阳、化气行水,并加鸡血藤、当归活血利水。方中枳实 30g、生白术 45g 合参、芪益气通便。二诊加瓜蒌 30g、生山药 30g 为通便对药,加用桑螵蛸、益智仁各 9g 补肾摄尿。三诊、四诊在原方益气通便的基础上加用温补肾阳之品,盖因肾司二便,温肾阳则可通利二便。药专力宏,疗效满意。

二、遗　尿　案

[案 1]

患者刘某,女,17 岁。

主诉：遗尿 10 余年。

现病史：患者自幼而发遗尿,常夜梦如厕而发遗尿,曾间断服用中药治疗,效差,其苦不堪言。刻下症见:夜梦如厕而发遗尿,手足怕冷。

初诊：2011 年 12 月 25 日。望其神情不怡,形体偏瘦,精神尚可,舌偏红,苔白。询其自幼夜间遗尿,常夜梦如厕而发遗尿,纳食尚可,精神一般,手足怕冷,口不渴。诊其脉沉弱。

此乃患者先天肾气不足,肾虚而下元不固,膀胱约束无力,久则心肾阳气皆虚,神不内守,故梦而遗尿。阳虚不能温煦四肢,故四肢手足怕冷,苔白、脉沉弱，均为阳气虚损之证。故本病病位在心、肾、膀胱，病性属虚证。当予温其气，镇其神，使阳复神安而复其常度。诊为遗尿，证属心肾阳虚、神不内守，法当安神养肾、温阳固摄，主予桂枝加龙骨牡蛎汤加减。

处方：

桂枝 9g	白芍 9g	炙甘草 9g	生姜 3 片
大枣 4 枚	桑螵蛸 15g	益智仁 15g	五味子 9g
煅龙牡各 30g			

6 剂，每日 1 剂，煎取 200ml，分 2 次服用。另金匮肾气丸，早晚各 1 丸，温开水送服。嘱畅情志，适当锻炼。

二诊：2012 年 1 月 1 日。服药甚合，遗尿已除，白天时有尿急，手足仍发凉，舌红，苔白，脉沉弱。上方加柴胡 9g、枳壳 9g、当归 9g、鸡血藤 15g，6 剂。

按：遗尿在幼儿以及青少年中并非少见。一般在辨证中分为四型，即肾虚下元不固者治用菟丝子丸；脾气不升小便失禁者治用补中益气汤加桑螵蛸、益智仁；心肾气虚者治用桂枝加龙骨牡蛎汤送服金匮肾气丸；瘀血者治用桃红四物汤加味。但其基本病机为肾气虚损，肾气不固，膀胱失约。本患辨证为心肾气虚，治用桂枝加龙骨牡蛎汤，方中桂枝汤温养气血，调和阴阳表里，龙骨、牡蛎镇心固摄，桑螵蛸、五味子、益智仁固摄小便，加金匮肾气丸补肾温阳以助膀胱固摄小便。二诊于上方中加柴胡、枳壳、当归、鸡血藤养血通经以疗气血虚滞之手足发凉。临证主症见有梦而遗者，则予桂枝加龙骨牡蛎汤加减合金匮肾气丸，多取良效。

［案 2］

患者郝某，女，60 岁。

主诉：遗尿半年，加重半月。

现病史：患者近半年来出现一有尿意则不能自控而遗尿，曾间断服用六味地黄丸治疗，效差，近半月来症状加重。刻下症见：尿急不能自控，伴腰膝酸困，神疲乏力。

初诊：2011 年 3 月 19 日。望其精神较差，面白少泽，舌质暗淡，苔白。询其尿急不能自控，伴腰膝酸困，神疲乏力，畏寒怕冷，饮水则尿多，食凉则胃不适，时发前额疼痛，颠顶怕冷。诊其脉沉缓。实验室检查：尿常规(－)。

此乃患者先天肾气不足，肾虚而下元不固，脾阳虚升举无力，故见尿急不能自控,肾阳虚不能主水化气,故饮水则多尿,气虚温煦失职则畏寒怕冷,腰府不充则腰酸困,肝经虚寒见颠顶怕冷。故本病病位在脾、肾、肝,病性属虚证。当予温补脾肾肝,复其蒸腾气化固摄之功。诊为遗尿,辨证属脾肾阳虚、肝经虚寒证,法当温补脾肾、暖肝固摄,主予附子理中丸加缩泉丸加吴茱萸汤加减。

处方:

干姜 9g	炒白术 12g	炙甘草 9g	生姜 3 片
大枣 4 枚	桑螵蛸 15g	益智仁 15g	黄芪 30g
当归 9g	熟附片 9g	党参 15g	吴茱萸 6g

6 剂,每日 1 剂,煎取 200ml,分 2 次服用。嘱其避寒凉,适当锻炼。

二诊:2011 年 3 月 27 日。服药甚合,头顶、前额疼痛明显好转,腰酸困已除,尿急不能自控好转,畏寒亦减,仍晨起即便,双下肢发冷,口干不欲饮,舌暗淡,苔白,脉沉弱。属脾虚,加健脾收涩之品,上方加砂仁 9g、五味子 9g,改生姜 5 片、大枣 10 枚。6 剂,煎取 200ml,分 2 次服用,每日 1 剂。

三诊:2011 年 4 月 3 日。前额、颠顶冷,晨起即便消失,尿急好转,口干不甚,右腿稍发冷,舌淡,苔白,脉沉弱。上方加桂枝 9g、细辛 3g,以助温经散寒之功。6 剂,煎取 200ml,分 2 次服用,每日 1 剂。

按:尿失禁是小便不能自禁,有睡中尿出的为遗尿,老年人尿失禁多由肾虚下元不固,膀胱约束无力引起。本患尿急自控不能并伴随腰酸困,畏寒怕冷,前额头痛,颠顶怕冷,为肾脾阳虚、肝胃虚寒之证,故治予温补脾肾、暖肝固摄,方用附子理中丸加缩泉丸加吴茱萸汤加减,方中熟附片助脾肾之阳;干姜、炒白术、党参、炙甘草,温补脾阳;吴茱萸、姜、枣合党参治厥阴头痛;益智仁、桑螵蛸固肾摄尿;黄芪益气养血。三诊右腿发冷,为寒凝经脉,故加桂枝、细辛以温经通脉。诸药合用,以温补为基本大法而收良效。本案提示:老年人之尿失禁,脏及肾脾肝,温补其脏,复其蒸腾气化之功为其治本之法。

三、肾 着 案

患者赵某,男,79 岁。

主诉:腰痛怕冷沉重 2 月余。

现病史:患者近 2 个月来腰痛怕冷,有沉重感,未诊治。刻下症见:腰痛怕冷,有沉重感,伴两脚怕冷,自觉脚底有凉气,喜热饮,尿频、尿急、尿痛,大便干结,纳可。

初诊:2009 年 6 月 14 日。望之面色晦暗,精神差,眼睑、颜面未见水肿,腰部转侧尚自如。下肢无水肿,舌质淡,苔白。询之腰痛怕冷,有沉重感,伴两脚怕冷,自觉脚底有凉气,喜热饮,尿频、尿急、尿痛,大便干结,纳可。闻之语声清晰,未闻及异常气味,胸腹无异声。切之腹部未触及癥瘕痞块,脉沉弱。

患者腰部冷痛为主症,当属肾着范畴。证属肾阳虚损,寒湿凝滞。患者年老体虚,肾阳虚损,复感寒湿,寒湿蕴着于肾之外府,故见腰痛怕冷沉重,脾阳根于肾阳,脾肾阳虚则四肢怕冷,喜热饮。肾阳虚不能蒸腾水液,肾开合失调则尿频急,肾阳虚损不能司二便,阳虚寒凝则大便干结。舌质淡苔白,脉沉弱,均为阳虚寒凝之象。侯振民认为宜温肾健脾、除湿去滞为法,方药选甘姜苓术汤合当归四逆汤合大黄附子汤加减。

处方:

熟附片 4g^(先煎40分钟)	细辛 3g	酒大黄 9g^(后下)	当归 30g
肉苁蓉 30g	干姜 9g	桂枝 9g	茯苓 15g
生白术 30g	炒白芍 9g	炙甘草 9g	通草 3g
牛膝 9g	川断 9g		

6 剂,水煎服,日 1 剂,早晚分服。嘱适寒温,忌寒凉。

二诊:2009 年 6 月 21 日。服药后大便通,尿频减少,偶脚冷,脚底有凉气,腰部怕冷很重,舌淡苔白,脉沉弱。前方加肉桂 3g、生姜 5 片,改熟附片至 30g(先煎 1 小时)、茯苓至 30g,减酒大黄为 6g(后下),6 剂,水煎服,日 1 剂。

按:肾着是寒湿留着于肾之外府,引起腰部沉重冷痛的一种病证,《金匮要略》方以甘姜苓术汤温中散寒,健脾除湿,寒湿散则阳通,湿浊得化,诸症皆去。本患者兼肾阳虚损,故当加温肾之品,使阳复寒去积消,酒大黄、肉苁蓉温通缓泻,腑气通,湿浊泻。通草利尿以去湿,共奏温肾健脾、除湿去滞之功,方可取效。

四、腰 痛 案

[案 1]

患者张某,男,56 岁。

主诉：腰痛 10 日。

现病史：患者腰痛 10 日，自感局部僵硬。经膏药外敷、按摩未效，遂来诊。刻下症见：腰椎两侧疼痛，腰骶关节无压痛，活动后可减轻。汗少，乏力，无口干，二便正常。

初诊：2017 年 11 月 2 日。望其形体壮实，舌淡苔薄白。闻其语言清晰。询其出汗少，伴有乏力，无口干。切诊其脉弦，腰部无按痛。

此为风寒侵袭膀胱经所致腰痛拘急，证属风寒阻络，法当散寒通络，方用葛根汤加味。

处方：

麻黄 10g	桂枝 10g	白芍 10g	葛根 40g
炙甘草 6g	怀牛膝 15g	生姜 10g	大枣 4 枚

6 剂，日 1 剂，水煎服，分早晚 2 次温服。嘱其忌食辛辣、油腻、海鲜。

复诊：2017 年 11 月 9 日。服药 1 周，腰痛消失，精神明显好转。继服 6 剂。

按：《伤寒论》："太阳病，项背强几几，无汗恶风，葛根汤主之。"项指颈项，背包括腰背。足太阴膀胱经，"从巅入络脑，还出别下项，循肩髆内，挟脊抵腰中……从腰中下挟脊，贯臀入腘中"，腰困痛同项背强几几一样，均是风寒邪气客于足太阳膀胱经，致经输不利，气血运行不畅，津液不能濡养经脉所致，故均可用葛根汤治疗。方中关键之处在于加怀牛膝，其意不仅补肾活血通络止痛，且引葛根汤下行，取欲升先降之意，也扩大葛根汤诊治范围。

［案 2］

患者高某，女，67 岁，汉族。

主诉：腰困痛 3 月余。

现病史：患者近 3 个月感腰部酸困疼痛，遇劳加重，咳嗽后亦感疼痛，未加系统诊治，近日症状加重而来诊。刻下症见：自感腰部酸困疼痛，遇劳加重，咳嗽后亦感疼痛。

初诊：2010 年 6 月 15 日。望之神疲懒言。询之腰部酸困疼痛，遇劳加重，咳嗽后亦感疼痛，口干夜甚，口疮，食纳尚可，大便干。舌红，苔少。闻之语言清晰，未闻及异常声息及异常气味。切之脉沉弦。

该患者年老体衰，肾之精气亏损，腰为肾之府，肾虚则腰失所养，故见腰部酸困疼痛,劳则精气更损,故劳后症状加重。肾阴为五脏六腑阴精之源,肾阴虚不能上润,故见口干、口疮等症,不能濡润肠道则见大便干,舌红,少苔,脉沉弦,均属肾阴精亏虚之象。故本病为腰痛病,病位主在肾,病性属虚,为肾虚证。虚则补之,当以滋阴补肾为法,方选六味地黄丸加减。

处方:

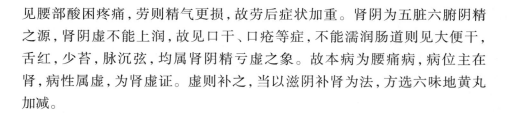

生熟地各 15g	山萸肉 12g	山药 12g	丹皮 15g
赤芍 15g	玄参 15g	麦冬 9g	菟丝子 9g
枸杞子 9g	王不留行 4g	炮甲片 6g	川牛膝 9g
天花粉 30g	杜仲 9g	桑寄生 30g	

4剂,日1剂,水煎服,早晚分服。嘱其避免劳累,注意腰部保暖。

二诊:2010年6月20日。服药后大便调,每日1次。腰酸困有减,口疮减轻,睡眠较差,稍有咳嗽,舌红,苔少,脉弦。守上方加生薏苡仁15g、木瓜9g,6剂,水煎服。

三诊:2010年6月27日。服药口疮已除,腰困好转,睡眠可,现劳累则腰有刺痛感,舌质红,苔少,脉弦。守二诊方加红花12g、丹参15g,7剂,水煎服。

按:本患以腰困痛,劳则加重为主症,伴口干、便干,舌红,少苔,脉弦,故其辨证为肾虚腰痛,而以肾阴虚损为主,故治疗以滋阴补肾壮腰为主,以六味地黄丸去茯苓、泽泻,而加用菟丝子、枸杞子、川牛膝、杜仲、桑寄生补肾壮腰,加玄参、麦冬增养阴之功。阴虚火旺,久则瘀热内结,阻滞经络,不通则痛,系肾虚之中夹有血瘀故,予方中加入赤芍,一可舒筋通络止痛,二可清血分瘀热。三诊腰有刺痛感,仍考虑有瘀血为患尚未解除,故加用红花、丹参增活血化瘀之效。侯振民治疗肾虚腰痛时,不只注重"不荣则痛",而且顾及是否也存在"不通则痛",故在治疗肾虚腰痛以补肾为主的同时加用丹皮、赤芍、王不留行、炮山甲、桃红、红花等活血化瘀之品,方为全面治疗,才会取得很好的疗效。如只有酸困劳累加重而没有疼痛,以虚为主,可在六味地黄丸方基础上加当归、白芍、木瓜即可,不必刻意活血化瘀。

[案3]

患者辛某,女,30岁。

主诉:腰痛1年余,加重1周。

现病史：患者自 1 年前产后即见腰痛,劳累及活动后加重,同时伴有腰膝酸软不举,服用六味地黄丸可有轻微缓解,停药后腰痛酸困又如前,近 1 周加重,故求治于中医。刻下症见:腰痛不举,酸软乏力,平时比同龄人畏寒,小便清长,排尿无力。无过敏史。经期正常。腰椎正侧位 X 线片未见异常。

　　初诊：2011 年 12 月 20 日。望其形体偏瘦,着衣偏厚,恶寒,舌质淡红,苔白而少。闻其语言清晰。询其每于劳累或休息不好、活动后及经期后易于发作,有时休息后可自行缓解,后又复作。诊其脉虚细。

　　此患者自产后,每于劳累、活动后以及经期而见腰痛,腰膝酸软,一派肾虚骨弱之象,皆因产后百脉空虚,荣血不足,调养不慎,肝肾不足,肾府筋骨不得充养所致。诊为腰痛,证属肝肾不足,法当补肾强腰、壮骨,方以印氏补肾强腰方加味。

　　处方：

金狗脊 12g	川断 9g	桑寄生 15g	杜仲 9g
牛膝 9g	木瓜 9g	薏苡仁 30g	枸杞子 9g
补骨脂 9g	胡桃 9g		

　　猪腰子 1 个,切开去肾盂白色部分,洗净,先煎,取汤煎药。

　　7 剂,日 1 剂,文火水煎,取汁 300ml,分早晚 2 次温服。嘱其忌食辛辣、油腻、海鲜,忌熬夜劳累。

　　二诊：2012 年 1 月 7 日。药后适逢经潮,经行期间未见腰痛酸软,但经后自觉腰膝酸软乏力,活动后仍有轻微腰痛,明显较服药前轻快,脉细弦,舌红苔薄白,仍投原方,加菟丝子 15g,继服 10 剂。

　　三诊：2012 年 1 月 20 日。药后腰痛及精神明显好转,小便通利,时有口干,脉弦细,舌质红,苔薄白,效不更方,继按上方服用调治。5 剂。

　　随访：2013 年 12 月 1 日。患者每于工作忙时,休息不好,即感腰困膝软,但不腰痛,自己按上方抓药服用后即可缓解。

　　按：本案为侯振民治疗肾虚骨弱而腰痛不举的典型病案,侯振民认为瘀血腰痛固定不移,按之痛甚;肾虚腰痛一般无器质性病变,其痛属虚,故无压痛及敲击痛,肾虚气化失常,故见小便清长、排尿无力,脉虚细亦为肾虚的征象。《素问·脉要精微论》云:“腰者,肾之府,转摇不能,肾将惫矣。”《素问·病能论》云:“少阴脉贯肾络肺,今得肺脉,肾为之病,故肾为腰痛之病也。”《灵枢·本脏》亦云:“肾大则善病腰痛,不可以俯仰,易伤以邪。”方中杜仲、川断、狗脊、牛膝、桑寄生诸药在多种中医古典医籍记载中均有强腰膝、益精气、治腰痛之功；《本草纲目》载牛膝乃足厥阴、少阴之药，可协同诸药直达病所；历代补肾方中多用猪、羊肾煮汤煎药，一者补肾虚劳损诸症，一者为引导之意。因其平素畏寒，尿无力，加补骨脂9g、连衣胡桃9g温补肾阳；菟丝子补肾精而使气化有力故而取效速也。

[案4]

患者张某，女，56岁。

主诉：腰痛1月，加重1周。

现病史：患者近1个月无明显原因出现腰痛，以右侧为甚，不能用力，未加诊治，近1周疼痛加重来诊。刻下症见：腰痛右侧为甚，走路多者痛甚。伴膝关节疼痛，口干，食纳尚可，二便调，睡眠尚可。腰椎片示：退行性变，右髋关节未见异常。

初诊：2010年11月6日。望之神志清，腰部活动不利。询之腰痛右侧为甚，走路多则痛甚。伴膝关节疼痛，口干，食纳尚可，二便调，睡眠尚可。闻之语声清晰，未闻及异常气味。切之腰右侧有切痛，脉沉缓。

患者年近五旬，肾气日衰，不能充养骨髓，年老气虚血瘀，瘀血停于肾府，故见腰痛。肝肾同源，肾精虚损则肝血亏，不能濡养筋脉，故见膝关节疼痛，阴精不足则见内热，故见口干、舌尖红等症。故本病病位在肝肾，属肾虚血瘀，本虚标实之证，宜补肾活血化瘀为法，方用复元活血汤加补肾壮骨之品。

处方：

柴胡9g	天花粉30g	当归9g	炮甲片9g
桃仁9g	红花9g	䗪虫9g	王不留行9g
降香9g	自然铜9g	牛膝9g	骨碎补9g

5剂，日1剂，水煎服。

二诊：2010年11月11日。服药后腰部已不痛，腰骶部有不适感，前方加鹿角霜9g、川断9g，7剂，水煎服。另服骨质疏松胶囊4粒/次，日2次，口服。

按：腰痛为老年人常见病、多发病，老年人五脏皆虚，以肾虚为本，又因其脏气虚损，气虚则血行不畅，久而生瘀。侯振民治疗腰痛，固定不移疼痛为主者，多以复元活血汤养血活血为主，佐以补肾壮骨；如以腰膝酸软为主者，则以补肝肾为主，佐以活血。并根据肾精、肾阴、肾阳之不同，而采用填补肾精、养阴、温肾之法。该患者腰痛为主,予复元活血汤以养血止痛,并加䗪虫、降香加强行气活血之效;自然铜味辛而散,活血散瘀止痛;牛膝、骨碎补、鹿角霜、川断补肾强筋骨。

[案5]

患者单某,女,42岁。

主诉:腰痛1年余。

现病史:既往有腰椎间盘突出病史,近1年以来腰痛明显而来诊。刻下症见:腰部疼痛,劳累后加重,休息则舒。腰部畏寒,晨起僵直,伴有沉重感。无口干,二便正常。

初诊:2017年5月11日。望其形体丰腴,面色偏白,舌淡苔白。闻其语言清晰。询其腰部怕凉,晨起僵直,伴有沉重感。腰部疼痛,劳累后加重,休息则舒。无口干,二便正常。切其脉沉。

患者腰部畏寒,晨僵伴沉重为寒湿痹阻腰部所致,腰部疼痛劳累后加重、休息则舒为肾虚所致,辨以寒湿下注兼肾虚,法当温化寒湿、补肝肾,方以甘姜苓术汤合补肾强腰方。

处方:

干姜15g	茯苓30g	炒白术15g	炙甘草10g
杜仲20g	狗脊20g	续断20g	怀牛膝20g
薏苡仁30g	木瓜20g	桑寄生20g	

7剂,日1剂,水煎服,分早晚2次温服。嘱其忌食辛辣、油腻、海鲜。

二诊:2017年5月18日。服药后腰部畏寒、僵直好转,腰痛亦减,久坐、久站仍有困痛。上方加鹿角霜15g,14剂巩固。

按:《金匮要略》:"肾著之病,其人身体重,腰中冷,如坐水中,形如水状……久久得之,腰以下冷痛,腹重如带五千钱,甘姜苓术汤主之。"腰痛劳累后加重,为肾虚腰痛而不举,故用印老之补肾强腰方。两方合用,标本兼治,病证合拍,故而取效。

五、淋 证 案

患者王某,女,34岁。

主诉:反复尿痛2年,加重3天。

现病史:近2年来患者尿痛经常反复发作,输液治疗有效,但不久即再次发作。遂求诊中医。刻下症见：尿痛，尿频，尿急，小便黄，伴腰痛，无发热，口干明显，欲饮水，大便正常。

初诊：2017 年 5 月 6 日。望其形体中等，面色偏黄，舌红苔少。闻其言语清晰。询其尿痛，尿频，尿急，小便黄，伴腰痛，无发热，口干明显，欲饮水。切其脉细弦。

该患者病机为水热互结，泛滥下焦，反复频发，伤及阴血，证属阴虚水热互结，法当养阴清热通淋，方以猪苓汤加味取效。

处方：

猪苓 20g	泽泻 20g	茯苓 20g	滑石 20g
阿胶 15g^(烊化)	琥珀 3g^(冲服)		

6 剂，日 1 剂，水煎服，分早晚 2 次温服。嘱其忌食辛辣、油腻、海鲜。

复诊：服药后上述症状消失，去琥珀，再服 6 剂巩固。

按：《伤寒论》："若脉浮，发热，渴欲饮水，小便不利者，猪苓汤主之。"从临床应用的报道来看，本方最常用于泌尿系感染性疾病，特别是对于反复发作者，尤为适宜。泌尿系感染反复发作，致湿热稽留，伤及下焦阴津，缠绵难愈，此时清热利尿损伤阴津，滋养阴液又助湿生热，攻补两难。该方妙在阿胶与滑石，阿胶为血肉有情之品，性味甘平，滋养阴津而不助热。滑石性味甘淡寒，利水通淋而不伤津。据中医久病夹瘀之理，取琥珀用意有二，一为利尿通淋；二为活血化瘀。

六、前列腺增生案

[案 1]

患者赵某，男，55 岁。

主诉：尿余沥不尽半年。

现病史：患者近半年来出现尿余沥不尽，至今不解，近期查 B 超示前列腺增生而来诊。刻下症见：尿余沥不尽，尿等待，夜尿频数，口微干，欲热饮，大便正常。

初诊：2017 年 4 月 19 日。望其形体中等，面色偏白，舌淡苔薄白。闻其言语清晰。询其小便尿不尽，尿等待，夜尿频数。切其脉沉。

患者阳虚而水停于下，气不化津，小便不利，年老器官衰退，气血不畅，瘀血内停。辨以阳不化津、瘀血阻滞，法当温阳化气、活血化瘀，方以五苓散合桂枝茯苓丸加味。

处方：

桂枝 10g	茯苓 15g	炒白术 15g	泽泻 18g
猪苓 15g	赤芍 15g	桃仁 15g	丹皮 15g
川牛膝 30g	车前子 15g	炮甲珠 9g	

7剂，日1剂，水煎服，分早晚2次温服。嘱其忌食辛辣、油腻、海鲜。

二诊：2017年4月26日。服药后尿余沥不尽、尿等待症状改善，夜尿频数未减，上方加缩泉丸之意加益智仁15g、桑螵蛸10g，14剂。

随诊：服药后上述症状消失，半年未见反复。

按：五苓散重在化气行水，水行气化则阳气宣通，故叶天士说："通阳不在温，而在利小便。"临床无论有无表证，只要是膀胱气化失常，水饮内停，小便不利者，即可选用。炮甲珠一药活血散结通络之效，非其他药物所能替代，故治疗此病必用之。

［案2］

患者朱某，男，82岁。

主诉：尿余沥不尽间断发作5年。

现病史：患者出现尿余沥不尽间断发作至今已5年，服用多种药物疗效不显，B超示前列腺增生，今日来我院就诊。刻下症见：尿余沥不尽，尿等待，口干夜甚，双下肢轻度水肿，大便偏干。

初诊：2018年8月9日。望其形体中等，面色萎黄，舌红少苔。闻其言语清晰。询其尿等待，口干夜甚，双下肢轻度水肿，大便偏干。诊其脉弦硬微滑。

患者阴虚水热互结于下焦，年老器官衰退，气血不畅，瘀血内停。辨以阴虚下焦水停、瘀血内阻，法当养阴利水、活血化瘀，方以猪苓汤加味。

处方：

猪苓 15g	泽泻 15g	阿胶 10g^(烊化)	茯苓 15g
滑石 15g	麦冬 30g	炮甲珠 9g	川牛膝 30g
泽兰 30g	䗪虫 10g	浙贝母 10g	

6剂。水煎服，分早晚2次温服。嘱其忌食辛辣、油腻、海鲜。

二诊：2018年8月16日。服药后小便通畅，近1周天气转凉，夜尿频5

次,上方加覆盆子12g、桑螵蛸12g,继服6剂。

随诊半年,病情未见反复。

第六节 脑 系 疾 病

一、头 痛 案

[案1]

患者孟某,女,38岁。

主诉:头闷痛2月余。

现病史:2个月前无明显诱因出现头闷痛,未系统诊治,近日加重来诊。刻下症见:头闷痛,伴呕吐涎沫,时胃气上逆,喜进热,多眠睡,乏力,双膝酸困,畏寒,手心汗出,心烦。既往甲状腺肿大20余年。

初诊:2009年4月19日。望之精神较差,面色欠光泽,颈部肿大,未见青筋暴露,下肢无水肿,舌质淡,苔白稍腻。询之头闷痛,伴呕吐涎沫,时胃气上逆,喜进热,多眠睡,乏力,双膝酸困,畏寒,手心汗出,心烦。闻之语声尚清亮,未闻及异常气味。切之未切及瘰疬,脉沉细弱。

本证属肝胃虚寒,浊阴上逆。肝寒随经上逆,则头闷痛;肝气犯胃,胃气虚寒则呕吐涎沫,浊阴上逆则蒙蔽清窍,阳闭阴气伸展,故呕多涎沫;乏力、畏寒、双膝酸困等症,舌淡苔白腻,脉沉细弱,亦为肝胃虚寒、厥阴不振、浊阴阻痹阳气之证。故予暖肝温胃、化浊降逆为法,方选吴茱萸汤合苓桂术甘汤加减。

处方:

吴茱萸9g	生姜15g	半夏9g	党参15g
茯苓15g	桂枝9g	炙甘草9g	大枣5枚
白术15g			

6剂,日1剂,水煎服。嘱其忌生冷、黏腻之品。

二诊:2009年4月26日。服药后头闷痛、呕恶减轻,多眠睡改善,偶心烦,停药3日前症萌动,舌质淡,苔白腻,脉沉细弱。前方加细辛6g、生龙牡各30g,4剂,水煎服,日1剂。

三诊:2009年4月30日。前症好转,舌质淡,苔白,脉沉细弱,服药尚可。4月19日方加夏枯草15g、生牡蛎30g、浙贝母9g,9剂,水煎服,日1剂。

按:《伤寒论》378 条:"干呕吐涎沫,头痛者,吴茱萸汤主之。"本患者肝胃虚寒,肝阳不足,浊阴上逆,故治以暖肝温胃,化浊降逆,予吴茱萸汤合苓桂术甘汤加减,苓桂术甘汤重在温阳健脾以化浊阴。三诊诸症好转,加用夏枯草、生牡蛎、浙贝母软坚散结以治甲状腺肿大。

[案2]

患者马某,男,54 岁。

主诉: 发作性头痛偏右 30 余年,加重 1 周。

现病史: 患者近 30 余年间断出现发作性头痛,以右侧为甚,未加系统诊治。近 1 周加重,头痛甚则见恶心,为进一步系统诊治而就诊。刻下症见:头痛以右侧为甚,甚则恶心,纳食少。头颅 CT 未见异常。

初诊: 2009 年 11 月 9 日。望之精神不振,面色少泽,胸部对称,腹部无压痛,下肢无水肿,脊柱四肢活动灵活,舌淡苔白而干。询之头痛甚则见恶心,平时睡眠尚可,纳食少,大便正常。闻之语声清晰,未闻及异常气味。切之颈软无抵抗,虚里搏动应手,脉弦。

头两侧为肝经循行部位,阴血虚滞,肝经失和拘急而痛,肝失疏泄横逆犯胃则见恶心。结合舌质淡、苔白而干,脉弦,均为肝阴血不足、肝络失和之象。宜养血柔肝、和络止痛为法,方用芍药甘草汤加味。

处方:

赤白芍各60g	生甘草15g	当归9g	白蒺藜15g
全蝎15g	柴胡3g		

3 剂,日 1 剂,水煎服,早晚分服。嘱其适寒温,畅情志。

二诊: 2009 年 11 月 12 日。服药后头右侧头痛明显好转,近 3 日出现肩肘、前胸、背部、右上肢外侧、耳后侧带状疱疹,色红、疼痛,大便正常,舌红苔白而干,脉细弦。

处方:

金银花30g	连翘30g	薄荷12g	菊花9g
蒲公英30g	紫花地丁10g	赤芍10g	丹皮30g
生甘草15g	栀子9g	白蒺藜9g	全蝎9g
龙胆草9g	板蓝根15g		

3 剂,日 1 剂,水煎服。

另：大黄 30g　　　黄柏 30g　　　栀子 30g　　　金银花 30g

薄荷 9g

2 剂,日 1 剂,水煎,外用。

三诊：2009 年 11 月 16 日。服药后带状疱疹疼痛有减,部分结痂,头痛有减,大便已稀,舌边红苔白,脉弦。

处方：

金银花 30g　　　连翘 30g　　　板蓝根 30g　　　赤白芍各 6g

生甘草 15g　　　土茯苓 30g　　　蒲公英 30g　　　丹皮 30g

栀子 9g　　　生石决明 30g　　　桑白皮 9g　　　生姜 4 片

4 剂,日 1 剂,水煎服。

按：偏头痛因于阴血虚滞,肝络失和,故予养阴血柔肝和络为法,方予大剂量芍药合甘草为主酸甘化阴,柔肝和络,缓急止痛,并加全蝎、白蒺藜搜风通络,加少量柴胡条达肝气并引经。二诊蛇串疮色红疼痛属风热湿毒所致,方用银翘散加减清热化湿解毒,内服外用而起效。

［案 3］

患者米某,女,66 岁,汉族,太原人。

主诉：两侧头痛阵发性发作 1 周。

现病史：患者近 2 年来间歇出现头痛,多因受寒诱发,未引起重视,近 1 周两侧头痛时作来诊。刻下症见：两侧头痛,伴两目酸困不适,呕恶,时发阵热汗出,夜间口干,睡眠不实,多梦,心烦易怒,喜进热食,食凉则腹泻。

初诊：2011 年 1 月 4 日。望之神清,精神欠佳,舌红,苔白微黄。询之两侧头痛,双目酸困不适,呕恶,时发阵热汗出,夜间口干,睡眠不实,多梦,心烦易怒,喜进热食,食凉则腹泻。闻之语声清晰,未闻及异常气味。诊之脉弦缓。

该患者以两侧头痛为主症,当属中医学之"少阳头痛"范畴,患者内有郁热,肝郁脾虚,故见心烦易怒、阵发汗出、食凉则腹泻等症。热扰心神,故见睡眠不实、多梦等症。复感风寒,经脉拘急,故见两侧头痛等症。舌质红,苔白微黄,脉弦,均为内有郁热之象。患者内郁热、外风寒,以丹栀逍遥散合川芎茶调散加减。

处方:

柴胡 9g	当归 9g	白芍 12g	炒白术 12g
茯苓 12g	丹皮 9g	栀子 9g	半夏 9g
生姜 3 片	竹茹 9g	黄芩 9g	川芎 9g
白芷 6g	防风 6g	白蒺藜 9g	蝉蜕 9g

5 剂,日 1 剂,水煎服。嘱其畅情志,避风寒。

二诊: 2011 年 1 月 8 日。服药尚合,头痛、恶心、多汗明显减轻,半夜仍汗出较多,舌红,苔白,脉细弦。

原方加赤芍 12g,炙甘草 9g。4 剂,日 1 剂,水煎服。

三诊: 2011 年 1 月 12 日。服药头痛、多汗续有减轻,自述药后腹泻 3 次,睡眠差,舌淡,苔白,脉细弦。

首诊方去丹皮、栀子、黄芩,加赤芍 15g、炙甘草 9g、羌活 6g。4 剂,日 1 剂,水煎服。

按: 头痛临床常见,按部位有在太阳、阳明、少阳,或在太阴、厥阴、少阴或痛及全头之不同,但以偏头痛者居多,其因不外乎外感、内伤两类,其基本病机为脉络绌急或失养,清窍不利。本患者两侧头痛系少阳头痛,少阳属肝胆,肝经郁热,郁而化火,克脾扰心。扰心见心烦易怒和阵热汗出,克脾见食凉腹泻。复感风寒,"伤于风者,上先受之",风邪夹寒,寒为阴邪伤阳,清阳受阻,寒凝血滞,脉络不畅则绌急而痛。故以内外同治,既清解内生肝经郁热,疏肝健脾和胃,使脉络安和;又祛散外感风寒,使经脉得缓。予经典方丹栀逍遥散解郁理滞健脾,并加川芎、白芷、防风、白蒺藜、蝉蜕祛风散寒,其中川芎和白芷是治少阳头痛的专用有效药。患者呕恶,属肝胃不和致胃失和降,加半夏、竹茹合生姜降逆止呕,二诊复加用赤芍、炙甘草酸甘敛阴以止汗,并生津缓急而止痛。三诊时热象减,故减方中清热之力,加大赤芍、炙甘草用量酸甘敛阴,加羌活增祛风止痛之力。该案抓住少阳头痛从肝入手,内清郁热,外解风寒,以丹栀逍遥散和川芎茶调散加减调治而效。

二、眩 晕 案

[案1]

患者栗某,男,74 岁,退休工人,太原人。

主诉: 头晕 1 月。

现病史：患者 1 个月前无明显诱因出现气从少腹上冲胃脘则头晕，伴腿软、心悸，曾服中药调治（具体不详），效果不明显。刻下症见：气从少腹冲胃脘则头晕，腿软，心下悸。心电图正常。

初诊：2011 年 3 月 12 日。望其神疲，面色少华，舌淡红，苔白厚。询其胃脘部有振水音，足凉，牙痛，口干苦，喜进热食，消瘦，大便先硬后软，小便利，腹部矢气则舒。闻之语声清晰，口中异味。诊其腹软，脉弦缓。

此乃患者年老脾虚，运化失职，痰饮内停，故见胃脘部有振水音；痰饮上犯清窍，故见头晕。痰饮属阴，阴寒盛于下，虚火炎于上，故见口干苦、牙痛、足凉、口中异味等症。舌淡红，苔白厚，脉弦缓，均为痰饮内停之征象。证属痰饮上泛，法当通阳利水，培土运脾。主以苓桂术甘汤加味。

处方：

茯苓 30g	桂枝 9g	生白术 30g	炙甘草 9g
赤白芍各 30g	黄连 6g	枳实 15g	沉香 6g
肉桂 3g			

5 剂，日 1 剂，文火煮取 300ml，分 2 次服用。嘱其忌生冷、油腻之品。

二诊：2011 年 3 月 17 日。服药尚效，胃脘振水声，气从少腹上冲胃脘明显好转，头晕、心悸、腿软亦轻，牙痛有减，口臭已除，精神有增，望其舌淡苔白，诊其脉弦缓。守法不变，原方加大腹皮 15g、炒白芍 30g，6 剂，日 1 剂，水煎服。

三诊：2011 年 4 月 1 日。服药胃脘振水声，气从少腹上冲胃脘及头晕心悸续有好转，但下肢发软，夜间腹部脐周跳动，时口苦，望其舌淡苔厚，诊其脉缓。

处方：

茯苓 30g	桂枝 9g	炒白术 30g	枳实 3g
炙甘草 9g	草豆蔻仁 9g	肉桂 3g	

6 剂，日 1 剂，水煎服。

按：眩晕是中老年人常见病之一，其基本病理变化不外虚实两端。虚者为髓海不足，或气血亏虚，清窍失养；实者为风、火、痰、瘀扰乱清窍。其主要病位在头窍,病变脏腑与肝、脾、肾相关。汉代张仲景《金匮要论》《伤寒论》中即提出痰饮是眩晕的主要致病因素之一。"心下有支饮其人苦冒眩,泽泻汤主之。""伤寒若吐若下后,心下逆满,气上冲胸,起则头眩,脉沉紧,发汗则动经,身为振振摇者,茯苓桂枝白术甘草汤主之。"本患上热下寒,脾阳虚损,致使水液不能正常输布而致痰饮内停,水饮阻滞,清阳不升则头眩。痰饮内阻则气逆上冲,阴寒内盛,虚火上炎故成上热下寒证。侯振民主以苓桂术甘汤温化痰饮,并加黄连 6g、肉桂 3g 清上温下,引火归原,加枳实、沉香下气降逆,赤白芍和阴血而利水饮。枳实、生白术合用治大便先硬后软,增强动力。药味虽少,匠心独运,疗效甚佳。

[案 2]

患者刘某,女,35 岁,文员。

主诉:间断性头晕 5 年,加重半年。

现病史:患者 5 年来间断出现发作性头晕,劳累生气后易发,伴心慌、心跳、胸闷,约数秒或数分钟后即缓解。曾做心电图检查显示窦性心动过速,服用西药效果不明显。近半年来症状加重,故就诊。刻下症见:时头晕,心慌,胸闷,纳少,恶心。心电图:窦性心动过速。

初诊:2010 年 9 月 14 日。望之神疲,形体偏瘦,面色偏黄少泽,舌质淡红,苔白。询之多于劳累或生气时头晕加重,心慌,胸闷,纳少,恶心,睡眠差,惊悸不宁,全身乏力,或冷或热,大便稀,小便亦多。诊之脉弦。

此乃患者素体脾胃虚弱,脾气虚不能化生水谷精微为气以上充于脑,故见眩晕;不能养心安神则见心悸、失眠。情志不舒则肝郁克脾土,劳则气耗,其气更虚。脾失健运,胃之受纳功能失常,则见生气加重、纳少、恶心等症。脾虚不运,湿邪内生,水湿浸渍肠道则见大便稀。舌质淡红,苔白,脉弦,均为心脾两虚兼有痰湿之证。证属心脾两虚、气血不足、痰湿阻滞,法当补益心脾、益气养血、燥湿化痰,主以归脾汤合半夏白术天麻汤加减。

处方:

生黄芪 30g	党参 15g	炒白术 12g	当归 9g
炙甘草 9g	茯苓 15g	远志 6g	炒酸枣仁 30g
广木香 9g	桂圆肉 9g	生姜 3 片	大枣 5 枚
天麻 9g	半夏 9g	生龙齿 30g^(先煎)	

6 剂，日 1 剂，文火煮取 300ml，分 2 次服用。嘱畅情志，避劳累。

二诊：2010 年 9 月 21 日。服药后自觉睡眠增加，乏力、身时冷时热好转，仍头晕，胸闷，心慌；手足冷好转，大便日行 3 次，舌尖红，苔白，脉沉细弦。原方加瓜蒌 15g，薤白 9g，桂枝 9g。4 剂，日 1 剂，水煎服。

三诊：2010 年 9 月 26 日。服药后头晕、乏力、胸闷、心慌明显好转，手足冷好转，现时有心前区疼痛，项强，腰背窜痛，两侧头痛，眉棱骨痛，时恶心，舌暗红，苔白，脉沉细。9 月 14 日方去天麻，加川断 9g、桑寄生 30g、柴胡 9g、枳壳 9g，6 剂，水煎服。

按：本患者头晕而兼心慌、胸闷、眠差及纳少、乏力、便稀、舌淡、苔白等症，辨证当为气血两虚不能上充于脑而导致的眩晕。病位在脾、心，或因肝郁克脾，或因于劳累伤气，脾气虚不能化生气血上充于脑，不能滋养四肢百骸、养心安神而出现精神症状。侯振民辨其病本，予归脾汤为主补益心脾，使气血化生有源，则诸症可消。首诊方在归脾汤基础上还加半夏、白术、天麻，健脾燥湿加强治晕之效；二诊则加瓜蒌、薤白、桂枝，温通心阳以治胸闷、心前区疼痛；三诊则加川断、桑寄生补肾壮骨，并加柴胡 9g、枳壳 9g，一升一降，理气行滞。

[案 3]

患者武某，男，26 岁，自由职业者，太原人。

主诉：间断性头晕 3 月余，加重 1 周。

现病史：患者近 3 个月来间断出现头晕，头晕时伴头痛、眉棱骨痛，头两侧较重，晕时恶心欲吐，曾于西医院诊为"梅尼埃病"，间断服中药治疗，症状可缓解。近 1 周症状加重，故就诊。刻下症见：头晕头痛，恶心欲吐，胃脘不适。

初诊：2010 年 6 月 17 日。望之神情烦闷，面色欠泽，精神较差，舌边尖红，苔白腻。询之素日多因生气而诱发，头晕头痛以两侧为甚，恶心欲吐，胃脘部胀满，手脚凉，多睡眠，大便稀，日 1 次。诊之脉沉滑。

此乃患者情志抑郁，肝郁气滞，横克脾土，痰湿内生，痰与肝胆之郁火相结，痰火上扰清空，而发为头晕头痛等症；肝胃不和，则见恶心欲吐；内有热郁，阳气不得伸展，不能达于四末则见手脚发凉，清阳不展则见多睡眠。舌边尖红，苔白腻，脉沉滑，均为痰火内扰之象。证属痰火上扰，法当除痰降火，理滞解郁，方以柴芩温胆汤合四逆散加减。

处方：

柴胡9g	赤白芍各15g	枳实9g	炙甘草9g
半夏9g	陈皮9g	竹茹9g	生姜3片
黄芩9g	防风6g	白芷3g	白蒺藜9g

6剂，文火煮取300ml，分2次服用，日1剂。嘱其畅情志，忌辛辣。

二诊：药后诸症明显缓解，现胃脘部憋胀，舌边尖红，苔白腻，脉沉弦。原方加广木香9g，槟榔9g。6剂，水煎服。

按：侯振民治疗临床主症见"头目眩晕，呕吐酸苦"者，多以柴芩清胆汤除痰降火。本病多因于肝胆郁热、痰火上扰所致。本患者虽未见呕吐酸苦，然伴见头痛，以两侧为甚，舌红，脉滑，亦属肝胆郁热，痰火上扰，故予柴芩清胆汤。本患者症见手脚凉，但并非脾胃阳虚不能温四末所致，而因于内有郁热，阳气不能伸展，故治疗上不予温阳而予理滞解郁的四逆散，意在使阳气通达，并加用防风、白芷、白蒺藜祛风散热。二诊见胃脘部憋胀，故加用广木香、槟榔理气除胀。方小而力专，效果甚好。

三、中 风 案

[案1]

患者谢某，女，68岁，汉族，山西省忻州市人。

主诉：语言不利2年，加重1周。

现病史：患者2年前曾有情志抑郁史，其后出现语言不利，间断服药治疗，具体诊治不详。近1周症状加重而来诊。刻下症见：语言不利，伴头摇、头闷，四肢活动正常，走路发偏，胸闷，眠差，食后呃逆则舒，纳可，大便调。CT示：基底节区腔隙性脑梗死。

初诊：2009年6月16日。望之面色暗黄，精神差，情绪抑郁，头不自主摇动，步态欠稳，神疲，伸舌居中，腹微隆，下肢无水肿，舌质暗红，苔薄白。询之语言不利，应答准确，伴头摇、头闷，四肢活动正常，走路发偏，胸闷，眠差，食后呃逆则舒，纳可，大便调。闻之呼吸均匀。切之虚里搏动应手，未扪及癥瘕，脉弦滑数。

此例患者情志不舒，久则气郁气滞。气滞则血瘀，阻塞血络。脑脉瘀滞不通，用废失常，则见语言不利、走路发偏等症。患者阴血亏虚，故见头摇、头闷等症，气滞血瘀，胸阳不振则见胸闷。肝气横逆犯胃则食后呃逆。结合舌脉,总属气滞血瘀之证。诊断为中风之中经络(气滞血瘀),以行气活血通络立法,方药选血府逐瘀汤合旋覆花汤加减。

处方:

柴胡 9g	枳壳 9g	桔梗 9g	当归 9g
川芎 9g	赤白芍各 15g	桃仁 9g	红花 9g
青葱管 30g	菖蒲 9g	郁金 9g	牛膝 9g
旋覆花 9g			

6 剂,日 1 剂,水煎服,早晚分服。嘱调畅情志,适当锻炼。

二诊:2009 年 6 月 22 日。服药胸憋好转,仍语言欠利,睡眠差,素怕冷,舌质暗红,苔薄白,脉弦数。原方加䗪虫 9g,降香 9g,牛蒡子 9g,蝉蜕 9g。5 剂,水煎服。

按:本患因情志抑郁而诱发,气郁气滞而血瘀,属气郁血瘀证,因瘀阻血络而生诸症,故治予行气活血为法,方予血府逐瘀汤合旋覆花汤加减。侯振民认为血府逐瘀汤合金匮旋覆花汤加䗪虫、降香,用于脑梗死和脑梗死后遗症,是一张很有效的方剂,但语言不利为主者,应选用菖蒲郁金汤为主。选用血府逐瘀汤时还应注意与补阳还五汤的区别。两方一为理气活血,一为益气活血,辨证中应加以注意。

[案2]

患者程某,男,71 岁,退休工人,太原人。

主诉:口眼㖞斜 2 年余。

现病史:患者口眼㖞斜 2 年余,近 1 周以来感左手麻木、下肢无力来诊。刻下症见:口眼㖞斜,言语不利,左手麻木,下肢无力,有时抽搐,大便偏干,1~2 日 1 次。

初诊:2011 年 2 月 13 日。望其精神尚可,神志清晰,面色欠泽,口眼㖞斜,舌质暗,舌根苔厚。询其言语不利,左手麻木,下肢无力,有时抽搐,大便偏干,1~2 日 1 次。诊其颈软,腹部无按痛,脉滑。CT 示:多发腔隙性脑梗死,脑萎缩。

该患者口眼㖞斜为主症,符合中风中经络诊断。患者病史长,舌质暗,左手麻木,符合气虚血瘀表现。该患者证属风中血络、气虚血瘀,拟益气活血、通络息风为法,当以补阳还五汤加减。

处方：

生黄芪 30g	赤芍 30g	川芎 15g	当归 30g
鸡血藤 30g	桃仁 12g	红花 10g	地龙 15g
土鳖虫 12g	水蛭 12g	生薏苡仁 30g	木瓜 15g
防己 10g	桑枝 30g	丝瓜络 10g	白附子 12g
僵蚕 12g	全蝎 6g		

7 剂，每日 1 剂，水煎分 2 次服。嘱其畅情志，清淡饮食。

二诊：2011 年 2 月 20 日。药后左手麻木减轻，下肢已不抽搐，舌质暗，舌苔薄白，脉弦。继服原方，加入姜黄 15g、桂枝 5g，14 剂，每日 1 剂，水煎服。

三诊：2011 年 3 月 5 日。服药半月，左手麻木基本消除，唯感肢体活动乏力，舌质红，苔薄白有剥脱，脉弦，继以原方改为丸药巩固治疗。

处方：

生黄芪 30g	白附子 12g	僵蚕 10g	全蝎 6g
赤芍 30g	当归 30g	川芎 15g	丹参 30g
桃仁 12g	红花 10g	川贝母 10g	玄参 10g
夏枯草 15g	昆布 15g	海藻 15g	海浮石 18g
姜黄 15g	桂枝 6g	生牡蛎 60g	

10 剂，共为细末，炼蜜为丸，每丸重 10g，每次 2 丸，一日 3 次。

按：补阳还五汤是源于《医林改错》，此方为清代名医王清任所创的治疗气虚血瘀型中风中经络的一首良方，由黄芪、当归尾、芍药、地龙、川芎、桃仁、红花等药物组成，是治疗中风后遗症的第一要方。盖因半身不遂、口眼㖞斜是中风后遗症的一大主症，侯振民在此方中加入土鳖虫、丹参、鸡血藤这三味活血化瘀药极大提高了疗效。补阳还五汤方主要是用治半身不遂属于正气亏虚而致血脉不利者。侯振民认为半身不遂等症元气亏损是其本源，元气既虚，致气虚不能鼓动血脉运行，血行乏力，脉络不畅而成气虚血瘀之证。瘀阻脑脉，则见半身不遂舌㖞而謇，语言不利，血行不畅经脉失养故见肢体麻木，故方中重用甘温之补气要药黄芪为君药以大补患者脾胃之元气，通过补气来加强活血行血的功效。取当归性味甘辛温，之所以不取整支当归而独取当归尾，是因为当归身以补血为主，而当归尾则有活血化瘀且化瘀不伤正之妙，是为臣药。赤芍性味苦凉,能活血祛瘀,清热凉血;川芎性味辛温,能活血行气,祛风止痛;桃仁性味甘平,能破血祛瘀,润燥滑肠;红花性味辛温,能活血通经,祛瘀止痛。此四味助归尾活血祛瘀。地龙性味咸寒,能清热止痉,长于行散走窜通络除痹,在此方加入土鳖虫、丹参、鸡血藤三味活血化瘀药,土鳖虫性寒,味咸,有小毒,入肝经,功效为破血逐瘀,通络理伤,是一味化久瘀、通经隧功效突出的常用中药,现代药理研究表明其有抗血栓形成和溶解血栓的作用;丹参,味苦,气微寒,无毒,功效活血散瘀,现代药理研究发现其有提高纤溶酶活性,延长出血、凝血时间,抑制血小板聚集,改善血液流变学特性等功效;鸡血藤苦甘温,其汁似血,药用茎藤,入血分,具走窜之性,有行血活血、散瘀通滞、舒经活络之功,三药合为佐药。诸药互相配合,可使气旺血行,瘀祛络通,诸症自可渐愈。全方配伍特点:重用补气药和少量活血药相伍,使气旺血行以治本,祛瘀通络以治标,标本兼顾,且补气而不壅滞,活血而不伤正。补阳还五汤加味,从立法、遣方、用药等方面,紧扣病症,故疗效显著。

四、痫　病　案

患者韩某,女,50岁。

主诉:发作性头晕、头痛10余年,近半年加重。

现病史:患者自34岁时间断出现发作性头晕、头痛,行脑电图检查诊断为癫痫,曾服抗癫痫药物,症状好转渐停药。近半年发作性头晕、头痛加重,故就诊。刻下症见:头痛、头晕以前额为主,伴呕恶,夜间多梦,记忆力下降,纳食不香,发作时伴意识不清,3~5分钟自然缓解。平素性格欠开朗,不善多言,易生气。

初诊:2011年4月19日。望之神清,精神欠佳,舌红苔白而干微黄。询之头痛、头晕以前额为主,伴呕恶,夜间多梦,记忆力下降,纳食不香。发作时伴意识不清,3~5分钟自然缓解。闻之语声清晰,未闻及异常声息及气味。切之脉沉弦细。

患者以间断性头晕、头痛,发作时意识不清为主症,应属中医学"痫病"范畴。患者素日性格不爽,久则肝郁犯脾,脾失健运,痰浊内生,郁久化火,痰火上扰清窍则头晕、头痛,蒙蔽神窍则意识不佳,痰火扰神则夜间梦多,痰湿中阻则呕恶、纳食不香。舌红苔白而干微黄,脉沉弦细,均为内有痰火之象。久病生瘀,而成痰瘀血阻之证。侯振民以除痰降浊、开窍活血为法,方用柴芩温胆汤加减。

处方：

柴胡 9g	黄芩 9g	半夏 9g	胆南星 9g
生姜 9g	竹茹 9g	枳实 9g	桃仁 9g
红花 9g	生龙齿 30g	蟅虫 9g	降香 9g
当归 9g	天花粉 30g	麝香 0.06g	菖蒲 9g

4 剂，日 1 剂，水煎服。嘱其畅情志，稳定情绪。

二诊：2011 年 4 月 24 日。服药后尚可，前额疼痛未发，多梦好转，但近日癫痫发作 1 次，神志不清，3~5 分钟可缓解，舌红苔白厚腻微黄，脉沉细弦。

处方：

半夏 9g	陈皮 9g	胆南星 9g	茯苓 15g
苍术 12g	厚朴 9g	枳实 15g	竹茹 9g
川芎 9g	菖蒲 9g	远志 6g	炙甘草 9g

6 剂，日 1 剂，水煎服。

三诊：2011 年 4 月 30 日。近日癫痫又发作 1 次，3~5 分钟自然缓解，发作时不知，醒后头晕，素有呕恶，全身乏力，晨起口干饮水多，时有心慌，苔中白腻，脉沉缓无力。

处方：

半夏 9g	天麻 9g	炒白术 12g	胆南星 12g
党参 15g	菖蒲 9g	远志 6g	茯苓 12g
炙甘草 9g	陈皮 9g	生姜 3 片	当归 9g
竹茹 9g	生地 9g	生龙齿 30g^(先煎)	

6 剂，日 1 剂，水煎服。

四诊：2011 年 5 月 7 日。服药尚可，癫痫未发作，心慌未发作，头晕 2 次，精神纳食可，舌体胖大，苔白，脉沉缓。4 月 30 日方加炒酸枣仁 30g、桂圆肉 9g、麝香 0.06g，6 剂，水煎服。

按：患者以发作性头晕、头痛为主症，时伴神志不清，移时苏醒，故属中医之痫病。痫之为病，病理因素以痰为主，因风、火触动，痰瘀内阻，蒙蔽清窍而发病。痰浊内阻，阴阳偏盛，神机受累，元神失控是病机的关键所在。侯振民从痰入手，始以柴苓温胆汤并活血开窍之品，续以半夏白术天麻汤合导痰汤加减治之,健脾化痰开窍,终收其功。本患者后又来诊 3 次,癫痫未发,精神纳食好转,性格较前开朗。患者满意,医者欣慰。对于癫痫病,普遍以为控制疾病的发作需配合西医抗癫痫药,而本患者纯以中药治之,从痰入手,化痰开窍,祛除痰湿,而使气机调畅,阴阳平和,而控制疾病的发作,更能体会到中医学的科学性、有效性。

第七节　肢体经络疾病

一、行　痹　案

患者李某,男,39 岁。

主诉:全身酸困不适、重痛 6 年余。

现病史:患者于 6 年前无明显诱因出现全身酸困不适重痛,以肩关节、膝、肘、腰部不适为甚,曾化验类风湿因子阴性,抗 O 阴性,曾多方就诊,服中药症状时轻时重。刻下症见:全身困重酸疼,夜眠差。

初诊:2010 年 3 月 14 日。望之形体偏瘦,精神较差,面色欠泽,目窠无水肿,舌质红暗,苔白。询之肩关节、膝、肘、腰部酸困重痛,夜眠及清晨欲醒时较重,呈游走性,喜覆厚被。日间症状较轻,素不畏寒,纳食二便正常。诊之关节局部无红肿热感,脉细。

此乃患者外感风湿,风湿痹阻筋脉肌腠,不通则痛,故见全身酸困不适,重痛。风为阳邪,善行数变,故呈游走性。湿性重着,湿为阴邪,易伤阳气,夜间阳气虚而阴气盛,故症状夜间为甚,而喜覆厚被。故本病病性属实,证属风湿痹阻,法当祛风胜湿通痹,选用印氏上中下通用之痛风方加减。

处方:

苍术 12g	黄柏 6g	制南星 9g	桂枝 12g
防己 9g	威灵仙 9g	秦艽 9g	桃红各 9g
川芎 9g	白芷 9g	神曲 9g	桑枝 15g
鸡血藤 15g	乌蛇 30g	羌活 9g	

4 剂,日 1 剂,文火煮取 300ml,分 2 次服用。嘱其避风寒,居处防潮湿。

二诊:2010 年 3 月 18 日。服药后全身酸困不适、畏寒减轻,仍喜覆厚被,骶部不适,唇周干,舌红,苔白,脉沉缓。

原方加姜黄 9g,独活 9g,防风 9g,知母 9g。6 剂,日 1 剂,水煎服。

三诊：2010年3月25日。服药后，夜间腰部、两膝关节酸困怕冷明显好转，前天夜间又发酸困怕冷，但昨晚尚好，时有肩背不适，舌红，苔白，脉沉缓。

首诊方加姜黄9g，车前子15g，牛膝9g，木瓜9g。6剂，日1剂，水煎服。

四诊：2010年4月1日。服药甚合，夜间发作性腰以下酸困怕冷疼痛续有好转，仍觉背部酸困疼痛，舌质红，少苔，脉沉弦。

首诊方去川芎、白芷、羌活，加独活9g、郁金9g、川楝子9g、木瓜15g、防风6g。6剂，日1剂，水煎服。

按：本患者以全身酸困不适、重痛为主要症状，部位以多关节及腰部为主，特点为酸、困、重、痛，呈游走性，并以夜间为甚。盖因风性善行而数变，湿性重着，湿为阴邪，最易伤阳，天人相应，夜间阳气更虚，故症状加重。故辨之为风湿痹阻型痹证。治予祛风胜湿为主，方选印氏上中下通用之痛风方。方中用黄柏、苍术燥湿清热；桂枝、威灵仙、羌活、白芷祛风胜湿，桂枝犹有温通阳气之功；加桃红、川芎、鸡血藤、乌蛇活血通络、搜风定痛，取"治风先治血，血行风自灭"之意。二诊于祛风湿药的基础上，加质润之知母为佐药，可生津养阴，以防风药太燥伤阴。三诊加牛膝、车前子利湿、引湿下行，从小便而解。四诊以背部酸困疼痛仍重，加郁金、川楝子理气活血止痛。本方侯振民更多用于痹证以上肢、肩背和手指小关节疼痛为主者，效果良好。

二、着 痹 案

患者王某，男，65岁。

主诉：双下肢酸困沉重5日。

现病史：患者近5日来未见明显原因出现双下肢酸困沉重，并影响睡眠，遂来诊。刻下症见：双下肢酸困沉重，并影响睡眠，伴口干饮水不多，精神较差，食纳尚可，大便数日1行，小便尚可。

初诊：2010年12月19日。望之神清，精神较差。询之双下肢酸困沉重，并影响睡眠，口干饮水不多，食纳尚可，大便几日1行，小便尚可，舌暗红，苔厚而干。闻之语声清晰，未闻及异常气味。切之脉弦滑。

患者双下肢酸困沉重为主症，当属中医学"着痹"范畴。湿性重浊趋下，阻遏阳气，气血运行失常，经络痹阻，故见双下肢酸困沉重。湿郁化热故口干而饮水不多，舌暗红，苔厚而干，脉弦滑，为湿热内壅之象。采用治法：清热利湿,通经开痹。方药:四妙丸加味。

处方:

苍术 9g	黄柏 9g	牛膝 9g	薏苡仁 9g
木通 9g	泽泻 9g	车前子 15g	木瓜 9g
葛根 9g	生白芍 15g	炙甘草 9g	

4剂,日1剂,水煎服。嘱其忌肥甘之品。

二诊:2010年12月23日。患者服药后双下肢酸困沉重明显减轻,睡眠可,但凌晨3时难入睡,上午腿酸困,下午轻快,苔白而干,脉弦滑。前方加半夏9g、陈皮9g、枳实9g、竹茹9g。6剂,水煎服。

按:痹证是以关节、肌肉疼痛、重着、酸楚、麻木为主症之疾病。其成因以外感风寒湿邪,因人而异,从阳化热、从阴化寒。其共同的病理变化是关节、肌肉、皮肤间的气血瘀滞,经络不通。《内经》将其分为"行痹""痛痹""着痹",其中"风气胜者为行痹""寒气胜者为痛痹""湿气胜者为着痹"。侯振民临证依主症分为风热痹、寒湿痹、风寒湿痹、湿热痹四型。湿热痹中症状主在肩背、上肢者多兼风邪;偏于腰膝以下者以湿邪偏重。以肩背上肢症状为主者用黄柏苍术汤加减,偏于下肢者用四妙丸加味。方用苍术、黄柏清热燥湿;薏苡仁、木通、车前子、泽泻清热利湿;木瓜、牛膝、葛根舒筋利关节、强筋骨;生白芍、炙甘草柔筋缓急,共奏清热利湿、通经开痹之效。

三、骨 痹 案

患者苏某,男,68岁,教授,太原人。

主诉:右髋关节疼痛,右下肢跛行渐行性加重2年余。

现病史:患者于1993年自觉右髋关节疼痛明显,逐渐疼痛加重引起右下肢跛行,影响正常生活,就诊于医院,拍片提示右股骨头上极塌陷,上极囊性变,骨质密度增高,予其贴膏药、服钙片等治疗,效果不明显而来诊。刻下症见:右髋关节疼痛,右下肢跛行,上下楼梯极不方便,生活自理受限,纳食好,睡眠一般,小便次数多,大便偏干。

初诊:1996年1月13日。望其精神尚可,面色欠泽,舌红暗,苔白,右下肢跛行。询其右髋关节疼痛明显,纳食好,睡眠一般,小便次数多,大便偏干。诊其右髋关节疼痛,脉细弦。

侯振民认为该患者以右髋关节疼痛、右下肢跛行为主症,当属中医学之

"骨痹"范畴,患者年老肾衰,骨髓空虚,不荣则痛。当以先后天同调,佐活血化瘀之品疏通经络,以补肾益髓、活血止痛为法,方以侯氏经验方续断健骨汤加味。

处方：

熟地 15g	山茱萸 12g	山药 12g	枸杞子 9g
鹿角霜 9g	蟅虫 9g	鸡内金 15g	牛膝 9g
降香 9g	当归 9g	白芍 9g	肉苁蓉 30g

12剂,日1剂,文火煮取300ml,分2次服用。嘱其畅情志,避生冷。

二诊：1996年1月25日。经服上方10余剂关节疼痛缓解,大便通畅,减去肉苁蓉、当归,继续服药20余剂。

三诊：1996年2月17日。患者关节疼痛明显缓解,可正常行路。

因要去德国为女儿照看小孩,改服丸药1年有余,关节疼痛完全解除,并能步行5km,生活自理。1999年6月10日,X线片提示：右股骨头囊变上极较3年前X线片比较变圆滑,囊变范围减小,坏死密度增高区减少。

按：续断健骨汤为侯振民治疗老年骨质疏松症的经验方,是基于中医"肾主骨""脾肾相关"及"活血化瘀"等理论,结合现代生命科学和医学研究成果,汲取民族医药的精华,精选药物组方。方中熟地、山茱萸、鹿角霜等补肾药能使骨代谢活动增强,骨基质增多,并能调节钙磷的吸收；再加之鹿角霜、牛膝、枸杞子等药可补肾精,壮筋骨；蟅虫、鸡内金、降香可以改善和调节血液循环,起到恢复骨骼营养的作用,本方阴阳双补、肾脾同调、标本同治、补泻有致、温而不燥,使用后不仅可较快地缓解疼痛,而且能逐渐改善骨质疏松症的其他症状,提高机体抗病能力。全方位对机体整合调节,提高机体免疫功能,调节内分泌,纠正钙代谢紊乱,延缓衰老,在临床上治疗骨质疏松症确有较好疗效。

四、肩凝症案

患者薛某,女,55岁。

主诉：两肩酸楚疼痛,右肩痛甚1月。

现病史：患者于1个月前因骑自行车出汗后又被风吹,次日则两肩酸楚疼痛,右肩为甚,其后多日症状不断加重,肩关节外展、上举、外旋和内旋等活动不利,以致受限,几经理疗按摩效果不显,故求治于中医。刻下症见：两肩酸楚疼痛、僵硬,活动时疼痛难忍,右肩为甚,并伴有汗出恶风、项强,无过敏史。颈部、肩部正位 X 线片未见异常。

初诊:2011 年 3 月 20 日。望其形体消瘦,面色萎黄,体倦乏力,舌淡红,苔薄白。闻其语言清晰。询其每于感寒后及夜间两肩酸楚更甚,受热后可轻微缓解,汗后恶寒,阴天怕冷,诊其脉弦细弱。

此乃患者素体偏弱,汗后风寒乘虚而入,营卫失和,风寒湿邪凝滞肩关节。诊为肩凝症,证属营卫不和、风寒阻络,法当调和营卫、散寒除湿,方以桂枝汤加葛根汤加味。

处方:

桂枝 9g	生白芍 9g	炙甘草 6g	葛根 20g
鸡血藤 15g	片姜黄 10g	威灵仙 10g	当归 9g
羌活 9g	生姜 3 片	大枣 5 枚	

5 剂,日 1 剂,文火水煎,取汁 300ml,分早晚 2 次温服。嘱其饮食清淡,忌剧烈活动及汗后避免受凉。

二诊:2011 年 3 月 31 日。药后病情明显缓解,关节旋转无酸楚不适感,但用力仍有疼痛,汗出后轻微恶风,脉弦缓,舌淡苔薄白,以上方加桑枝 30g,继服 5 剂。

随访:2011 年 11 月 27 日。患者因食后胃脘胀满不舒前来就诊,谓其年初肩关节疼痛服药 8 剂后症状明显改善,后又按处方自己抓药服用 7 剂后,至今肩关节活动自如,未再酸楚疼痛。

按:肩凝症又称漏肩风,多见于中老年人。临床常由露肩受风,风寒乘虚而入,阻塞络脉,凝结肩关节所致。侯振民于临床治疗此症,针对体质虚弱、平素比同龄人怕冷者,最常用黄芪桂枝五物汤或桂枝加葛根汤;对体质壮实不汗出者,以麻黄汤加味治疗。此案患者因汗出感受风寒,两肩酸楚疼痛、僵硬活动不利,说明风寒湿邪乘虚而入,凝滞关节;素体偏瘦,又见汗出恶寒、项强之症,故侯振民以桂枝汤解肌祛风,调和营卫,用葛根鼓舞胃气上行使津液上升以柔润筋脉,复加鸡血藤补血行血,舒筋活络;姜黄、威灵仙横行肩臂,为治疗肩颈项背上肢之痹痛要药;桑枝祛风通络,以治疗肩臂、关节酸疼麻木为长。方证合拍,共奏解肌祛风、调和营卫、散寒除湿、舒筋止痛之效,而取效速也。

第五章

讲稿集粹

第一讲　桂枝汤及其加减的临床应用

医圣张仲景氏著《伤寒论》是辨证论治的伟大巨著，其言精而奥，其法简而详，历代尊为群方之祖，而桂枝汤是仲景《伤寒论》的第一首方剂，后世称为群方之冠，乃解肌发汗、调和营卫之第一方，其加减应用被历代医家所重视。在《伤寒论》113 方中有桂枝的计 41 方，以桂枝加减的有 26 方。

【药物组成】

桂枝三两　生杭芍三两　炙甘草二两　生姜三两　大枣十二枚

【原文】

（12）太阳中风，阳浮而阴弱，阳浮者热自发，阴弱者汗自出。啬啬恶寒，淅淅恶风，翕翕发热，鼻鸣干呕者，桂枝汤主之。

（13）太阳病，头痛，发热，汗出，恶风，桂枝汤主之。

（53）病常自汗出者，此为荣气和，荣气和者外不谐，以卫气不共荣气谐和故尔。以荣行脉中，卫行脉外，复发其汗，荣卫和则愈，宜桂枝汤。

（54）病人脏无他病，时发热，自汗出而不愈者，此卫气不和也。先其时发汗则愈，宜桂枝汤。

【注意事项】

服药后隔一二分钟，饮热稀粥一碗，以助药力。并用被子温覆取汗，以遍体湿润为度。不可如水淋漓，恐汗出过多，不但病不能除，且容易重感风寒。若一服病已愈，不必再服。如不愈，仍可照前法服之。此药必须早、午、晚连续服用，时间不可拉长。每服一次，必须检查病情有无变化，最要紧的必须注意口渴与不渴，或喜冷性饮食与否。如果有口渴或喜冷现象，可以马上把药停止，或配合石膏一类的寒性药品，以免误犯阳盛之戒。如病情没有变化，可以继续服用，虽二三剂也可。除此以外，注意避风，忌食生冷、油腻、酒肉、五辛、臭恶等不易消化或带刺激性的食物,以免影响疗效。

【禁忌证】

（1）口渴喜冷。

（2）酒客及湿热证的身热汗出。

（3）小便数,心烦,脚挛急。

（4）鼻衄。

（5）脉浮紧,无汗。

按:古人所谓"桂枝下咽,阳盛则毙"的"阳盛"二字,正是指上述证候而言。我们经验,不但有口渴喜冷之症不可用,就是有口干咽燥之症,也不可用,因为这些症状都是有热的现象。

【解读】

此太阳病解肌和荣卫之主方。所谓解肌,亦属于辛温发汗范围内的一种方法。不过这种发汗是在有汗的症状时进行的,所以不叫作发汗而叫作解肌。从"和荣卫"三字体会,说明这种方法,有时候不完全以出汗为目的。

桂枝汤所以能解肌和营卫,关键在于桂枝和芍药这一对君臣药物的配伍应用,桂枝汤中桂枝芍药是为主要药物。桂枝温通卫阳为气分药物,芍药酸寒敛营为血分药,二药一通一敛,等量相伍,桂枝得芍药之酸而不过散,芍药得桂枝之辛而不阴凝,是于发汗中寓有敛汗之意,和营之中有调卫之功,生姜之辛佐桂枝发表,大枣之甘佐芍药和中,甘草甘平,走卫而温,入营而滋,调中气和表里,五味药相合,可表可里,可气可血,除解表外更有温补、温通、温化之功,其立法从脾胃达营卫周行一身,融表里、调阴阳、和气血、通筋脉。正如徐忠可所说:"桂枝汤……表证得之,为解肌和荣卫,内证得之,为化气调阴阳。"实为一首难得的千古良方,经近两千年的应用,至今仍有强大的生命力。

桂枝汤中的桂枝和芍药二药在应用时,必须等量配伍,若用量增减,方名及所治症状就不一样了,其加减所涉及证甚广,但有规律可循,如芍药的剂量大于桂枝,就名桂枝加芍药汤,是为太阴病,腹满时痛而设;如桂枝的剂量大于芍药,就名桂枝加桂汤,治疗"奔豚"气上冲胸之证。桂枝汤中含有桂枝甘草汤和芍药甘草汤,其中桂枝、甘草相配,辛甘发散为阳,能强心阳、治悸动、降逆气,缓急迫。芍药、甘草酸甘相伍,能除血痹,缓挛痛,治疗各种疼痛,对腹痛及腿挛痛尤为有效。

在《伤寒论》397 法 113 方里，其主症有的散见在条中，有的微露于言外，需细心体会全文才能领会，故桂枝汤的主症应该是自汗、恶风、脉缓，有无发热头痛均可用之，但必须兼有舌上少苔或苔淡白而薄、不喜冷性饮食、咽喉不干燥、小便清白等症，方为妥善。

　　营弱卫强和营卫不和属营卫不和之范畴，但同中有异，治疗上也有区别。营卫是脾胃生化水谷精微之气和肺吸入的清气合为宗气，宗气出呼吸，贯心脉，成为心气心血，运行五脏六腑、四肢百骸、五官九窍及肌皮筋骨脉，充彻周身，周而复始，其在里者为气血，在表者为营卫。实际这是说明心主血脉的血液循环的生理功能。营行脉中，卫行脉外，卫在外营之体，营在内卫之守。《素问·痹论》云："卫者，水谷之悍气也，其气慓疾滑利，不能入于脉也，故循皮肤之中，分肉之间，熏于肓膜，散于胸腹。"《灵枢·本脏》云："卫气者，所以温分肉、充皮肤、肥腠理、司开阖者也。"《灵枢·邪客》云："营气者，泌其津液，注之于脉，化以为血，以荣四末，内注五脏六腑。"营卫不和是营与卫之间的阴阳和谐关系失常的病机概括，卫者，机体防御卫外的阳气；营者，营养全身精微之阴气，营卫两气在维护机体平衡、防御病邪侵犯上起着十分重要的作用。

　　《伤寒论》第 12 条是由外感风邪引起的营弱卫强的太阳中风证，是发热、头痛、汗出、恶风，而第 53 条和第 54 条"病常自汗出"和"时发热自汗出"则是由内伤引起的，故营卫不和外感及杂病均可引起自汗恶风脉缓，三者都是应用桂枝汤的基本主症，都能用桂枝汤治疗，所不同的是治疗方法有所差异，太阳中风证的营弱卫强，有发热体温升高，恶风寒为持续性的，得衣被不能缓解，治疗时需热粥助药力，衣被温覆直至全身微汗出，甚者半日许令三服。而杂病的营卫不和是阵热汗出，体温不高，或不发热只有动则多汗，在汗出的同时恶风寒，但得衣被能缓解，平时体质差怕冷，对冷空气特别特别敏感、易感冒，遇冷则流清涕打喷嚏。这种自汗恶风寒证按平时服药方法即可，该证在临床实践中，其中一部分患者被西医诊为"自主神经功能紊乱""更年期综合征"。

　　学习研究和应用《伤寒论》，桂枝汤就像一道难飞越的关，高高的门槛，厚厚的墙，拿不到金钥匙就不能登堂入室，只能徘徊在经方之外。历代研究《伤寒论》的学者都很重视对桂枝汤的临床应用。经验告诉我们，学经典、做临床、拜名师、勤感悟是名医必由之路。

【桂枝汤加减法】

1. 芍药甘草汤

[原文]第29条　伤寒脉浮,自汗出,小便数,心烦,微恶寒,脚挛急,反与桂枝汤,欲攻其表,此误也,得之便厥……若厥愈,足温者,更作芍药甘草汤与之,其脚即伸。

按: 根据经验,此方可治疗阴虚血虚,或腿脚挛急,或胃脘痉挛性疼痛,或各种原因不明的痉挛性疼痛,或久痛不愈,兼有咽干烦躁者。能使肝胃相互协调,两不相碍,对于胃溃疡、肝硬化有一定的疗效。但必须具有阴虚内热现象,如脉数无力、喜冷等症。

2. 桂枝甘草汤

[原文]第64条　发汗过多,其人叉手自冒心,心下悸,欲得按者,桂枝甘草汤主之。

按: 喜用手按,说明是虚证,须用补药;小便尚利,说明不须用白术、茯苓之补脾利水;喜热怕凉或脉沉迟,说明须用温性药品。桂枝甘草汤是治疗心阳虚之心下悸的祖方。观仲景于不足之脉,阴弱者用芍药滋阴,阳虚者用桂枝通阳,甚者用人参以生脉。

3. 桂枝加葛根汤

[原文]第14条　太阳病,项背强几几,反汗出恶风者,桂枝加葛根汤主之。

按: 葛根是治疗项背强几几的特效专用药,有是证便用是药,汗出恶风以桂枝汤和营卫,加葛根以缓项急。西医学之颈椎病项背强兼有肩臂麻木疼痛者加威灵仙、姜黄效佳,兼头晕者合半夏天麻白术汤效佳。但必须没有内热,如口干舌燥、喜冷性饮食等症。

4. 桂枝加厚朴杏仁汤

[原文]第18条　喘家作,桂枝汤加厚朴、杏子佳。

按: 脾为生痰之源,肺为贮痰之器,若平时脾胃虚弱有寒饮,在寒冷季节很容易感冒而引起痰饮,发生喘嗽,桂枝加厚朴杏子为表虚易感冒兼有胸满腹胀、痰多喘嗽者而设。厚朴除痰宽胸降气,杏仁润肺治气逆定喘,若有恶寒发热脉紧有汗就是小青龙汤之证了。

5. 桂枝加附子汤

[原文]第20条　太阳病,发汗,遂漏不止,其人恶风,小便难,四肢微急,难以屈伸者,桂枝加附子汤主之。

按：附子是回阳药，并有镇痛作用，仲景附子有四种用法：

（1）对脉沉微恶寒的阳虚证，一般是在对症方中加炮附子一枚（约 10g），如本方桂枝加附子汤便是。

（2）对上吐下泻汗出、厥逆、脉沉微、濒于亡阳阶段的病例使用生附子，其用量也是一枚，但必配以干姜加强温经回阳的作用，如四逆汤即是。

（3）对风寒湿的骨节疼痛，恶寒而脉沉者，多用大量的炮附子配以白术之类，如附子汤、白术附子汤、甘草附子汤、桂芍知母汤之类。

（4）对腹中寒痛或风寒头痛，脉沉或紧弦者，用炮附子配细辛用之，如麻黄附子细辛汤及大黄附子汤。

用桂枝汤者可和在表之营卫，加附子者温经扶阳，是为桂枝汤证兼见表阳虚者设。表阳大虚漏汗不止则皮肤湿冷，恶寒殊甚，汗多伤津则四肢拘挛，难以屈伸，汗渙于表则津竭于里，而成小便量少而难，故用桂枝、附子固表回阳，以治在表之虚寒，漏汗自止。但必须注意要兼有恶风寒较重，脉较微，发热，不喜冷性饮食等症。

根据李翰卿所讲：此证如汗出不止，体温下降，表证不显，四肢厥逆，脉微欲绝者，则为亡阳液脱之危证，数小时即毙命。如出汗不止，体温更高，脉大而乱，四肢不厥者，为气虚液脱之危证，宜来复汤加重山萸肉、人参治之（山萸肉、党参、生白芍、生龙牡、炙甘草）。

6. 桂枝加芍药生姜人参新加汤

[原文] 第 62 条　发汗后，身疼痛，脉沉迟者，桂枝加芍药生姜各一两人参三两新加汤主之。

按：桂枝加芍药生姜人参新加汤是治疗因汗出过当所致气阴伤而未亡阳的方剂。伤寒身痛分虚实两种，实证为表邪未解，虚证为精气损伤，表邪身痛，痛在未汗之前，汗出而痛解。虚证之身痛，痛于汗出之后，为气阴两伤所致。仲景之新加汤补气养阴而兼解表扶正而宣邪。若伴有筋惕肉眴、汗出恶风为亡阳之症，必加附子以回阳。但须注意以下三点：

（1）必须兼有喜温恶寒之现象（这是使用桂枝汤方的主要症状）；

（2）必须没有喜冷性饮食的症状（热性药对内热证是不适宜的）；

（3）脉必沉迟无力方可大胆使用人参。

在临床应用中只要掌握营卫不和，气血阴营不足，正虚疼痛证，都能取得满意的效果,如风湿性关节炎,若抗 O 不高,血沉不快,或神经症之身疼痛或产后周身疼痛,不红不肿无热象,舌淡脉沉无力,即自汗恶风的关节疼痛可率先使用。

7. 桂枝加芍药汤、桂枝加大黄汤

[原文]第 279 条　本太阳病,医反下之,因而腹满时痛者,属太阴也,桂枝加芍药汤主之;大实痛者,桂枝加大黄汤主之。

按:脾胃之病,虚则太阴,实则阳明,"腹满时痛"者,系太阳误下,陷入太阴之症。故治疗太阳表虚证兼脾虚寒之腹满时痛,需表里双解的桂枝倍芍药汤。桂枝解表,芍药治脾虚腹胀痛。若无表症,可将桂枝易肉桂,但必须具有腹不拒按、不喜冷性饮食、误食冷性饮食其痛即剧、脉沉而迟等症。

若腹痛拒按者,为太阳虚阳明实,虚实相夹,外有表邪,内有食积,或大便不利,喜热性饮食,脉沉迟有力等症,倍芍药止痛,加大黄推荡脾胃之结滞。

8. 小建中汤

[原文]第 100 条　伤寒,阳脉涩,阴脉弦,法当腹中急痛者,先与小建中汤;不差者,小柴胡汤主之。

按:小建中汤为温补之代表方剂,是由桂枝汤倍芍药加饴糖组成。桂枝倍芍药是为"腹满时痛"而设,再加饴糖是为"腹中急痛"及"心中悸烦"而设,腹中急痛比腹满时痛症重而急,且心中悸烦为虚,所以要用有营养价值的缓中补虚之饴糖。故饴糖和白芍为本方主药,也是治疗虚寒性腹痛以虚为主,或贫血性腹挛痛的良方,对胃及十二指肠溃疡、过敏性结肠炎、痉挛性便秘以及虚弱儿童体质改善有明显疗效,但必须不喜冷性饮食、脉虚弱者。此方补而不滞,治虚而兼寒之胃下垂、大便不利、腹胀,不适于参、芪补剂者用之最效。

若兼血虚加当归名当归建中汤,气虚加黄芪名黄芪建中汤,气血两虚加当归、黄芪名当归黄芪建中汤。

9. 当归四逆汤、当归四逆加吴茱萸生姜汤

[原文]第 351 条　手足厥寒,脉细欲绝者,当归四逆汤主之。

第 352 条　若其人内有久寒者,宜当归四逆加吴茱萸生姜汤。

按:当归四逆汤由桂枝汤加当归、细辛等而成,有温经散寒、活血止痛之效,方中当归为君,温中养血止痛,细辛发散风寒止痛,其作用比桂枝汤大有增加,是为血虚寒凝的手足逆冷、脉细数欲绝而设。临床中凡见血虚寒凝者

均伴有一定的疼痛，或头或腹或关节或四肢，所涉范围较广，大抵在舌淡质暗、脉沉细或弦细，四诊所见无热象即可使用。

当归四逆加吴茱萸生姜汤是为血虚寒凝兼内有久寒者而设。仲景原方是以清酒与水各半煎药，取酒性温通以驱寒凝。故临床中可用酒炒白芍为宜，活血行血缓急中寓有止痛之功，凡胃痛、头痛、腹痛病属血虚有寒者，大部投当归四逆汤可愈，如伴有恶心呕吐头痛，尤其是颠顶疼痛者，再加温中下气除血痹的吴茱萸和温中散寒的生姜尤效。

有报道该方对雷诺病、冻疮、血栓闭塞性脉管炎等末梢血管循环障碍的手足冷痛麻木甚至紫暗，疗效尤佳。

10. 桂枝加桂汤

[原文] 第117条　烧针令其汗，针处被寒，核起而赤者，必发奔豚，气从少腹上冲心者，灸其核上各一壮，与桂枝加桂汤。

按：桂枝加桂汤是治疗寒性奔豚的代表方剂，该证多因心阳不足，寒水上逆，而引起气从少腹上冲心胸，应降逆散寒为治。桂枝能升能降，升大气，降浊气，是降冲逆的特效专药，用桂枝汤以解太阳未尽之邪，加重桂枝既扶心阳又降冲逆，临床经验证明，加肉桂心不特御寒，且制肾气，其效更佳。

根据李翰卿的经验，奔豚腹痛有四种：

（1）属寒性的宜桂枝加桂汤或大建中汤（川椒5g、干姜9g、人参3g）治之；

（2）属热性的宜奔豚汤（李根白皮、当归、芍药、川芎、生葛、黄芩、半夏、甘草、生姜）治之；

（3）寒热夹杂的宜活络效灵丹加肉桂、黄连、生杭芍治之；

（4）肝气郁滞的宜沉香降气散之类（沉香6g、甘草6g、砂仁6g、香附30g）治之。

11. 炙甘草汤

[原文] 第177条　伤寒，脉结代，心动悸，炙甘草汤主之。

按：结代脉多由心之阴阳气血双虚鼓动血脉无力所致。心阴不足则心失所养；心阳不足则鼓动无力。炙甘草汤能阴阳并调，气血双补。临床不论伤寒杂病，凡见脉结代心动悸属阴阳气血不足者，皆为本方所宜。但必须具有不喜冷性饮食等阳虚寒证现象。

【医案选】

案例1：汗出身痛案

学生温某某爱人，产后五个月，汗出遂漏不止，恶风寒，出冷汗，皮肤湿冷,全身肌肉关节疼痛,虽已阳春气暖,但在家仍生火炉,门窗紧闭,门帘稍动即觉恶风,身穿棉衣棉裤,手腕脚腕处用绳紧扎,夜间入睡不脱棉衣,白天动则汗出如流,夜间汗出能湿透衣被,关节不红不肿,口不渴,面白浮虚,纳食消化甚差,大便不成形,脉沉无力,舌体胖大苔白腻,给予桂枝汤合玉屏风加煅龙牡各30g,3剂,似觉有效,数月后见到温同学得知,西药布洛芬治疗止痛有效,现在回忆应给桂枝新加汤加附子汤为宜。(侯振民医案)

案例2:项背拘挛案

刘某某,41岁,患病已三月,项背强紧,顾盼俯仰不能自如,自汗出而恶风,问其大便则称稀溏,每日2~3次,伴有脱肛与后重,切其脉浮,视其舌苔白润,辨为桂枝加葛根汤证,其大便溏,肛肠下坠后重则为阳明受邪,升清不利之象,为太阳阳明合病,处方:桂枝15g,白芍15g,葛根30g,生姜12g,炙甘草10g,大枣12枚。(侯振民医案)

案例3:便秘案

胡某某,90岁,省委老干部。长期以来,便秘腹痛,饥时易发,得食则舒,腹部怕冷,喜按喜暖,经常以热水袋置腹部取暖,大便干结,排便无力,面白虚浮,起坐软弱,行走艰难,脉虚大无力,舌淡暗,苔薄白,此乃太阴虚寒,传导失常所致。治以小建中汤加味:桂枝15g,炒白芍30g,炙甘草10g,生姜5片,大枣5枚,蜂蜜^(冲)30g,肉苁蓉30g,当归30g,生黄芪30g。5剂,水煎服。药后,腹痛、腹部怕冷、大便干结无力悉除。(侯振民医案)

案例4:寒中厥阴案

曾治一个士兵,冬日气候严寒,早晨清洁室外卫生,骤然昏倒,人事不知,手足厥冷抽搐,睾丸内缩,脉细欲绝,诊为寒邪直中厥阴之证,所以抽搐者,因肝主筋,诸寒收引也。用当归四逆汤治疗。愈后自言昏厥之前,先觉小腹部疼痛甚剧。(侯振民医案)

案例5:冻疮案

曾治一男性司机,在珍宝岛自卫反击战中,脚被冻伤,每年入冬则下肢怕冷,脚小指红肿痒痛,甚或青紫,需穿棉裤及毛皮鞋防冻疮发生,舌淡红,苔薄白,脉沉细,证属血虚寒凝,气血运行不畅,治以温经散寒、养血通脉。桂枝9g,赤白芍各9g,当归9g,炙甘草9g,细辛3g,通草3g,生姜5片,大枣5枚,吴茱萸3g。连服五剂,肢凉冻疮消除,以后连续两年冬天未发,第三年虽发,但较前症轻,又连服五剂,数年未发。(侯振民医案)

第二讲　刘渡舟应用苓桂术甘汤类治疗
水气上冲证的临床经验

本人有幸在 20 世纪 70 年代初,在北京中医学院跟随刘老学习两年,现重温他老人家的苓桂剂临证经验特感亲切,也有所感悟。水气上冲证,散见于《伤寒论》与《金匮要略方论》,张仲景提出了以茯苓、桂枝为主药的一类方剂的相应治法。仲景的"苓桂剂"包括了治心脾两虚、水气上冲的"心下逆满,气上冲胸,起则头眩"等证的苓桂术甘汤;治疗心虚于上、水动于下的"脐下悸,欲作奔豚"等证的苓桂甘枣汤;治疗水蓄于胃的"厥而心下悸"等证的苓桂姜甘汤(即茯苓甘草汤);治水蓄下焦的"心下痞和消渴、水逆、小便不利"等证的五苓散四个为主的方剂,此四方皆有通阳化饮、下气利水的作用。此外,还有苓桂五味甘草汤、泽泻茯苓汤等等,纵观诸方,皆符合仲景治疗痰饮为病用温药之旨。但文中的苓桂诸方证,分列于不同的疾病篇章,缺乏系统归纳和有机联系,使人难以掌握全面。为此,为使本讲内容更为完备,故将《金匮要略》中的苓桂剂和刘老自制之方以及治疗病机相同的多种类证(如水痹、水眩、水逆、水悸、水泻、水厥、水秘等证)的临床应用一并加以论述于下,与同道分享。

一、水气上冲的概念

水气上冲证是水气病的一种证型,为临床常见病和多发病。此证源出《伤寒论》及《金匮要略》,然而历代医家对水气病的病名有多种看法。如成无己注水气上冲曰"水寒相搏,肺寒气逆",此着眼于水之气为寒;钱天来注"水气,水饮之属也",此着眼于致病之物为水饮。刘老认为水与寒、水与饮,往往协同发病,水指其形,寒指其气,饮则指其邪,如影之随行,故不能加以分割。所以水气的概念,应是既有水饮,又有寒气,水饮病乃是寒气夹水饮为病,水气上冲证为寒气夹水饮上犯于中上焦,这样去理解,则比较恰当。

二、水气上冲的病机

《素问·经脉别论》"饮入于胃,游溢精气,上输于脾,脾气散精,上归于肺,通调水道,下输膀胱,水精四布,五经并行,合于四时五脏阴阳,揆度以为常也。"水饮入胃后，经过胃的消化，其中的精气浮游涌溢，输注于脾，通过脾气布散水精的作用，一部分水液布向全身，一部分水液上输于肺。肺通过宣发，将津液散于上部和周身皮毛；通过肃降，把津液输于肾、膀胱及下部。这样就使水精布散于周身，流注于五脏经脉，并随着四时气候、五脏阴阳的变化，作出相应的调节。这就是津液的生成、输布和排泄过程。从中可以看出，饮入胃后，脾的散精作用和肺的通调功能以及肾的气化作用是极其重要的，影响到整个水液代谢的正常与否。

《伤寒论》第 67 条 "伤寒若吐若下后，心下逆满，气上冲胸，起则头眩，脉沉紧，发汗则动经，身为振振摇者，茯苓桂枝白术甘草汤主之"，这一条是论水气上冲证治，也是论 "水心病" 的代表作。条文中的 "若吐若下"，先点出了证机属虚而非实。"心下逆满" 的 "逆" 之一字，义有双关，既指水气上逆之病机，又道出相应之症状。"满" 就是胀满，或叫痞满，为上腹部的气机痞塞不通所致，因而出现胀满不通之证。"心下逆满"，旧注解为 "胃脘之间" 证候。此乃心脏阳虚见证之一，上虚而气不降所以为中满也。心脏病之心下痛与痞满，而误诊为胃脘病者，临床所见较多，医者不可不察。胸为心之宫城，乃阳气所会之地，心阳虚于上，水寒之气动于中，故有 "气上冲胸" 直犯离宫之变。心阳被水寒之邪所遏，则自觉胸中满闷，或兼见憋气与疼痛。肺居胸中，行使治节之令，水寒凌肺，金寒津凝，则可出现咳嗽、气喘、痰涎较多、面部虚浮等症。"起则头眩" 是指患者头晕为重，只能静卧，不敢起动。造成眩晕原因有二：一是心脾阳虚，清阳之气不足上养清窍；一是水气上冲，阴来搏阳，清阳既虚且抑所以头眩。结合临床观察，水气上冲头目尚不止此，每见视力下降、目见黑花、耳聋、鼻塞与不闻香臭等五官科疾患。近世诸多医者，受西医学之影响，只知 "心主血脉" "诸脉系于心" 所发生的心血管瘀阻的心绞痛和冠心病，反而不知心的生理特点是以阳气为先，而并非以血脉为先。《素问·六节藏象论》曰："心者，生之本，神之变也，其华在面，其充在血脉，为阳中之太阳，通于夏气。" 可见君主之官——心，阳气盛大。心为生命的根本，主宰神明的变化。心有这大功能，乃是它的阳气功能所决定的。心属火，为阳中之阳脏，上居于胸，能行阳令而制阴于下。今因 "吐下之余定无完气"，心阳一虚，坐镇无权，不能降伏下阴，则使寒水上泛，而发为水气上冲，乃有 "水心病" 发生。同时，脾气之虚，不能治水于下，水无所制，也易上冲而为患。另外，肾主水而有主宰水气的作用，如肾阳不足，气化无权，不能主水于下，则亦可导致水气上冲。"水心病" 以心阳虚为主，诱发水寒之邪从下而上冲打击心胸阳

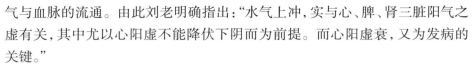

气与血脉的流通。由此刘老明确指出:"水气上冲,实与心、脾、肾三脏阳气之虚有关,其中尤以心阳虚不能降伏下阴而为前提。而心阳虚衰,又为发病的关键。"

刘老据《伤寒论》67 条及《金匮要略》"发汗后,其人脐下悸者,欲作奔豚,茯苓桂枝甘草大枣汤主之"两条总结出水气上冲的起点有二:一是由"心下"气往上冲,一是由"脐下"气往上冲。由心下气往上冲的,多因心脾气虚,由脐下气往上冲的,多因心肾气虚所致。至于对此证的辨认,典型的则可出现明显的气由下往上冲动的感觉,不典型的,虽不见明显的气冲之感,但从下往上依次出现的或胀、或满、或悸等等见证也十分明确,故也不难辨认为水气上冲证。心下的水气上冲证乃由水寒之气先犯心下的胃脘部位,则胃中胀满,若再上冲于胸,因胸为心之城郭,阳气之所会,今被水寒所抑,则自觉憋闷;胸又为心肺所居之地,水寒之气犯胸,则心肺必蒙其害,若肺气受阻,则咳嗽、短气;若心阳被凌,则心悸不安,若水气再上冲于咽喉,则气结成痹,尤如"梅核气"状,自觉一物哽喉咙间,吐之不出,咽之不下,如水气再往上冲,必冒蔽清阳之气,症见头目眩晕,动则为甚。头面部的眼、耳、鼻、舌,皆属清窍,借赖清阳之气的温养,则耳聪目明,鼻闻香臭,口知滋味。今浊阴之气冒蔽清阳,清阳之气不能温养清窍,则往往出现耳聋、目障、鼻塞、口失滋味等症。因此,水气上冲每有眼、耳、鼻、喉等症出现,务须注意。脐下的水气上冲证乃由心肾阳虚,以致水寒之气得逞,遂发为水气上冲之证。此证因水与气搏,其先驱症状必见脐下悸动,而小便不利。如不及时治疗,则气从脐下上冲咽喉,来势突然,其行甚速,凡气所过之处,或胀、或悸、或窒塞,皆历历有征,古人叫作"奔豚气"。犹以冲至咽喉,每每使人憋闷、窒息、出冷汗,而有如面临死亡的一种恐怖感出现,然少顷则气衰下行,其证也随之而减。除上述两种水气上冲的特点以外,从色诊、脉诊进行诊断也十分必要。如望诊面色黧黑,甚者可现水斑。舌象可见舌质淡嫩,舌苔水滑。切诊多为脉沉紧或沉弦,沉弦主水与饮,紧主寒。

三、刘老"水心病"命名的临床意义

1. 使《伤寒论》之"水气上冲"证更加形象,便于理解。只要病证中表现有"水气"和"心系"的症状,即可认定为"水心病",这个"心系"是中医脏腑经络系统的心系统,包括西医的心脏而不单指西医解剖意义上的心脏。

2. 便于中西医临床确认"水气上冲"证。《伤寒论》67条所述之"水气上冲"证,文辞艰涩难懂,不易记忆和辨别,命名"水心病",就易辨别记忆。只要有"水气"的表现,如水色、水脉、水舌,或有水肿、小便不利,及"水气上冲"累及"心系"的症状,如气上冲胸、胸满、心悸、气短等症状即可认定为"水心病"。如果西医诊断为心脏病而见有水色、水脉、水舌或有水肿、小便不利等症状表现更易认定为"水心病"。

3. 增添了一个具有现代临床意义的中医病名。"水心病"是"水气上冲"证的代名,也可以认为是一个中医的疾病名。中医疾病的命名,有以病因命名的,有以病位命名的,"水心病"以病因和病位命名,突出了病症的重点,反映了病的实质问题,比"水气凌心"的名称直截了当,一见便知。

4. "水心病"的病名,是刘老采用古今接轨之法,即西医诊断、中医辨证论治的方法,受西医"风心病"病名影响而产生的,为中西医结合研究和治疗心脏病开辟了一条新的途径。正如刘老所说:"'水气上冲'已叫了一千八百多年,到底'水气'是个什么东西? 它和心脏的关系,为什么发生得如此之紧? '学而不思则罔',为了这个问题,我思来想去,先把'水气上冲'改为'水心病'的名称。这无疑先给心脏病开了一条缝。因而我反复琢磨中医'水气'病的范围,只限于中国式的老一套说法,则是万万不够的。实际上它包括了近代医学所说的血栓、胆固醇、甘油三酯等发病因子在内,这必须要承认而不能拒之千里之外。我们近年来治疗心脏病从'心主血脉'着手,开创了活血化瘀治疗心脏病的新局面,现在我们中西医结合,从'水气'着手研究治疗心脏病,也会开出一片新天地。"

5. 诊治心脏病时,一旦有"水心病"的特征,就可用苓桂术甘汤加减治疗,起到执简驭繁的作用。

四、水气上冲的治法

"以温药和之",是治疗痰饮病的总原则。痰饮水气为阴邪,得温则行,遇寒则凝,故必温化方能去除。痰饮既已成病,则每多邪实正虚,单补虚则益邪,单攻邪则伤正,故必攻补相宜,寒热得体以和之,病方可愈。

凡水气上冲,从心下而发的,治当温阳降冲,化饮利水,方用茯苓桂枝白术甘草汤。本方由茯苓、桂枝、白术、炙甘草四药组成。方中以茯苓、桂枝为主药,白术、甘草为配伍药。茯苓在方中有四个方面的作用:一是甘淡利水以消阴;二是宁心安神而定悸;三是行肺之治节之令而通利三焦;四是补脾固堤以防水泛,故为方中主药,列于首位。桂枝在本方则有三个方面的作用:一是通阳以消阴,二是下气以降冲,三是补心以制水,亦为方中主要药物,列于第二位。茯苓得桂枝,上补心阳之虚,下通阳以行津液;桂枝得茯苓,则利水邪以伐阴气。因此,苓桂配伍,相须相成,协作有方而缺一不可,实为通阳降逆、化饮利水之主药。方中更以白术协茯苓健脾以利水,甘草助桂枝扶心阳以降冲。诸药配伍精当,疗效确实,故为苓桂诸剂之冠。刘老在临床实践中将西医明确诊断的冠心病而属中医辨证为"水气上冲"的定名为"水心病",应用苓桂术甘汤为主治疗西药治疗罔效的病例取得了意想不到的效果,提示了医者在冠心病的治疗中,不能只注意到心主血脉用活血化瘀治疗的一面,还应重视心阳被寒邪阻滞心脉不通必须用温通温化治疗的一面。

五、验　　案

(一)苓桂术甘汤治验

案例 1:吴媪,65 岁,患有冠心病,近来颈旁之脉管胀痛为甚,而且有时跳动,令人不安。切其脉弦,视其舌水滑,结合心脏悸动与胸满憋气等症,辨为"水心病"而使血脉不利。疏方:茯苓 30g,桂枝 12g,白术 10g,炙甘草 10g。连服七剂而颈脉之痛痊愈。由此证明,苓桂术甘汤有疏通血脉消除痛胀之功。

案例 2:陆某,男,42 岁。因患冠心病,心肌梗死而住院,西医抢救两月有余,未见功效。现症为心胸疼痛,心悸气短,每当心悸发作,自觉有气上冲咽喉,则气息窒塞,有时憋得周身出冷汗而有死亡之感。舌淡苔白,脉弦时结,脉证相参,余辨为水气凌心,心阳受阻,血脉不利之证。方用苓桂术甘汤加龙骨,牡蛎温阳降冲以治水寒之上逆。此方服三剂,气逆得平,心神得安,心悸与疼痛大有起色。但脉仍有结,犹显露出畏寒肢冷等阳虚见症。乃于上方减去龙骨、牡蛎,另加附子、白芍、生姜以成真武汤扶阳驱水。此方服三剂,手足转温,而不恶寒,然心悸气短犹未全瘥。余再投苓桂术甘汤加肉桂 6g 以复心阳;更加党参、五味子各 10g 以补心结之气,连服六剂,"水心病"诸症皆愈。

案例 3:山西大同王君,相见于山阴精神病院。其人面黑如煤,自诉,胸满短气,郁时憋闷欲绝,不能登楼爬高坡,心悸时兼见"早搏",西医诊断为"冠心病"。余切其脉沉弦而结,舌苔水滑。夫面色黧黑是为水色,脉沉是为水脉,舌苔水滑，气不化津而为水候。今色、舌、脉皆反映水邪为患，则知胸满短气等症而为"水心病"无疑。治当温心胸之阳气，伐水寒之阴邪。乃用桂枝12g，茯苓30g，白术10g，炙甘草10g。此方服至五剂，胸满转舒，气息变长，揽镜自照，面黑变淡。患者服药见效，信心倍增，连服此方，约服五十余剂，这一严重之"水心病"霍然而愈。

　　案例4：北京李某，男，46岁，患心悸气短，多在夜晚发作。所奇者左颈之大血管随心悸而憋痛不休。迭经中西治法而病不愈。切其脉沉弦，视其舌水滑欲滴。乃问之曰："心下有上冲之气否？"曰："病发时颇为明显，而悸与胀亦从此时出也。"余辨为"水心病"血气不利之重者。乃用桂枝15g，炙甘草10g，茯苓30g，白术10g，先令服七剂，左颈血管胀痛与心悸气冲良已。效不更方，又服七剂而获全功。

　　案例5：叶某，女，53岁，患心悸与胸中憋气证，而右手五指麻木为甚。切其脉弦，按之而软，视其舌淡，苔则水滑。此"水心病"也。所以手麻者，心阳不煦，血气不充，流行不利也。乃用桂枝12g，茯苓30g，炙甘草10g，白术10g。此方连服十剂，胸不憋气，手麻不发，心悸亦安。

　　案例6：张某，男，62岁，每晚则胸满憋气，后背既凉且麻。切其脉弦，视其舌水，辨为"水心病"而阳气不足。乃用桂枝15g，炙甘草10g，白术10g，茯苓30g。嘱服七剂，背寒与胸满俱减，照方又服七剂，病已近愈。因其阳气浇漓，为疏：附子20g，白术20g，茯苓40g，白芍15g，生姜20g，桂枝20g，蜜为小丸，以资巩固。

　　案例7：徐某，女，38岁。自觉心下有气上冲于胸，胸满心悸、头目眩晕，不敢移动，西医诊为梅尼埃内耳病，然治疗无效，始求中医诊治。切其脉沉弦，视其舌苔白水滑。余辨为水气上冲的"水心病"。头为诸阳之会，反被水寒阴气羁縻，所以发生眩晕与胸满心悸等症。仲景所谓"心下逆满，气上冲胸，起则头眩"是也。方用桂枝12g，茯苓30g，白术10g，泽泻20g，炙甘草6g，连服十数剂而愈。

　　通过以上的治验，可以看出"水心病"有影响血脉瘀阻不利的颈脉胀痛；水气冲心的"气上冲"症；寒凝气滞的"短气"与"胸中憋闷"症；卫气不利的手发麻；清阳不升的"头目眩晕"症等。苓桂术甘汤治疗"水心病"而独树一帜，效果非常令人满意。至于它的证候表现，据临床观察已超出仲景所述，今后必然另有新的发展。

（二）苓桂术甘汤加减

1. 苓桂杏甘汤治验 苓桂杏甘汤，即于上方减白术、加杏仁而成。此方治水气上冲，迫使肺气不利，不能通调水道，而见小便困难，面目浮肿以及咳喘等症。

一老年妇女，咳嗽而微喘，面目浮肿，小便较短。曾服药不下百余剂而面肿迄未消退。切其脉弦，舌略胖，苔水滑。辨证：水气乘肺，则咳而微喘，肺气不能通调水道，则小便不利而面肿。治法：通阳下气，利肺消肿。处方：茯苓12g，桂枝10g，杏仁10g，炙甘草6g。服五剂，则小便畅利，面肿消退，咳喘皆平而愈。

2. 五苓散治验 五苓散，即苓桂术甘汤减甘草，加猪苓、泽泻而成。此方能治"渴欲饮水，水入则吐"的水逆证（为水气上冲之一），以及"脐下有悸、吐涎沫而癫眩"的癫痫证。

王某，男，18岁。自觉有一股气从小腹上冲，至胃则呕，至心胸则烦闷不堪，上至头则晕厥、不省人事。少顷，气下行则苏醒，小便少而频数。其脉沉，舌淡嫩，苔白润滑。辨证：心脾阳虚，气不化津，发为水气上冲之证。水气上冒清阳，故有癫痫发作。脉沉主水，舌淡为心阳虚，小便不利为水气不化。故知此证为水气所致。治法：利水下气、通阳消阴。处方：茯苓30g，泽泻12g，猪苓、白术、桂枝各10g，肉桂3g，服三剂，病发次数见减，小便通利，继服六剂，病除。

3. 苓桂味甘汤治验 苓桂味甘汤，即于上方减白术、加五味子而成。此方一是治疗肾气素虚之人，因误服小青龙汤发动肾气，引发肾气不摄，气从少腹上冲于胸，其或为上厥颠疾，头目眩昏、面赤如醉、心悸、脉结、少气而喘等症。二是治老人下虚，不主摄纳，饮从下泛，气阻升降而为喘咳之变。叶天士用本方，或加姜枣，治疗此证，效果非常理想。因为他从甘温化饮、酸温纳气为治，故深得仲景治病之法。《临证指南医案·痰饮》载有此案，可以作为借鉴。

孙某，未交冬至，一阳来复，老人下虚，不主固纳，饮从下泛，气阻升降而为喘嗽，发散寒凉苦泻诸药焉得中病？仲景云饮家而咳当治饮，不当治咳。后贤每每以老人喘嗽从脾肾温养定论，是恪遵圣训也。桂枝、茯苓、五味子、甘草汤代水，加淡姜、枣。

4. 苓桂姜甘汤治验 苓桂姜甘汤，原名为茯苓甘草汤。为了便于记忆，故易今名而收于苓桂剂群之内。此方即苓桂术甘汤减白术、加生姜而成。其治疗水饮潴留于胃,迫使气与饮搏,而症见心下悸动不安。若胃中水饮上逆,则可出现"水吐",若胃中水饮下流于肠,则可出现"水泻",若胃中水饮阻遏清阳不达四肢,则见手足厥冷,名叫"水厥"。

陈某,男,26岁。因夏天抗旱,担水浇地,过劳之余,汗出甚多,口中干渴殊甚,乃俯首水桶而暴饮。当时甚快,未几发现心下悸动殊甚,以致影响睡眠。屡次就医,服药无算,然病不得除。经友人介绍,请刘老诊治。令其仰卧床上,以手扪其心下,则跳动应手,如是用手振颤其上腹部,则水在胃中辘辘作响,声闻于外。问其小便尚利,脉弦而苔水滑。刘老谓:此振水音也,为胃中有水之征。处方:茯苓12g,桂枝10g,炙甘草6g,生姜汁一大杯,嘱用煎好药汤兑姜汁服。服后便觉热辣气味直抵于胃,而胃中响动更甚。不多时觉腹痛欲泻,登厕泻出水液甚多,因而病减。照方又服一剂,而悸不发矣。

5. **苓桂枣甘汤治验**　苓桂枣甘汤证,是心阳上虚,寒水下动,待发未发,先见"脐下悸""欲作奔豚"。也就是水气之邪从脐下上冲的一种。于苓桂术甘汤方减白术、加大枣,并增添茯苓的剂量,用甘澜水煮药,服之则愈。此方治"奔豚"已发亦同样有效。奔豚证:为气从少腹上冲咽喉,憋闷欲死,使人精神紧张。而气冲所经之处,或胀、或悸、或窒,皆历历有征。少顷,气往下行,其证则减。

郭某,男,56岁。患奔豚气证,发作时气从少腹往上冲逆,至心胸则悸烦不安、胸满憋气、呼吸不利、头身出汗。每日发作两三次。切其脉沉弦无力,视其舌质淡而苔水,问其小便则称甚少,而又有排尿不尽之感。辨证:水气下蓄,乘心脾阳虚而发为奔豚。考仲景治奔豚有两方,而小便不利者,则用本方为宜。处方:茯苓30g,桂枝12g,大枣12枚,炙甘草6g。嘱患者以大盆贮水,以杓扬水,水面有珠子五六千颗相逐,用以煮药。患者服两剂,小便通畅而"奔豚"不作。转方又用桂枝10g,炙甘草6g,以扶心阳,其病得愈。

6. **苓桂杏苡汤治验**　苓桂杏苡汤即苓桂术甘汤减白术、甘草,加杏仁、薏苡仁而成。本方治水邪上逆,兼夹湿浊,水湿相因而为病。多见咳嗽多痰,头重如裹,胸满似塞,小便不利,周身酸楚,不欲饮食等症。

李姓患者,年已八旬开外,然身体犹健,生活尚能自理。入冬以来,即时觉胸满、气短、咳嗽吐白痰,周身酸懒,不欲行动。不喜肥甘,喜欲素食。切其脉弦缓无力,视其舌质淡而苔白腻。辨证:心胸阳虚,阴霾用事,是以胸满而气短，水湿皆盛，化而为痰，阻于肺则咳而吐痰，滞于胃湿浊不利，故不欲食肥甘而欲素食。治法：通阳化饮，渗利水湿。方药：茯苓 12g，桂枝 10g，杏仁 6g，焦薏苡仁 12g。此方服六剂，则诸症皆减。转方用五味异功散巩固疗效，以善其后。

7. **苓桂芥甘汤治验**　水为阴邪，性本就下。若发为上冲，亦有因于肝气激扬使然。清人张令韶、陈修园等人注释苓桂术甘汤证有"脾虚而肝乘之，故逆满"的说法，是有一定道理的，可供参考。据此，余在临床治疗水气上冲，而又有肝气作嗳、头晕目胀，又以夜晚为甚、脉沉弦等症时，则于苓桂术甘汤减白术，又加白芥子 3g，使其疏肝下气，开阴凝之邪，每收功效。

曹姓妇女，43 岁。胸胁发满、入夜为甚，头目眩晕、心悸气短、时时作嗳、而易发怒。问其月事，则经来过期，而且小腹作胀。脉沉弦、舌苔水滑，面色黧青。辨证：水气上冲，兼夹肝气，是以气血不和而嗳气腹胀、月经后期也。治法：温阳化饮、疏肝理气。处方：茯苓 12g，桂枝 10g，白芥子 3g，香附 6g，炙甘草 6g。此方续服六剂，诸症皆减，尤以嗳气不作，而胸胁敞快。转方以小剂桂枝茯苓丸为汤，另加郁金、香附等解郁之药而获全绩。

8. **苓桂茜红汤治验**　苓桂茜红汤，即苓桂术甘汤减去白术、甘草，加红花、茜草而成。此方为余手制。常用于某些冠心病患者。他们既有水气上冲的证候，复有心前区疼痛控背及手指发麻等气血瘀阻的证候。此方用苓桂通阳化饮，红花、茜草活血脉而行瘀滞。根据临床观察，服后疗效颇显。如遇患者血压偏高的，可加用牛膝 10g，有很好的降压作用。

太原曹某，自称患有冠心病。最近头晕、胸满且疼、控及后背。切其脉弦，视其舌边有瘀血斑，而苔则水滑欲滴。余辨为水气上冲，夹有血脉瘀滞，而思出此方，姑且试之。患者连服五剂，竟觉症状大减，喜出望外。

9. **苓桂龙牡汤治验**　苓桂龙牡汤，即苓桂术甘汤减白术，加龙骨、牡蛎而成。此方治疗水气上冲，兼见心中惊悸、睡卧不安、头晕耳噪、夜不成寐等症。

陆某，男，42 岁，因患冠心病住院。经治两月余，病情未解。其症为心前区疼痛、憋气、心悸、恐怖欲死。每当心痛发作，自觉有气上冲于喉，则气窒殊甚、周身出冷汗。脉弦而结，舌淡、苔白。此系心阳衰，坐镇无权，水气上冲，阴来搏阳，而使胸阳痹塞，则心胸作痛，水气凌心，则心悸而动，心律失调，则脉弦而结，阴霾密布，胸阳不振，故胸中憋气而喉中窒塞，水邪发动，肾阳失于约束（肾志为恐），则其人恐怖欲死。治法以通阳下气、利水宁心。处方：茯苓

18g，桂枝 10g，炙甘草 6g，龙骨、牡蛎各 12g。服三剂，心神得安，气逆得平，但脉仍结，并伴有明显的畏寒肢冷现象。转方用真武汤加桂枝、甘草而逐渐恢复，因而出院。

10. 苓桂加参汤治验　苓桂术甘汤加党参而成。用治"水心病"心悸而胸中发空，气不足息，脉弦按之而软。

张某，女，52 岁，患心悸而颤，胸中发空，气不够用。切其脉弦，但按之则软，舌质淡嫩。辨为"水心病"而宗气复虚之证。乃用苓桂术甘汤另加党参20g，服至七剂则心胸不觉发空、心悸与颤俱安。

11. 苓桂加附子汤治验　苓桂术甘汤加附子而成，用治"水心病"而后背恶寒与酸痛。

山西郭某，男，68 岁。患"水心病"而后背恶寒酸楚为甚。切其脉沉，舌质淡嫩，舌苔水滑。余辨为"水心病"而阳气虚，背为阳之府，是以恶寒而酸楚也。乃用苓桂术甘汤另加附子12g，服七剂背恶寒不发，而"水心病"随之良效。

以上列举苓桂剂加减治案，在于使人随证加减，触类旁通，以见圆机活法之妙。然刘老所诊治今之各种心脏病，其中有相当一部分是属于水气上冲证者。而目前之治冠心病者，又仅守活血化瘀之一法，美则美矣，而法未尽也。如能从水气上冲证中补其所缺，则思过半矣。

六、类 证 治 验

水为至阴，其性寒冽，变化多端，病则伤阳上犯，故有上冲之便，如水气上冒清阳为痛；上犯头目为眩；上凌心为悸；射肺则咳；中犯胃气为痞、为水逆；水气下注肠道为泻；水蓄下焦则为小便不利等，刘老以此分型论治如下。

1. 水痛　小便不利，头目眩晕，继之则晕厥倒地，口吐白沫，人事不省，发为癫痫，移时方苏。其脉沉弦，舌苔水滑。

证候分析：小便不利，头目眩晕，为水寒上冒清阳。清阳为水寒之邪所遏，所以头目眩晕，而发为癫痫也。此证非风非痰，又非蓄血。辨证关键在于小便不利一症。

治法：利小便以消阴，通阳气以化饮。

方药：五苓散（白术、泽泻、猪苓、茯苓、桂枝）。

方义：泽泻、猪苓、茯苓利小便以消阴；桂枝通阳以下气；白术健脾以制水泛。俾水利阳通,气化得行,则头目之阴霾自散,而癫痫则愈。

如果此证出现四肢不温,畏寒怕冷,头眩心悸,或筋惕肉𥆧等阳虚水泛之症时,则改用驱寒镇水、扶阳抑阴的真武汤治疗。

方药:附子、白术、茯苓、生姜、白芍。

方义:附子补阳,生姜散寒,茯苓、白术利水消阴,芍药利小便兼护血阴。

2. **水眩**　《金匮要略》"心下有支饮,其人苦冒眩,泽泻汤主之","支饮"为四饮之一。它好像水之有派,木之有枝,邻于心下,偏结不散,故名曰支饮。若支饮之邪上犯头目,则出现冒眩的症状。冒,指头如物冒,昏冒而神不清爽;眩,指目眩而见黑花撩扰。根据临床观察,这种眩冒的脉象则或弦或沉,或者沉弦并见。这是因为弦脉主饮,沉脉主水,而与水饮病机相吻合。至于他的色诊,或见黧黑,或呈青暗,或色黄而灰,因人而异,不能一致。例如单纯水饮,则见黧黑之色,因黑为水色;若支饮内夹肝气,则色青而黯,因青为肝色,而黯则为饮;若黄灰不泽,则反映了水饮夹脾湿内困阳气,因脾之色黄,故知夹湿。水饮病舌色必淡,因有寒也;苔多水滑,津液凝也;如果水湿合邪,则又出现白腻之苔,而且厚也。治当利水消阴,通阳降浊,用苓桂术甘汤加泽泻即可奏效;如果内夹痰浊,则脉弦而滑,于苓桂术甘汤中再加半夏、橘红、生姜、竹茹等药化痰。如果冒眩特甚,令人眼不能睁,身不敢动,视其舌则是特别肥大而异于寻常,舌质宽大,占满口腔而使人望之骇然。以证推理,可能由于心脾气虚,水饮上渍,浸膈渍胃所致。因心开窍于舌,脾脉散于舌本,今心脾气虚,水饮浸渍于上,所以形成舌体硕大无伦,乃是辨心下有支饮的铁证。其舌苔则呈白滑或水滑,脉或弦或沉弦。当用泽泻汤,急渗在上之水势,兼崇中州之土气。因土能制水,脾又能运湿故也。为了理论结合实践起见,兹举泽泻汤治验三例,借以推广临床应用,以补《金匮》记载之略。

案例1:朱某,男,50岁,因病退休。患病已两载,百般治疗无效。其所患之病,为头目冒眩,终日昏昏沉沉,如在云雾之中。且两眼懒睁,两手发颤,不能握笔写字,颇以为苦。切其脉弦软,视其舌肥大异常,苔呈白滑,而根部略腻。辨证:为泽泻汤的冒眩证。因心下有支饮,则心阳被遏,不能上煦于头,故见头目冒眩;正虚有饮,阳气不充于筋脉,则两手发颤;阳气被遏,饮邪上冒,所以精神不振、懒于睁眼。至于舌大脉弦,无非支饮之象。治法:渗利水邪,兼崇脾气。方药:泽泻24g、白术12g。泽泻气味甘寒,生于水中,得水阴之气,而能制水。一茎直上,能从下而上,同气相求,领水饮之气以下行。然犹恐水气下而复上,故用白术之甘温,崇土制水,必筑堤防也。泽泻汤乃单刀直入之法,务使饮去而阳气自达;若苓桂术甘汤,则嫌其甘缓而恋湿,对舌体硕大,苔又白腻,则又实非所宜。

案例2:黄某,女,32岁。患头痛兼头重,如同铁箍勒于头上,其病一年有余,而治疗无效。切其脉沉缓无力,视其舌体则硕大异常,舌苔则白而且腻。辨证:为水饮夹湿,上冒清阳,所谓"因于湿,首如裹"。治法:渗利水湿,健脾化饮。方药:泽泻18g、白术10g、天麻6g。此方共服四剂,一年之病,从此渐渐而愈。

案例3:魏某,男,60岁,患头晕目眩,兼有耳鸣,鼻亦发塞,嗅觉不灵。病有数载,屡治不效,颇以为苦。切其脉弦,视其舌则胖大无伦,苔水滑而白。辨证:心下有饮,上冒清阳,是以头冒目眩;其耳鸣、鼻塞,则为浊阴踞上,清窍不利所致。治法:渗利水湿。方药:泽泻24g、白术12g。此方服一剂而有效。又服五剂,则头晕、目眩、耳鸣、鼻塞等症衰其大半,转方用五苓散温阳行水而收全功。

泽泻汤证,原文过略,难以掌握辨证要点,通过五十年实践观察,指出此方之脉、舌特征以推广泽泻汤临床之用。

3. **水寒作咳**　小青龙汤证(略)。

4. **水逆**　其人小便不利,口中烦渴,喜饮水,水入则吐,吐后又渴,证名水逆。其脉弦,舌质淡,苔水滑。

证候分析:此证为水蓄下焦,膀胱气化不利,故小便短少,口中烦渴而欲饮。然饮入之水,旋又停蓄于下,仍不能上化为津液,以致水蓄于下而反上犯胃腑,胃失和降,所饮之水,必拒而不受,因此,水入则吐,称为水逆。此证饮水而渴不解,虽呕吐而水饮不除,洵为水证中之突出者。

治法:通阳化津,降逆止呕。

方药:五苓散(见上)。

5. **水渴**　患者烦渴能饮,饮后又渴,证象"消渴",惟小便不利,舌淡或胖,苔则水滑而不相同。

证候分析:水蓄膀胱,津液不化,故小便不利,而口渴欲饮。此证非热非燥,实因水聚津凝而不上承所以称为"水渴"。观其脉舌,则辨为水蓄之证而无复可疑。

方用五苓散,通阳化津以止渴。

6. 水悸　"水悸"有上、中、下三焦之分。

（1）上焦悸：患者心下逆满，气上冲胸，因而心悸不安。脉弦，或动而中止为结，舌质淡，苔水滑。

证候分析：水气凌心，自下而上，始于胃而后及于心，心阳受窘，怯而作悸。其脉弦主水饮，或动而中止为结，乃是心阳虚而使心律失常。

治法：温补心阳，利水降冲。

方药：苓桂术甘汤。

方义：见上。

（2）中焦悸：心下、当胃之上脘而悸动不安，以手推按，则水声辘辘，叫"振水音"，具有诊断意义。或见心下痞满等症，脉弦而苔白。

证候分析：见上。

治法：通阳利水，健胃散饮。

方药：茯苓甘草汤（茯苓、桂枝、生姜、炙甘草）。

方义：茯苓利水消饮，桂枝通阳下气，生姜健胃散饮，炙甘草和中扶虚。

（3）下焦悸：小便不利、脐下作悸，或者气从脐下上奔于心胸，使人憋闷呼吸困难，精神紧张，而恐怖欲死。脉弦而舌苔水滑。

证候分析：水蓄下焦，则小便不利；水与气相搏，则脐下作悸；若水气上冲，则水气冲胸；阴来搏阳，故心神恐怖，呼吸困难，而憋闷难堪。

治法：利水降冲。

方药：苓桂枣甘汤，此方仲景嘱用"甘澜水"煮药。

方义：此方即苓桂术甘汤减白术加大枣。原方剂量比苓桂术甘汤为大。去白术者，恐其壅塞以碍气机；加大枣者，恐茯苓渗利伤津而劫阴；况大枣又能补脾气，亦势在必用。用甘澜水煮药在于不助水寒之邪。

7. 水痞　患者小便不利，口燥而渴，心下痞满，脉来弦而苔水滑。

证候分析：心下痞之病机，多为脾胃气机升降失调所致，本证心下痞，而小便不利，兼见口中燥渴、舌苔水滑等特点，故可诊断为"水痞"而非其他。

治法：通阳利水，行气消痞。

方药：五苓散加生姜、枳实。

方义：用五苓散通阳利小便，以驱水邪之停；加枳实、生姜以消心下之痞气。

8. 水泻　大便泻下如水，而小便反短少不利，肠鸣而腹不痛，口渴时欲饮水,饮后则泻,泻而复饮,为本证之特点。其舌苔水滑,而脉则弦细。

证候分析:此证水湿内盛,脾不运输,以致清浊失判,而水走大肠。水谷不别,津液不化,清阳不升,故口渴欲饮,饮而又泻。

治法:健脾渗湿,利水分清。

方药:五苓散原方加一味苍术,以增强利水燥湿之功效。

9. **水秘**　据临床所见,大便秘结,数日一行,坚如羊屎。口中干燥,小便短少不利,下肢浮肿,自觉有气从心下上冲,则心悸头晕,胸满气短发作。舌质肥胖淡嫩,苔则水滑,脉弦而沉。

证候分析:此证与“水泻”,在病理上乃是一个问题而有两种证候出现。“水秘”乃水停而不化津液,肠胃失于润濡,故大便秘结不通。今观其主证则是一派“水证”,所以命名为“水秘”,而与“水泻”相对应,因而体现了“两点论”的辩证思想。

治法:通阳行津,气化津则大便出矣。

疏方:苓桂术甘汤,与真武汤两方交替服用至十数剂后则二便通畅,便秘等症迎刃而解。

利小便以实大便之法人多能识,至于利小便以治便秘之法,“微斯人,吾谁与归?”

10. **水厥**　证见心下悸动,扪之应手,或见心下痞满,手足厥冷,脉来弦,而舌苔水滑。

证候分析:此证水寒在胃,与胃气相搏,则心下悸动。若水寒阻遏阳气不充于四肢,则见手足厥冷之症,而名曰“水厥”。仲景治用茯苓甘草汤,健胃散饮,通阳行气,每获良效而不可轻视。按此证挟有阳虚之机,待水去饮消之后,续以补阳之品实为上策。

第三讲　温病辨治心法

一、温病的分类与治疗大法

温病是外感四时温热或湿热邪气所引起的,以急性发热为主要特征的多种急性热病的总称。六因中除寒邪外,风、热、暑、燥、湿邪都在温病范畴之内,涉及范围广,应用较多。外感热病按性质分为伤寒与温病,温病按传统病名及病变性质可分为:风温、春温、暑温、伏暑、秋燥、冬温、温毒、温疫、温疟、

174

湿温等等,且历代医家创立了多种临床辨证方法,印老认为虽然包括多种证候,其临床表现不尽相同,但根据温病病证的本质及某些方面的共同特征,执简驭繁,可归纳为温热(燥热)病、湿热病、温热夹湿证三大类型,应用临床效果优于传统辨证,容易掌握。其中卫气营血辨证作为温热病的辨证纲领;三焦辨证作为湿热病的辨证纲领;而温热夹湿证则根据其自身特点,以知常达变的方法来治疗。

二、温病的辨证要点与方药

(一)温热病

卫气营血辨证是用来辨治温热病的主要方法。卫气营血分证,实际上就是气血分证,因为病邪侵入气血,有轻浅与深重之分,气分的轻浅者叫作卫。《温热论》云:卫之后方言气,营之后方言血。卫者是卫外的作用受到损害,或者说是卫外之气的功能受到损害,即表与皮毛的卫气因经受外邪的伤害特别是风邪的伤害,它不存在表虚的问题,而是表热,表有风热,这和桂枝汤证是不能相提并论的。气则是指里热证,即肌肉与脏腑受病,从皮毛内传肌肉,这是叫由卫传气,是由表传里,由皮毛传脏腑,这也叫由表传里,这个由表传里和伤寒六经讲的太阳或少阴经的道理是一样的。但是,病邪不一样,伤寒六经是伤于寒邪,而卫气营血的卫气,则是伤于热邪。但不管是伤于寒邪或是伤于热邪,在病邪入里,入于肌肉、脏腑以后,就不能再有所区别了。为什么? 因为伤于寒者,传里后也变成热证,在表为寒,入里为热,伤于温热的不必谈了,更是热证。故伤寒传里成为阳明病,温热传里成为气分证,则两者分无可分,也不必再分。至于营血之证,总的都归属于血热。但血热的轻浅者又叫营分,到血热深重时才叫血分。这一部分在伤寒六经中,根本没有重点提出或纵然有也讲得不明确,所以这一部分可以说是后人的补充。

卫气营血分证所讲的温热病发生发展的四个阶段,有时不是绝对地次第相传。有时可以始终不传,即在卫时不传气分或其他部分,而病邪已解,这种情况在临床是屡见不鲜的。病有初起不经由卫分而病邪直入于气分或营血的,也有直入于气或直入营分而不再传变的,故而这个卫气营血,既有相传的关系,有时又可以作为独立的证型出现。总之,卫气营血,各有各的特征特点,在临床是根据它的特征来确定病之所在的,不能带任何主观色彩看待它们。但是既称卫气营血,又有一定的内在联系,这个内在联系就是温热病的以阳伤阴的问题，温热病总的来说是"阳胜则阴病"，而伤寒是"阴胜则阳病"，这是截然不同的两回事。温病既然是以阳伤阴，在它的整个过程中就有一个阳盛阴虚的问题，阳盛者，热盛也，阳热盛就必然要损耗阴液。这阴液具体地说，就是津与血。津血同源，相互关系密切。一般说，在温热病的全过程，即从卫气到营血的全过程中，它有一个先伤津、后入血的问题，一般温热在卫在气的阶段，基本上是以伤津为主，到温热伤津已至，才使病邪由气分传变而为营血之热，这是一般的情况。有的患者由于素体阴虚、血热，而使病邪直入于营血者是例外的。这是讲为什么分成卫气营血这四个阶段的道理。

1. **卫分证**　卫分是温热病中的表证，又叫表热证，外感温热之邪，基本上是从表入里。故而卫分证常常是病邪初伤于人的阶段，也就是早期阶段。

（1）风热犯卫（重在皮毛）

主症:微恶风寒、发热、脉浮数、口微渴。或有咳嗽、咽痛、痰出不爽。

治法:清热散风。

方药:银翘散。

（2）风热犯肺（重在肺）

主症:咳嗽少痰，痰出不爽，咽痛微恶风寒，微发热，口微渴，脉浮或有微数。

治法:宣肺散风热。

方药:桑菊饮。

【思辨】前人讲"有一份恶寒就有一份表证"，恶风寒虽是轻微的，也要把它列为主症。总的说还是恶寒，不过这个恶寒比起发热来，总要轻一些。恶风寒或微恶风寒能说明病邪在表与在皮毛。能说明卫外之气受到损害，能说明风邪伤卫，所以恶风寒或微恶风寒是卫分证的主症。非此即不能称其为卫分证。那么没有发热，能不能算是卫分证呢？更不能。因为卫分证是外感热病的一个部分。除恶风寒以外，能说明表证的还有个"脉浮"的问题，脉浮主病在表，脉见浮数，主有表热，也是主症。但其他如头痛等等，就不一定是主症，有头痛是卫分证，无头痛也是。不过温热在卫的头痛，一般和伤寒的头项强痛是不同的。伤寒头痛，是项背强，是紧束感的痛，因寒主收束故也，温热在卫的头痛，一般有胀感，重在前额及两太阳穴之部。

卫分病的治法，总的说主要用辛凉解表，常用方：一个是银翘散，一个是桑菊饮。这两个方的不同点是银翘散以清热解毒为主,治疗重点是解表退热,以全身症状的发热为主,也就是重点治邪在皮毛。桑菊饮的重点是清宣肺气,咳嗽比较明显,发热反不甚高。印老常把这两方合在一起用,加减化裁创立清热解表方(桑叶、桑白皮、菊花、黄芩、薄荷、山豆根、鱼腥草、枇杷叶、芦根),高热加生石膏,无汗加荆芥、豆豉,恶寒甚者加紫苏叶,咳甚加杏仁,咽痛加甘草、桔梗、牛蒡子,疗效相当不错。凡感冒发热以及上呼吸道炎症明显者,皆可用此。

2. **气分证** 气分证是温热病邪入里,入肌肉以至体内脏腑的阶段,是温热病中热势最盛的一个阶段,同时,也是损耗水津最严重的阶段,故病在气分时常致口渴、心烦、高热。气分的主症最主要的就是不恶寒但恶热,和伤寒阳明病一样。不恶寒但恶热,说明表证已不存在,病是里热证。所见苔黄、舌红、脉数、尿赤,都是里热引起的;口渴、心烦则为津伤所致。患者气分最常见有以下几种类型的病,当然这些病要统一在不恶寒但恶热和发热、口渴、心烦、尿赤、舌红、苔黄、脉数等基础上出现。

(1)肺热咳喘

主症: 咳喘,喉间有痰鸣音,痰少不易咳出。

治法: 宣降肺热。

方药: 麻杏石甘汤。

【思辨】咳喘是热壅于肺的具体表现,肺气不降,故发咳喘。这个肺的症状和前面的卫分证皮毛影响及肺的不同,因为前者是表证,而本病是里热证。温热在肺如何处理?①肺气不降,肺有热,要清热降肺,常用方是麻杏石甘汤,其中的石膏就有清降肺气的作用。②肺热要给出路,用宣散的方法让肺热能从皮毛、汗孔开散出去。麻黄、杏仁都有这方面的作用。麻黄发表,杏仁既能宣肺润肺,又能降肺。

(2)热郁胸膈

主症: 心烦懊恼,就是烦闷不安。

治法: 清透郁热。

方药: 栀子豉汤。

【思辨】温热之邪,由卫分传里,或直接侵犯气分,郁于胸膈之间,致使气机升降失常,少阳肝胆郁热,故见胸中阵阵烦热而闷胀,热扰心胸,郁而不达,故心烦懊恼,甚则坐卧不安。如本证兼见大便秘结不通者,为胸膈郁热于上,肠内结热于下,可用凉膈通便、上下两解法,宜凉膈散。

（3）温热在胃（肌热）

主症：大热、大汗、大渴、脉洪大，舌苔黄燥，心烦。

治法：解肌清热。

方药：白虎汤。

【思辨】因肌肉是脾胃所主，其与阳明经证没有两样，不过病的初起不同而已。阳明病初起是伤于寒邪，以寒为主，而本病初起则是温热为病，是表热传里，也有的是温热直入于里，即温病的直中。气分证与阳明经证都是以热为主，四大症状亦同，故治法亦同，方药取白虎汤为主解肌清热。

（4）热结肠道

主症：大便燥结不通，或纯便清水，潮热汗出，腹痛拒按，尿赤舌干，脉沉实。

治法：苦寒攻下。

方药：调胃承气汤或大承气汤加减。

【思辨】热结肠道的主要症状是大便干结不解，其和《伤寒论》所言之阳明腑病也很近似，但也有一点差别。《伤寒论》不但在热病中没有分温热和湿热，连伤于寒邪的伤寒也混在一起。我们现在不但分了伤寒和温病，并且还分出温热与湿热。温热用卫气营血分证，湿热则采用了三焦分证的方法。故而伤寒阳明腑病是包括了由湿热转化成为温热过程中的温热夹湿阶段的"胃家实"证候在内的。我们讲阳明腑病时强调"痞满燥实"，其中痞满就是由湿热未尽造成的。湿热为病，很主要的一条是脘腹胀满，治疗用大承气汤，其中厚朴、枳实就有燥湿行湿的意思在内。我们现在讲的是温热，是燥热，没有湿，不用枳实、厚朴而改用增液承气汤，治法就叫泄热通便。这就明确了燥热为因，必须润肠通下。其中增液汤（玄参、生地、麦冬）主要就是滋阴增液以润滑肠道的。

3. **营分证**　营分证是温热病邪损伤水津到一定程度，由伤津到伤血的早期阶段，故其病常可由气分传来。但患者平素体质是阴虚血热的，也常常可以见到温热没有经过卫气阶段，而初起即为营热，这叫作温热直入营分，又可叫温热直中于营。

营分证的病位重点在心和包络，实质上主要在心，在于血热。所谓心包者，因古人认为心乃君主，主不受邪，受邪则殆，故而把心受的病而又不即死者，称包络之病。

主症：身热夜甚，口渴不甚，心烦不寐，甚或神昏谵语，斑疹隐隐，舌质红绛,脉细数。

治法:清营透热。

方药:清营汤、清宫汤。

【思辨】本证重点是"舌绛"。舌绛能说明血热的问题,因营分证主要由血热引起,没有血热,就不能构成营分证。营分症状中,还有一个很主要的症状叫作神昏,因为热入营分以后,不管它是出现在夜间的神昏谵语,或者是整个神志昏糊,我没有把它放在最主要的地位,因为神昏在热病以外的病中,同样是可以出现的,但其他病中出现的神昏,不能称作营分证。神昏一定要在舌绛的基础上见到的才能称为营分证之神昏,否则即非血热引起。舌绛原因也是比较多的,大致以发热为主的外感热病,见舌绛可能就是营分证了,但内伤杂病同样可以有舌绛,例如胃酸过多也有舌绛出现。

在营分证中,主要分以下两种类型,以血热为主,即在舌绛的基础上,再见到一些阴虚血热的其他症状,如夜热甚、心烦不寐、谵语和发红疹等等,对这类病的治疗应重在清营泄热,常用方是清营汤。若既有血热见症,又是以神昏为主,即深度昏迷,无分昼夜,治疗方法就应重在清心开窍,常用方如清宫汤(犀角、玄参心、麦冬心、竹叶卷心、连翘心、莲子心)等,用诸"心"以清心泄火,另须加强清心开窍,三宝任选其一用之,不必同用,灵犀一点则通,不必大剂用犀角、牛黄之属。

4. **血分证** 血分证是热深入血,即血热之深重阶段,其病多由营血传来。由气入血,即先见全身高热、大汗等等,而后即见血分证者,亦不少见。并可以见到有病初即见血分证者,特别在流脑中最多出现。有的人一发病即见病深入血。血分证的重点伤害部位是在肝肾,当然有时严重神昏,可与心、心包有一定的联系,但终是以损害肝肾为主。血分证的主要症状大致有以下几个重点类型:

(1)热盛动血

主症:出血(包括吐、衄、发斑等等),一定要有血热的症状(如舌绛、血色鲜红或深紫),发热夜重,心烦少睡,手足心烫,脉细数。

治疗:以凉血散血(即活血)为主,或凉血解毒。

方用:犀角地黄汤(犀角以水牛角代)。犀角清心凉血;生地、赤芍、丹皮都有凉血、活血之功。瘟疫重加清热解毒药如大青叶、大小蓟等。

(2)亡阴失水

指全身性的亡津液,全身津液枯竭,这叫肾水干枯,又称亡阴失水。

主症：肢体干枯，唇舌干萎，齿燥结瓣，鼻干积垢，目陷睛迷，昏沉嗜睡，两颧红赤，肢端厥冷，手指蠕动，脉微细欲绝。

治法：以滋阴养血，滋阴潜阳等为主，重点在补肾阴，补阴补血，利用津血同源的关系，补阴补水、生血生津。

方药：加减复脉汤。方中生地、白芍、阿胶养血而又补阴，生甘草、麦冬、麻仁生津而又润燥，仅用这方还是不够，必须配合三甲即牡蛎、鳖甲、龟甲。三甲的作用重在潜阳，即在补阴的基础上把无水制而上浮的虚火潜纳到下面，与水相济而免于浮游在上，造成虚火不降之证。

（3）热盛动风

主症：高热面赤，头痛眩晕，心烦口渴，甚则神昏躁扰，手足阵阵抽搐，颈项强直，甚者角弓反张，两目上视，牙关紧闭，舌红，脉数。

治法：清肝息风。

方药：羚羊钩藤汤。

【思辨】动风即指以强直抽搐为主的症状，大要有二，其一为在亡阴失水基础上而发生的动风，这种抽风，一般抽而无力，叫作蠕动，并见有全身缺水亡津的症状。这种抽风的引起，主要在于筋膜得不到津血的濡养，故而产生无力性的抽动，属虚风，治法重在养阴，在三甲复脉汤的基础上再加鸡子黄、五味子。第二种是较大的抽搐、强直。这种抽风常为肝热引起，由于温热动（影响）肝以后，直接干扰了肝所主的筋膜，使筋膜强直，发生抽搐。这种抽风，重点在肝热。肝藏血，故亦可见血热。治疗即应以清肝为主，在清肝的基础上定风。羚羊钩藤汤中的羚羊角既清肝热，又能定风；钩藤则主要镇痉定风。其他如桑叶、菊花是清散风热的，生地、白芍是凉血凉肝的。贝母、竹茹清化痰热，生甘草甘润生津。

其中出血、动风，基本上是温热伤肝引起，因肝藏血、肝主筋膜故也。全身性的缺水，是因温热耗津及血发生的。温热在卫气时，重点伤肺胃之津为主，是局部的津液受伤，是个别脏腑的问题，但到津分及血，造成全身缺水时，就不是一两个脏腑的问题，而是全身各个脏腑、诸躯内骸，都受牵连。肾为先天，又主全身之水，全身缺水就是温热伤肾的问题。辨证治疗，重点要抓住肾阴为主。有一部分肾损及肝，造成虚风内动的手足蠕动，基本上亦从肾水枯竭论。

总之，温热即燥热，燥热是要伤津并进一步由伤津而伤血的，为此，治温热病除必须清热以外，还要保津液，故而清热和保津液这两者，就成为温热病的两大法则。这两大法则，必须互相结合，根据病情不同，又应有所偏重，大体病在卫气时一般以清热为主，保津次之；病入营血，则保津又常重于清热。

（二）湿热病

三焦是六腑之一，"水道出焉"，是水湿的通路。古人讲的"上焦如雾、中焦如沤、下焦如渎"，我理解也讲的是水和湿，而湿热既是由湿所生，这个湿就不能不与它的通路——三焦发生关系。再加上水湿有一个"下流"的特性，通过三焦水道向下流，于是，湿热为病，就形成了上、中、下三焦相传的病程，即上、中、下三焦次第相传的初、中、末三期。

1. 上焦湿热　上焦湿热是湿热伤人的初起阶段，部位在表，在皮毛。因为湿与脾胃之特殊关系（脾恶湿、脾主运化水湿），故而湿最易伤脾并侵害脾所主之肌肉（湿邪伤脾），从而出现身困重及消化吸收方面的问题，如纳呆、肠鸣、便溏不畅等等。照理说，肌肉与脏腑之证，都属里证，而湿热伤人之初，虽名为在表在皮毛为主，但依然显现出脾胃与肌肉之里湿。这一点和温热、伤寒均有不同，湿热无决然的表证。

（1）湿困于表

主症：恶寒重，发热轻微，无汗，一身重痛，头昏蒙沉涨而痛，不思饮食或肠鸣腹泻，舌苔白腻，脉濡无力。

治法：温散表湿。

方药：藿香正气散。

（2）湿伤肌腠

主症：恶寒微热，身重痛无汗，脘闷不饥，咳嗽痰少，小便黄，脉濡，苔白腻。

治法：宣化湿热。

方药：藿朴夏苓汤。

【思辨】湿是阴邪，最易阻遏阳气的舒展，故而湿热初起在上焦时，它的热象是不明显的，就像湿草初堆时，也不会发热，要堆过几天以后，它产生发酵，发生霉烂，才会发热。湿热也是这样，初起以湿以阴寒之象为主。甚至患者身上虽也可以发一点热（体温稍高），但患者却不自觉其热，但觉其寒。要经过好几天，甚至在一周以后，患者才自觉有些发热了，而且这个热一般重在午后。在觉热的同时还是以恶寒为主。这是上焦湿热的重要标志，以恶寒身重痛为主。恶寒者，是湿邪阻遏阳气造成；身重者，湿为重浊之邪，故伤人以后乃见身重、身痛者,湿阻肌肤腠理之间,气血流行不利,不通则痛。看来身重是关键所在,而恶寒身痛,则凡属表证均可见之。

上焦湿热,既是以湿以寒象为主,则治疗须重温散,温以去其湿寒之邪,散以解在表在上之邪。治湿热不宜大发汗,恐伤阳气。但微发汗,使病邪从表而解还是需要的。不给出路的办法是不行的。温散表湿的最常用方为藿香正气散。方中藿香、紫苏叶、生苍术、白芷都是芳香化湿燥湿,有微发汗的作用;厚朴、茯苓、半夏燥湿而又利湿;桔梗开肺气而使表湿外出于皮毛。此方一般用于表湿甚重,而里湿轻微之时。如里湿已明显,不饥、纳呆、肠鸣、便溏等症状较为严重时,则可选用藿朴夏苓汤,但仍是以温散表湿为主。

2. **中焦湿热**　上焦湿热之邪,进一步伤及脾胃,从而形成中焦湿热证,中焦湿热证以脾胃运化水谷和运化水湿功能失常为主。

主症: 身热不扬,胸脘闷胀,不饥不食,肠鸣,便溏不爽,尿短而黄,面目淡黄,神呆,胫冷,苔灰黄,脉濡,并可见咳嗽痰多、身痛白痦,神志昏迷,及痰热内扰。

治法: 清化湿热。

方药: 甘露消毒丹。

【思辨】湿热病入中焦,是湿热已进入中期。这时有两个特征:

(1)热象开始明显起来,早晨发热轻,下午发热重,最高能到39℃左右。纵然高热,也还是似寒非寒,似热非热,有人叫它身热不扬,又有人叫它身热迷离(模糊)。因为它午后热更高些,所以有人叫它"午后身热",其实中焦湿热,早上也不是无热。

(2)消化道症状特别明显,不饥纳少,肠鸣便溏,这是脾为湿困、运化失职的表现。湿热入里,入里不等于不见表证恶寒,恶寒的情况还是有的,但比上焦较轻。湿本身就是阻遏阳气的,阳气被郁,故而恶寒。中焦湿热,损害胃肠消化功能较为严重,肌肉、四肢为脾所主,故此时身重肢困也更为明显。

中焦湿热的病情是复杂的。但抓住它的要领,治疗原则只有一个,那就是清化湿热。这时的热象比较明显,故必须用清。印老常用甘露消毒丹一方中,用黄芩、连翘就是清热为主的;藿香、茵陈有一点散湿之用;菖蒲、贝母除痰,这是针对患者头脑迟钝或昏昧用的,湿热病在上焦时即有耳聋和表情淡薄等症,入中焦则更甚,这叫痰湿蒙蔽心窍,故用菖蒲、贝母除痰开窍;滑石、木通、射干都有下水利尿的作用;白蔻也是芳香化湿、行气祛湿的。这张方照顾全面,可以作为湿热病传中焦的主方。

临床若遇咳嗽痰多易出,则用三仁汤为主治之,其中除痰燥湿之药较多,由杏、苡、蔻三仁为主,通、竹、朴、夏等合成。原出《温病条辨》上焦篇。需要说明:咳嗽偏重,看起来好像是上焦病,但临床观察,一般都在湿热病半个月前后见之。此时基本以内湿为主,消化极差,热象也较高,同时脾为生痰之源,肺为贮痰之器,咳虽在肺,而痰多则其病在脾,故而三仁汤放在中焦篇为宜。

若湿浊蒙蔽心窍,清阳不升而见头脑不清、答非所问、嗜睡懒语之神志昏迷者,则以菖蒲郁金汤加减,昏迷甚者,可用温开水送服苏合香丸或十香返魂丹。

湿热病入中焦,随着体质的从阳化热,从阴化寒,它会化燥变成温热。既成温热,则按温热的治法治之。在气、在营和在血都可见到,按治温热用清热保津之法一般是可以的。另有一部分则又会从寒化变为寒湿。寒湿则已脱离热病范畴,必须温化寒湿,用真武汤之类。这一部分属于杂病范畴,这里不再多讲。

3. **下焦湿热**　多由中焦湿热传化而来,即湿热在中焦未化燥而成温热病传入下焦,主要是湿热伤害膀胱和大肠。

（1）湿滞膀胱

主症:小便不利,头昏沉涨痛,脘腹痞闷,大便不爽,舌苔灰黄而腻,脉濡。

治法:淡渗利湿。

方药:茯苓皮汤。

（2）湿滞大肠

主症:大便不通,小腹胀滞,头涨脘闷,舌苔灰黄,脉濡。

治法:导浊行滞。

方药:宣清导浊汤。

【思辨】另有一部分湿热病,它既不化寒,又不化燥,仍以湿热的面貌传入下焦,这部分病就叫作下焦湿热。下焦湿热是湿热为病的末期。湿热病的重点是在中焦,下焦湿热已经不是重点,它的主要问题在于大小二便为湿热所滞留,造成二便不通,更因为湿热不能通过大小便向外排出,故而全身湿热症状也就不易消退,腹胀、胸闷、头昏等症状也难消除。这就是下焦湿热的一般情况。膀胱气化不利,小便不通者,宜用茯苓皮汤淡渗利湿,方中茯苓、薏

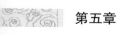

苡仁、猪苓、大腹皮、通草、淡竹叶都有淡渗利湿的作用。大便不通者,则常用宣清导浊汤导浊行滞,把肠内滞留的湿浊排掉。方中茯苓、猪苓都是淡渗利水的,寒水石能清热又能利小便,蚕沙、皂角子两药相合,能通导肠中的湿滞,能排除肠内的湿热,不但湿热病在下焦用之,杂病便滞不爽者亦常用之。北京已故名医施今墨在治杂病大便不爽时,即常用此二味药,疗效亦较为不差。

第四讲　小柴胡汤加减的临床应用

　　小柴胡汤为治少阳病之主方。少阳病有三禁:禁汗、禁吐、禁下,故必用小柴胡汤和解之剂。少阳包括足少阳胆和手少阳三焦,其性喜条达而恶抑郁,其气喜疏泄而恶凝滞,为表里阴阳顺接之枢纽,掌内外出入之途,司上下升降之机。凡邪气侵犯少阳,使少阳经、腑同病,可致肝胆疏泄不利,气机郁结不舒,气血津液不行,内外上下不通,诸病生焉。方中柴胡辛、苦、微寒,入肝、胆、三焦经,解半表之寒;黄芩苦寒入胆,清半表之热;柴胡解经寒,黄芩清腑热。然少阳以疏泄为常,以抑郁为病,用柴胡、黄芩相配伍,以清少阳经腑之热,并疏解肝胆之气郁,《神农本草经》列柴胡为上品,性味苦平,微寒,无毒,主治"肠胃中结气,饮食积聚,寒热邪气"。说明它可促进六腑的新陈代谢,有消积化食的作用,因而也就能推动少阳的枢机而和表调里。柴胡一药,必须重用,《时方妙用》说:"方中柴胡一味,少用四钱,多用八钱。"其剂量,柴胡应大于人参、甘草一倍以上,方能发挥治疗作用。若误将人参、甘草的用量大于或等于柴胡,则达不到和解少阳邪热的目的。因此,用本方时务须注意剂量的比例。半夏、生姜这两味药都是辛温之品,能开能降,善于和胃治呕,又能外疏风寒,内消痰饮。因少阳胆病,以喜呕为多见,故以二药治呕健胃用意良深。人参、甘草、大枣这三味药都属甘温之品,用以扶正祛邪,以助柴芩之治,更能预先实脾,以杜少阳之传,实有"治未病"的意义。由此可见,小柴胡汤的七味药物以和解少阳之邪为主,而又旁治脾胃、和中扶正为辅。清解邪热,而又培护正气,不通过汗、吐、下的方法而达到祛邪的目的,故亦称为和解之法。

　　《伤寒论》对小柴胡汤的临床应用,有"但见一证便是,不必悉具"的原则。

　　李翰卿谓"往来寒热、胸胁苦满、口苦而有恶心呕吐者"是小柴胡汤的主症,故临床使用皆以小柴胡汤加减治之。

印会河老师认为"往来寒热"便是小柴胡汤之主症，临证有"往来寒热"者不一定是少阳证，但有"往来寒热"必用小柴胡汤，用药时有胸胁苦满者以柴胡配伍枳实，往来寒热者以柴胡配伍黄芩，一肝一胆，相得益彰。

刘渡舟老师认为"一证"和"不必悉具"应对照来看，着重在于"不必悉具"。如呕而发热，或胁下痞硬，或往来寒热，便与柴胡汤，不必待其证候全见。临床使用本方，当以此为准。

朱丹溪指出："气血冲和，万病不生，一有怫郁，诸病生焉。"

小柴胡汤不但擅长清热（往来寒热、潮热、身热、伤寒瘥后更发热等），其"解郁"之功亦为治疗之关键，少阳联络肝胆，又与三焦密切相关。三焦既是水液升降出入的通道，也是诸气升降出入的通道。而肝主疏泄，有调节气血、水谷、痰湿、情志、生殖、胆汁之功能。所以肝胆之气疏泄调畅，则五脏六腑之气通达无阻。小柴胡汤以解肝胆之郁见长，故能推动气机而使六腑通畅，五脏安和，阴阳平衡，气血调谐，故其功甚捷，其治又妙。

其适应证概括起来大致有五个方面：①少阳病，口苦、咽干、目眩、往来寒热、胸胁苦满、默默不欲饮食，心烦喜呕，耳聋目赤，舌苔白滑，脉弦；②少阳病见太阳表证、阳明里证及脾家气血不和；③妇人热入血室，经水适来，寒热如疟，或谵语，苔白脉弦；④阳微结证，头汗出，微恶寒，手足冷，心下满，不欲饮食，大便硬；⑤气郁证、火郁证。

刘渡舟老师运用小柴胡汤的加减十七法：

1. **柴胡加桂枝汤**　本方治少阳病兼见头痛、发热、脉浮等太阳表证，为小柴胡汤减去人参之碍表，加桂枝微发其汗而成。又能治少阳证兼有心悸、气上冲之症。

2. **柴胡加芍药汤**　本方治少阳病兼见腹中痛，且有拘挛之感，按其腹肌而如条索状，此乃因肝脾不和、血脉拘挛所致。为小柴胡汤减去苦寒之黄芩，加平肝缓急而疏利血脉的芍药而成。又能治疗妇女气血不和的月经不调与痛经等证。

3. **柴胡桂枝汤**　本方为小柴胡汤与桂枝汤的合方。治外有表证而见"肢节烦疼"，内有少阳气郁而见"心下支结"。故在小柴胡汤中加桂枝、芍药，使其外和营卫、内调气血，而病可愈。

4. **柴胡去半夏、生姜加瓜蒌根汤**　本方为小柴胡汤去半夏、生姜，增益人参剂量，并加天花粉而成。治少阳病兼胃中津液耗伤而见口渴欲饮、舌红苔薄黄等症。临床使用，每于小柴胡汤中去半夏、生姜之燥，加天花粉以及麦冬、沙参等以滋津养液,若其人津气两伤,口渴为甚,则宜加重方中人参的剂量,本方亦治"糖尿病"辨证属少阳不和、胃热津伤者。

5. **柴胡加茯苓汤**　本方为小柴胡汤去黄芩加茯苓而成。治少阳三焦不利,水邪内停为患,症见小便不利、心下悸动不安,脉弦、舌苔水滑并具有少阳病主症者。故于小柴胡汤内去苦寒之黄芩以防伤阳,可加茯苓、泽泻以利小便,使水邪去则愈。此方若再加白术,亦治小便不利、大便作泻、口渴、心烦等症。由此可见,口渴一症,有津少和津聚之分,应从小便利与不利、舌苔薄黄与舌苔水滑上加以区分鉴别。

6. **柴陷合方**　本方由小柴胡汤与小陷胸汤合方去人参而成。治少阳不和兼见胸热心烦、大便不畅、脉数而滑等症。又能治痰气火热交郁的胸痛、心下痛等症。服药后大便每多夹有黄涎,为病去之征。

7. **柴胡姜味汤**　本方为小柴胡汤减人参、大枣、生姜,加干姜、五味子而成。治少阳不和兼寒饮束肺,肺气不温,津液不布而致咳嗽、舌苔白润、脉弦而缓之症。此方与柴陷合方相较,一治痰热,一治寒饮,两相对照则前后呼应。

8. **大柴胡汤**　本方由小柴胡汤减人参、甘草,加大黄、枳实、芍药而成。治胆、胃热实,气机受阻,疏泄不利而见大便秘结,胃脘疼痛,急不可待,且呕吐不止,口苦为甚,郁郁微烦,两胁胀痛,脉弦有力,舌苔黄腻等症。故不用参、草之补,而加大黄、枳实、芍药之泻,以两解少阳、阳明之邪。临床用以治疗急性胆囊炎、胆石症、急性胰腺炎、急性阑尾炎以及其他急腹症而辨证属少阳不和、阳明热实者,每可取效,已被中西医所公认。

9. **柴胡加硝汤**　本方由小柴胡汤剂量的一半另加芒硝而成。治少阳不和兼有胃中燥热而见傍晚发潮热、两胁不适、口苦心烦等症。故用本方和解少阳兼以调和胃中燥热,然泻下之力为缓,不及大柴胡汤之峻。所用芒硝,在药煎好去滓后,于药汤内化开,再煮一二沸,下火后服用。

10. **柴胡桂枝干姜汤**　本方由小柴胡汤减人参、大枣、半夏、生姜,加干姜、桂枝、牡蛎、天花粉而成。治胆热脾寒,气化不利,津液不滋所致腹胀、大便溏泻、小便不利、口渴心烦,或胁痛控背、手指发麻,脉弦而缓,舌淡苔白等症。故用本方和解少阳兼治脾寒。与大柴胡汤和解少阳兼治胃实相互发明,可见少阳为病影响脾胃时,需分寒热虚实不同而治之。余在临床上用本方治疗慢性肝炎,肝胆余热未尽而又伴有太阴脾家虚寒,症见胁痛、腹胀、便溏、泄泻、口干者,往往有效。若糖尿病而见少阳病证的,本方亦极合拍。

11.　**柴胡加龙骨牡蛎汤**　本方由小柴胡汤减甘草,加桂枝、茯苓、大黄、龙骨、牡蛎、铅丹而成。治少阳不和、气火交郁,心神被扰、神不潜藏而见胸满而惊,谵语、心烦,小便不利等症。故用本方开郁泄热、镇惊安神。临床对风湿性舞蹈症、精神分裂症、癫痫等,凡见上述证候者,使用本方往往有效。惟方中铅丹有毒,用时剂量宜小,不宜久服,且当以纱布包裹扎紧入煎,以保证安全。

12.　**柴胡解毒汤**　本方由小柴胡汤减人参、甘草、大枣,加茵陈、土茯苓、凤尾草、草河车而成。治肝胆湿热日久成毒,蕴郁不解而见肝区疼痛,厌油喜素,多呕,体疲少力,小便黄短,舌苔厚腻等症。肝功能化验则以单项转氨酶增高为多见。证为湿热内蕴,所以辨证的关键在于舌苔腻与小便黄短。本方是我临床多年所总结出的经验之方,可疏肝利胆、清热解毒、利尿渗湿,用于上述证候,疗效颇为显著。

13.　**三石解毒汤**　本方由柴胡解毒汤加生石膏、滑石、寒水石、金银花、竹叶而成。治肝炎患者湿热之邪较柴胡解毒汤证为重,大有痹郁不开之势,除见上述肝炎证候外,其人还见面色焦黑,或者面带油垢,虽患肝病,然体重非但不减,且有所增,背臂时发酸麻胀痛,舌苔厚腻,且服药难以褪落,脉弦缓等症。故用本方清热解毒,降转氨酶,退舌苔。

14.　**柴胡茵陈蒿汤**　本方由小柴胡汤减人参、甘草、大枣,加茵陈、大黄、栀子而成,治湿热之邪蕴郁肝胆,胆液疏泄失常,发为黄疸,症见一身面目悉黄,色亮有光,身热心烦,口苦欲呕,恶闻荤腥,体疲不支,胁疼胸满,不进饮食,小便黄涩,大便秘结,口渴腹胀,舌苔黄腻,脉来弦滑等,实即西医学所谓之急性黄疸性肝炎。本方有清利肝胆湿热之功,对于此证,往往数剂即可收效。但黄疸虽退,而小便黄赤未已,或大便灰白未能变黄,仍不可过早停药,应以彻底治愈为限,以免使病情反复而不愈。

15.　**柴胡鳖甲汤**　本方由小柴胡汤减大枣,加鳖甲、牡蛎、丹皮、赤芍而成。治少阳不和兼见气血瘀滞所致胁下痞硬、肝脾大等症。故去大枣之壅塞,而加活血化瘀、软坚消痞之药。对兼有低热不退者,于方中减去人参、生姜、半夏也每能收效。

16.　**柴白汤**　本方由小柴胡汤减半夏、生姜,加生石膏、知母、粳米而成。治疗少阳不和兼阳明热盛而见大热、大烦、大渴,汗出而大便不秘,舌苔黄,口中干燥等症。对"三阳合病"而以烦热、口渴为甚的,当属首选之方。

17. **柴白苍术汤**　本方由小柴胡汤减半夏、生姜，加生石膏、知母、苍术、粳米而成。若柴白汤证，兼见骨节酸痛，虽高热而两足反冷、苔黄而腻，为热中夹湿所致，柴白汤加苍术方能奏效。

【医案】

关某某，女，10岁。感冒高热可达41℃以上，选用青霉素、链霉素及其他抗菌消炎药物多种，病情不但不退，且有加重趋势。查血沉100mm/h，医院已确诊为风湿热，进行阿司匹林抗风湿治疗。但体温仍不见退，且出汗日多，精神疲乏特甚。会诊见病儿消瘦面容，汗多面垢，自谓初起即自觉寒热往来，胸胁苦满，身痛头昏沉涨。腹满大便不行，已十余日。舌红，苔干而黄，脉数。按脐旁垒垒如积石。当时根据腑实不通情况，确定其所以羁热不解，端由大便不通，里热无由下泄引起，欲撤其热，当先通便，通便泄热，大黄力有专司，但此病除里有结热之外，在全身还弥散着肌热，故持续高热。根据热型往来寒热，势不能舍两解寒热而他求，故以小柴胡汤加减方治之。柴胡9g、黄芩9g、半夏9g、生石膏24g、鱼腥草24g、山豆根10g、生大黄6g^{（后下）}。服一剂，便行汗止，体温退到38.2℃，续服原方一剂，体温恢复正常。继以清络饮清解余邪，以善其后。很快患儿即恢复健康。查血沉一直正常，风湿热的诊断，似不存在。（《中医内科新论》）

赵某，女，76岁。患胆结石、胆囊炎、胆道感染经常反复发作20余年。每遇胆囊炎、胆道感染发作，即输抗生素治疗缓解症状。1976年初突发高热、胁痛、呕吐、黄疸，住某中心医院外科，因不同意手术治疗，保守治疗两周后，自行出院，回到郊区农村家中，数日后邀请诊治。其症见往来寒热，体温38.2℃，右胁胀痛拒按，呕吐酸苦，不食，巩膜微黄，大便干结，一周未行。脉弦，苔黄腻。诊为少阳阳明合病之肝胃不和，治宜疏肝利胆、泻腑通便。处方：柴胡9g、黄芩9g、半夏9g、枳实9g、赤芍15g、白芍15g、川大黄9g^{（后下）}、煅瓦楞子30g、生牡蛎30g^{（先煎）}、茵陈30g、金钱草30g、郁金9g、竹茹9g、金银花30g、连翘15g。服药3剂，大便已通，发热已退，胁痛、呕酸明显好转，已有食欲，能食半流质饮食。又服3剂，胁痛、呕恶、巩膜黄染悉退，精神、食欲基本恢复正常。之后每逢胆囊炎、胆道感染发作即服用此方治之，维持了9年之久。此例一张处方未变一味药及剂量，坚持9年未做手术，确是一个奇迹。患者去世后，内衣口袋中装的就是这张用之有效便捷的"宝贵"处方。追溯历史，从张仲景创制大柴胡汤至今两千余年，方之效力不衰，正是祖

国医学可贵之处。(《印会河抓主症经验方解读》)

付某,女,80岁。慢性胆管结石、胆囊炎急性发作,住院治疗因拒手术而请余诊治,症见往来寒热,体温 38~40℃,口苦,大便一周不行,胁腹疼痛、呕恶不能进食,即给印老大柴胡汤加味,加海金沙、鸡内金、生牡蛎,一剂便通,二剂热退,三剂诸症悉平,能食而神清气爽。

汾东公寓张某,女,17岁,自幼患扁桃体肿大,每半月即发作一次,并伴有发热,经打针、输液方可好转,退热常使用激素。此次咽痛、发热五天,体温 42℃,刻下症见往来寒热、口苦咽干、大便干结数日,用抗生素合激素治疗,用激素汗出则热退,停药又复作,脉弦苔黄腻。处方:柴胡 20g、黄芩 10g、半夏 10g、生石膏 30g、鱼腥草 30g、山豆根 10g、酒大黄 10g、瓜蒌 30g。服药一剂后,大汗出、便通热退,继服一剂后,咽部红肿消退而脉静身凉。

余跟随刘渡舟老师学习时,遇北京某小学众多学生发生食物中毒,请刘老师会诊。刘老师看过患者后,嘱余处方以小柴胡汤大剂治疗,并云虽为食物中毒,但其症状比较典型,均为呕吐伴有发热,《伤寒论》讲"呕而发热者小柴胡汤主之"。随访患者服用小柴胡汤后,食物中毒症状均好转。

1971 年,北京阜外医院一四十多岁女性患者,因房心病及二尖瓣狭窄住院手术治疗,术前因定时往来寒热,于西药卡那霉素治疗一周热势未见缓解,急请焦树德老师会诊,以小柴胡汤加常山、草果,一剂而热退,停药一天后往来寒热又发作,再用一剂即热退。

20 世纪 70 年代,焦树德老师带学生到湖北某县巡回医疗,听说当地乡村有一老大夫每日里门庭若市,方圆四五公里以及周边邻县的患者皆来求诊,有平车推来的、有自行车带来的,每日均在百人以上,疗效非常显著。因此焦老师决定带学生前去拜访,去后患者果然众多,患者及家属占了半村,同老大夫寒暄之后,大家静看其诊治,见桌案上放一方格书架,每格均放书写好的处方若干,计有小柴胡汤方、大柴胡汤方、柴胡桂枝汤方、柴胡桂枝干姜汤方、柴胡疏肝散方、逍遥散方、四逆散方、柴胡加龙牡汤方,每看一患者便从书架上抽一张处方,加一、二味药即可,看一上午病均取架上之方,很少用别的处方,故当地有称其为柴胡大夫者,一切病均从肝论治,复诊的患者都讲疗效不错。

陆某,女,43岁,北京某部队工作。从 1963 年开始即感经常身畏寒而心烦热,月经后延无定期,或数月一行,1971 年 3 月和 8 月两次出血不止引起贫血（血色素[1]降至 3~5g），并伴头晕、眼花、心慌、腰酸腿困，甚则昏倒，前后经住首都医院、北京市妇产医院、301 医院治疗，考虑系内分泌功能紊乱、功能性子宫出血、子宫肌瘤等，做多次诊断性刮宫无效，后改服中药、避孕药，注射丙酸睾丸酮等止血后出院。1972 年 9 月再次子宫出血不止，血色素下降至 6g，住首都医院行子宫部分及双侧输卵管切除术，经病检确诊为子宫肌瘤。

　　术后两年多来仍长期身感不适，恶寒肢凉、烦热汗出更为加重，虽经北京市中医院、西苑医院多次治疗，症状始终无改善，遂于 1974 年 5 月 29 日于刘老处就诊。当时的见症为：脉沉伏，舌苔白腻，小便发黄、大便溏滞不爽，恶寒肢凉，尤以上肢、背部和足心为甚（有时背部冷若冰覆，夏天亦得穿长袖衣、布鞋、厚尼龙袜，足心着凉很快就会引起全身发凉），口苦、五心烦热、夜间盗汗，胸闷胁痛，食饮欠佳，自觉每月 20 号至下月 1 号症状加重。冬天比夏天加重。

　　辨证：肝胆气郁导致枢机不利而阴阳不和。

　　治疗：先宜四逆汤疏郁通阳。

　　柴胡四钱[2]　枳实三钱　白芍三钱　甘草一钱　碧玉散（包）五钱　木通三钱　黄芩三钱　胆草二钱　竹茹四钱　三剂，水煎服。

　　二诊：1974 年 6 月 5 日。服上药虚汗、口苦已除，但仍胸闷，五心烦热、头晕、形寒肢冷，小便黄短，大便溏滞，右脉略起，左脉仍沉伏。

　　辨证：肝郁火伏，治拟柴胡化肝煎。

　　柴胡四钱　青陈皮各三钱　贝母三钱　丹皮三钱　白芍三钱　泽泻三钱　栀子三钱　郁金三钱　马尾连三钱　竹叶三钱　茯苓三钱　三剂，水煎服。

　　三诊：1974 年 6 月 12 日。仍口苦，胁痛，温覆则汗出，去衣被则恶寒打嚏。脉沉伏按之而滑，苔黄腻，转以大柴胡疏通表里三焦，以和营卫。

　　柴胡四钱　枳实三钱　半夏三钱　黄芩三钱　白芍三钱　大黄二钱　生姜四钱　桂枝二钱　丹参四钱　陈皮三钱　三剂，水煎服。

　　四诊：1974 年 6 月 15 日。服药大便泻下五次，恶寒肢凉，口苦胁痛，心烦汗出的症状显著减轻，脉沉而滑，舌根黄腻。前方稍事更改。

---

[1] 编者注：即血红蛋白，保留病案原貌。
[2] 编者注：保留处方原貌，读者可自行换算。

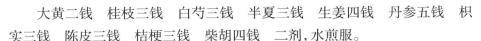

大黄二钱　桂枝三钱　白芍三钱　半夏三钱　生姜四钱　丹参五钱　枳实三钱　陈皮三钱　桔梗三钱　柴胡四钱　二剂,水煎服。

五诊:1974年6月30日。药后内热外寒之诸恙基本消退,惟近两日来自觉胃部不适、小腹胀痛,脉沉滑,舌根苔黄腻。

治宜清肝经之火,和脾胃之升降,以巩固疗效。

青陈皮各三钱　川楝子三钱　枳壳三钱　党参二钱　柴胡四钱　黄芩二钱　贝母三钱　甘草一钱　升麻五钱　葛根二钱　三剂,水煎服。

1974年8月1日追访,患者非常满意,一月余来恶寒肢凉、心烦汗出的症状再未发作,穿半袖衣,赤脚穿塑料凉鞋亦不觉畏寒。

按:此证从脉沉伏、大便溏、肢凉恶寒来看,颇似阳虚寒证。细绎其症,脉沉伏而带滑,且见口苦、五心烦热、小便色黄之郁热证,反映为肝胆气郁、阳气内伏不充四肢之假寒证。经服化肝煎、四逆散,肢体恶寒、打嗝不解,舌苔黄厚,脉沉而带滑,火气锢结,非峻通不得外达,故拟大柴胡加丹参以和血,加桂枝以通阳而取效。

第五讲　心下痞与泻心汤

"心下痞"可见于伤寒,又可见于杂病,为临床常见的一种疾病。痞者塞也,"心下痞"指的心下系胃之上脘发生痞塞,因伤寒之误下,或饮食不节及脾胃不和,升降之机失常,使气痞于心下所致,故应属于脾胃病范畴之内。但是"心下痞"的病位,却具有独特的辨证意义。因为"心下"处于胸之下、腹之上的夹隙,而为阴阳之交,所以脾气之升、胃气之降无不从"心下"的交接为必由之路。为此"心下痞"之症的出现,反映了人体阴阳上下不和、升降不利,以及脾胃失调的问题。泻心汤是治疗心下痞的主方。《伤寒论》中的五个泻心汤错落于结胸、悬饮、水气等证之间,都是针对心下痞而设,以资鉴别,从而加强辨证论治的效果。大黄黄连泻心汤和附子泻心汤乃针对寒热痞属于火上水下、阴阳不交,其病变在心肾,应另当别论。今兹就调和脾胃阴阳而治心下痞的半夏泻心汤、生姜泻心汤、甘草泻心汤论述如下。

一、半夏泻心汤

本方由小柴胡汤去柴胡、生姜,加黄连、干姜而成。以半夏为主药,化痰和胃止呕;以芩、连苦寒清热,干姜辛热散寒;以参、草、枣补益脾胃。辛开苦

191

降，寒温一炉，为脾胃不和、寒热错杂之第一方。后世师其法，凡脾胃虚弱，寒热错杂，升降失调，清浊混淆而致肠胃不和、脘腹胀痛、呕吐泄泻者，多用本方加减治疗。刘渡舟老师认为本证乃痰气痞，以脾胃虚弱，气机升降失常为发病基础。胃气不降则生热，脾气不升而生寒，进一步寒热之气错杂于中焦，故此心下痞又属"寒热错杂痞"类。

【医案选】

案例 1. 刘渡舟治疗呕利痞医案

张某某，男，素嗜酒。1969 年发现呕吐、心下痞闷，大便每日两三次而不成形。经多方治疗，效不显。其脉弦滑，舌苔白，辨为酒湿伤胃，郁而生痰，痰浊为邪，胃气复虚，影响升降之机，则上见呕吐，中见痞满，下见腹泻。治以和胃降逆、去痰消痞为主。拟方：

半夏 12 克，干姜 6 克，黄芩 6 克，黄连 6 克，党参 9 克，炙甘草 9 克，大枣 7 枚。

服 1 剂，大便泻下白色胶涎甚多，呕吐十去其七。又服 1 剂，则痞利皆减，凡 4 剂痊愈。（《新编伤寒论类方》）

按： 本案辨证时抓住心下痞而确定为泻心汤证；根据恶心呕吐及有嗜酒酿痰的病史而确立为痰气痞，所以服用半夏泻心汤后从大便泻出许多白色痰涎而愈。可见古人所谓半夏泻心汤治疗"痰气痞"这一说法并非虚妄。

案例 2. 林文犀治疗霍乱医案（急性胃肠炎）

潘某某，女，成年，1978 年 3 月 31 日初诊。因饮食不妥，初为消化不良，投以保和汤加减，服之无效。当夜发生呕吐泻泄 10 余次，翌晨应邀出诊。见患者全身消瘦、眼眶下陷等脱水之象，脉象细数（120 次每分），四肢拘急转筋，口渴欲饮，水入即吐。证候危急，急须纠正脱水，待呕吐缓解后，遂拟半夏泻心汤加樟木、乌梅煎服。下午再诊，呕吐已止，泄泻减少。嘱再煎服第二煎，不久泄泻亦止。嗣后与四君子汤加味，1 剂而安。（《新中医》1979 年第 5 期）

按： 樟木味辛性微温，功专祛风散寒，消食化滞，止吐止泻。乌梅味酸性温，功专生津止渴，涩肠止泻，利筋脉。两味加于半夏泻心汤中治疗霍乱（急性胃肠炎之吐泻），功效甚捷。

案例 3. 周文祥治疗泄泻医案

张某，男，27 岁，1986 年 2 月 5 日诊。患者因昨晚饮酒发热，喝凉水数杯，早晨腹痛腹泻，泻下如水色黄，腹中辘辘有声，恶心欲吐，胸中满闷不舒，口干欲冷饮，舌质红、苔白腻，脉沉细数。证属胃热肠寒，治宜寒热并调、除湿

止泻。予半夏泻心汤:

半夏12克,黄芩、黄连、党参各6克,干姜9克,甘草5克,大枣4枚。水煎温服,1剂而愈。(《陕西中医》1992年第1期)

按:泄泻之法众多,解表和中有之,清热利湿有之,消食导滞有之,健脾益气有之,抑肝扶脾有之。而本案胃热肠寒,寒热错杂,则又当寒热并调而治之。其间奥义,难以尽言,贵在辨证而施治。

案例4. 曹英信治疗便秘医案

刘某,男,9个月。半年来大便秘结,状如羊屎,每周需蜂蜜一斤,常用开塞露灌肠方能大便。吾投半夏泻心汤,一生不解,问之:"半夏泻心汤治下利,此无疑,何以能治便秘?"吾曰:"按其脘部甚满甚胀,其舌淡而润,其苔白而厚,乃胃不降,脾不升也。若不明升降之理而用攻剂,则脾气愈损,用补剂则胀满愈甚,当与半夏泻心汤调其气机升降。"药尽7剂,大便已不燥结,每日一行。(《陕西中医》1985年第12期)

按:泄泻乃脾升不足为主,便秘属胃降不足为甚。当升不升,该降不降,均系升降失调所致。本方治便秘,其意在于调气机,运脾胃,使脾气(阳)得运,脾津(阴)充盈,阴阳协调,气足津充,则便自润。曹老先生告诫:凡遇便秘要详辨细思,求其根源,不可急于攻下。实属经验之谈。

案例5. 岳在文治疗口腔溃疡医案

云某某,男,28岁。口腔溃疡半年余,时好时犯,服清热泻火之剂,不仅不效,反而更剧,西药维生素B_2、维生素C长期服之不应。询其致病之因,外出工作,饥饱不均,寒热不调。自感胃脘痞满不适,腹中肠鸣辘辘,大便稀干不等,溲黄,饮食欠佳,晨起口苦咽干,舌质红,苔白腻,脉濡数。证属脾胃不调,寒热错杂,升降失宜,火邪炎于上,寒邪居于下。治法健脾和胃,清上温下。方拟半夏泻心汤加减:

半夏6克,干姜6克,黄芩10克,黄连10克,党参12克,白术10克,茯苓10克,陈皮10克,山药15克,炙甘草6克。

2剂后口腔溃疡应手而瘥,脾胃诸症随之而愈。(《内蒙古中医药》1989年第2期)

按:脾开窍于口,寒热错杂于中焦脾胃,津不上润而阴火上行,致口腔溃疡反复发作。病属寒热错杂,单清其火或只温其寒,皆不能愈。惟寒热并投,升降气机,斡旋于中焦,方能使痞开结散,津布而火降,口糜自除。临床对口腔溃疡久不愈者,不妨用本方一试。

二、生姜泻心汤

本方即半夏泻心汤加生姜而成。证属脾胃虚弱,中气不运,故饮食难以消化,致使水饮内停而成痞,以心下痞,干噫食臭,腹中雷鸣下利,舌苔水滑,脉沉弦为临床特征,故重用生姜为主药,取其和胃降逆、宣散水气而消痞满。

【医案选】

案例1. 岳美中治疗水饮食滞痞医案

胡某某,男性。患慢性胃炎,自觉心下有膨闷感,经年累月当饱食后嗳生食气,所谓"干噫食臭";腹中常有走注之雷鸣声,形体瘦削,面少光泽。认为是胃机能衰弱,食物停滞,腐败产气,增大容积,所谓"心下痞硬";胃中停水不去,有时下走肠间,所谓"腹中雷鸣"。以上种种见症,都符合仲景生姜泻心汤证,因疏方予之:

生姜12克,炙甘草9克,党参9克,干姜3克,黄芩9克,黄连3克(忌用大量),半夏9克,大枣4枚(掰)。以水8盅,煎至4盅,去渣再煎,取2盅,分2次温服。

服一周后,所有症状基本消失,唯食欲不振,投以加味六君子汤,胃纳见佳。(《岳美中医案集》)

按: 腹中雷鸣者,水饮下走肠间;干噫食臭者,饮食积滞胃脘。水饮、食滞结聚中焦,阻塞气机升降,而见心下痞硬。切合生姜泻心汤之证机,疏之即应。

案例2. 刘渡舟水气痞医案

潘某,女,49岁。主诉心下痞塞,噫气频作,呕吐酸苦,小便少而大便稀溏,每日三四次,肠鸣辘辘,饮食少思。望其人体质肥胖,面部浮肿,色青黄而不泽。视其心下隆起一包,按之不痛,抬手即起。舌苔带水,脉滑无力。辨为脾胃之气不和,以致升降失序,中挟水饮,而成水气之痞。气聚不散则心下隆起,然按之柔软无物,但气痞耳。遵仲景之法为疏生姜泻心汤加茯苓:

生姜12克,干姜3克,黄连6克,黄芩6克,党参9克,半夏10克,炙甘草6克,大枣12枚,茯苓20克。

连服8剂,则痞消大便成形而愈。(《刘渡舟临证验案精选》)

按: 据刘老经验,临床上,凡见有心下痞塞,肠鸣便溏,胁下疼痛,或见面部、下肢浮肿,小便不利为甚,宜在本方中加茯苓利水为要。

三、甘草泻心汤

本方即半夏泻心汤减人参,加重炙甘草之剂量而成。意在缓客气之逆,益中州之虚,适用于心下痞而脾胃虚转重者。证以痞、利俱甚,干呕心烦为主。佐以大枣之甘,则抚虚之力为大;半夏辛降和胃消痞;芩、连清其客热,干姜温其里寒。

【医案选】

案例1. 刘渡舟治疗狐惑病医案

郑某某,女,32岁。患病而有上、中、下三部的特点。在上有口腔经常糜烂作痛,而不易愈合;在下有前阴黏膜溃破,既痛且痒;中部则见心下痞满,饮食乏味。问其小便尚可,大便则每日二次犹能成形。切其脉弦而无力,舌苔薄白而润。三部之证由中州发起。辨为脾虚不运,失降失常,气痞于中,而挟有湿蠤之毒。治宜健脾调中,升清降浊,兼解虫毒之侵蚀。处方:

炙甘草12克,黄芩9克,人参9克,干姜9克,黄连6克,半夏10克,大枣7枚。

共服10余剂,以上诸症逐渐获愈。(《刘渡舟临证验案精选》)

按:本方治狐惑病,法见《金匮要略》。本案虽患狐惑而见上、中、下三部症状,但患者有心下痞满,饮食乏味,大便频行,此脾胃虚而不运之象。当治从脾胃,复其升降之职,则一身之水火既济,阴阳调和。又本方辛苦相掺而重用甘草,有杀虫解毒之功。有的医家于本方加生石膏,以清阳明胃热,亦有灼见卓识。

案例2. 岳美中治疗大便燥结医案

宋某某,男,59岁,1960年12月31日初诊。便燥数月,每于饥饿时胃脘胀痛,吐酸,得按则痛减,得矢气则快然,惟矢气不多,亦不口渴。诊见面部虚浮,脉象濡缓。投甘草泻心汤加茯苓。3剂后大便甚畅,矢气转多。改投防己黄芪汤加附子4.5克。1剂后大便甚畅,胃脘痛胀均减,面浮亦消,惟偶觉烧心。原方加茯苓,服2剂。3个月后随访,诸症皆消。(《岳美中医案集》)

按:大便干燥,多责之于腑实热结,或津亏肠枯。然本案便燥,不见口渴等热炽津伤之象,但见胃痛、吐酸之症,知别有他因。观胃痛得按痛减,乃气虚也;痛而且胀,矢气快然,又气滞也。综合脉象分析,乃脾虚而气机阻滞之候。脾虚气塞,肠道不运,则致大便干燥。其治宜塞因塞用,斡旋气机。甘草泻心汤为脾胃虚甚之痞而设,补而兼通,寒热并投,辛开苦降,畅达气机,正与本证相宜,故取效甚捷。信非善读圣书之士不可为之也。

【总结】

1. 半夏泻心汤、生姜泻心汤、甘草泻心汤三方证,皆因寒、热、虚夹杂,而症见痞满、呕吐、下利,此属脾胃功能虚弱,不能消化水谷所致。其胃中除有发酵现象外,并没有过量之饮食,所以仅症见心下痞硬,并不拒按,或轻微按痛,与伤食证嗳腐酸臭、拒按疼痛完全不同;其次应着重于上热下寒的寒热不调方面,临床上往往表现有用凉药则上热轻而下寒重,用热药则下寒轻而上热重的现象。

2. 半夏泻心汤为治疗肠胃寒热之主方,即胃热肠寒,或胃寒肠热之主方。以呕吐、下利并重,并兼有口苦,才是半夏泻心汤的适应证。

3. 生姜泻心汤调理肠胃寒热,而兼补虚,治疗心下痞,其临床偏重呕吐之方。

4. 甘草泻心汤比半夏泻心汤仅多甘草三分之一,根据《金匮要略》和历代各家学说及临证实践,以及本方同半夏泻心汤证、生姜泻心汤证一样,都是由胃肠功能衰弱形成,故应有人参,否则难以取效。除寒热不调外,临证应以虚证为主,而偏重于下利之方。而狐惑证用本方治疗,必须具备虚而寒热不调的症状才会有效。

第六讲　印会河老师论肺痿与肺痈

纵观肺痿、肺痈,同是病出于肺的疾患,又同是"热在上焦"所引起,临证所见,肺痿多由肺热所致。肺痈亦然,在其成脓前或成脓以后,基本上都是以肺热为主出现的。

一、病 理 机 制

肺痿、肺痈,虽同是"热在上焦"和病出于肺,但是它们的病因、病理、主要症状和治疗原则等,是各不相同的,故而从《金匮要略》开始,就把它们分而论之。结合现代临床,更看出它们之间是截然不同的两种疾病。

首先看肺痿的病因,基本上是由于肺阴虚、肺津匮乏和肺燥所造成。由于肺燥阴虚,故而产生肺热(热在上焦,阴虚则内热),当然,由肺热灼津,也可以造成阴虚和肺燥。不管它是哪一种原因引起,其阴虚肺燥这一总的原则是不能改变的。这也符合"肺热叶焦,因而成痿"的原则。由于阴虚、津虚和肺热,遂使肺气升多降少(阳升阴降),肺气不能平降则发为喘咳,甚至能出现倚息不能平卧、唇面爪甲青紫的危重证候。由于其病在于阴虚,在于肺燥,故其咳喘虽甚,但总是以无痰为主征,并常见口燥咽干。历代医家都承认肺痿的主症是《金匮要略》所标出的"吐白沫"和咳喘,可是这"吐白沫"三字,就不知迷糊了多少医生的眼目,并同时贻误了多少患者生机。一般人都是认泡沫痰或水泡痰作"白沫",殊不知痰是由水湿所化生,而肺痿"吐白沫",则是由阴虚肺燥而引起。肺燥之轻者,则发为无痰之干咳,其燥重而热深者,乃发为"吐白沫"之肺痿。这种吐白沫的特点,第一是中间不带痰块;第二是胶黏难出;第三是必同时伴有口燥咽干;第四是白沫之泡小于粟粒,轻如飞絮,结如棉球,有时粘在唇边,都吐不下来,绝不是一般泡沫痰之吐出甚爽、水泡痰的落地成水者所可比拟。为此,白沫之与饮痰,乃一燥一湿,一实一虚,有如水之与火,冰之与炭,根本不可混为一谈。

肺痈的病因,诚如《金匮要略》所论,是"热过于荣"所引起。"荣"所指的是血,"热过于荣"是热与血结,其间有的是热甚伤血,致血结成痈,并进一步化生成脓;也有的是肺有宿瘀,遇热相结,酿化而为痈脓。故肺痈之主症,必重在"吐脓血"三字,再加上要有咳喘。有瘀血尚未成脓,先见痰腥,或视之未见痰中有脓,而自觉痰臭(此时取痰化验,可发现脓血球)者,均可作肺痈,而进行早期治疗,一般疗效优于既成脓和肉眼见脓以后。有呼吸喘嗽,引胸作痛,或一侧睡有胸痛者,亦可按肺络停瘀而以治肺痈之法而通治之,盖亦《金匮要略》"咳即胸中隐隐痛"之义,这虽不是肺痈吐脓血的范畴,有的可能属于西医学上的胸膜炎、胸膜刺激征的范围,但异病同治,效果亦相当满意,惟积有大量胸水者似应除外。

二、治疗经验

印老治疗肺痿,基本上是采用了清人喻嘉言氏的清燥救肺汤为主加减。既用宣肺而又润肺的桑叶、枇杷叶,使肺气能宣而后降,润而后清;又用桑白皮、石膏等清降肺气,以去耗津之热,沙参、麦冬、石斛、阿胶、杏仁、芝麻、芦根等从生津充血的基础上来滋阴降火。印老用此方时,喜加黛蛤散,取青黛有消炎退热之功,蛤粉有生津润肺之效,如有咽痛鼻塞等上感症状,可加山豆根、鱼腥草以消炎解毒。

印老治疗肺痈,最常用的是《千金》苇茎汤加味,这张方的作用,主要在于清利大肠。方中的桃仁、薏苡仁、冬瓜子等,都是以治大肠为主的药物。当然,它们也都入肺。芦根(原方苇茎,其家传是用芦苇上的嫩尖或小分枝,今则概用芦根,在南方多用鲜的,到北方则一般用干的)能润肺生津,叶天士还说它有祛湿的作用,这张方的主要药物和《金匮要略》治肠痈的大黄牡丹皮汤,甚为接近,二味主药——桃仁、冬瓜子,都是相同的,为什么? 这就需要运用中医基础理论的"肺与大肠相表里"来解释了。肺是脏属阴,大肠是腑属阳,一般说"脏者藏而不泻",故五脏常以"不藏"为病,如肝不藏则失血,心不藏则漏汗,脾不藏则泄利,肾不藏则失精遗尿,肺不藏则息短,等等,对此等病的用药,则宜于助藏,宜于补益、收敛、固涩;而腑则是"泻而不藏",故六腑常以不泻、不通为病,如大肠不通则便不解,膀胱不通则尿不行,胆不通则黄疸作,胃不通则呕吐、翻胃生,小肠不通则口糜作,三焦不通则汗不泄或癃闭起。对此等病的用药,一般都宜于助泻,助开泄,助通利。从这个道理来说,似乎五脏病都应是虚证,而六腑病则宜为实证,其实不然。五脏病也有实证,但脏需治腑而不治脏,也就是治疗与它相关、相表里之腑,如脾实治胃,肝实治胆,肾实治膀胱、三焦,心实治小肠等等都是;六腑亦有虚证,但虚证治脏而不治腑,如胃虚治脾,胆虚治肝,小肠虚治心,膀胱、三焦虚治肾,大肠虚治肺等等都是。肺痈之病,是肺中有蓄血痈脓,是脏病中之实证,故而治疗时主用《千金》苇茎汤祛瘀排脓,从开利大肠来治疗肺之实证,事实证明这个方法是可取的。印老在治疗肺痈时用的《千金》苇茎汤的加味,也就是在原方不变的基础上,根据情况,如脓多腥臭则加桔梗、生甘草以助排脓与解毒,胸痛加赤芍、丹参、郁金等以助活血与止疼;肺部炎症明显或有发热者,则加鱼腥草或再加用生石膏以清热与解毒;一般在吐脓未尽时,甚少加用补药,原因是慎防出现误补留邪之弊。在脓尽以后,有时仿照《济生》桔梗汤(桔梗、贝母、当归、瓜蒌子、枳壳、薏苡仁、桑白皮、防己、甘草节、杏仁、百合、黄芪),亦可改用滋阴补肾之六味地黄丸类方(包括杞菊、知柏、归芍、麦味等),如肺结核空洞在吐脓血已尽、痰不臭情况下,基本上就用淡盐汤送服六味地黄丸,疗效确切,印老曾治愈过不少空洞性肺结核患者。

三、病 案 举 例

案例1：肺部大肠杆菌感染性肺炎

患者孟某，男，52岁，军人，文化工作者。

病连续高热七个星期，咳喘吐白沫不爽，口干咽燥，在某军区医院已检查出右肺大面积肺炎，五次痰培养都出现大肠杆菌，已确定诊断为大肠杆菌肺部感染引起的肺炎，故即千里迢迢，转院到北京某解放军医院（是该院的上级呼吸道医院），据该院介绍，他们在开院二十多年以来，一直以搞呼吸道病为主，但始终没有见到过一例由大肠杆菌肺部感染而引起的肺炎，查遍国内资料也确实无此记载，国外资料发现过几起，但治疗方法阙如，没有针对性的治疗方法。且转院两周以来，发热和咳喘均有增无减（发热每天高峰能达41℃左右，但汗出后热即减轻），不得已才由患者家属出面，经当时的医院某领导介绍，急请印老去该院会诊。接触患者后发现其咳喘吐白沫不爽、口燥渴等等，完全是一派肺痿的症状，所不同的是有肺部的大肠杆菌感染和大面积的肺炎而已。至于高热，在肺痿病中，亦常常有之。于是印老就在清燥救肺汤的基础之上，加上了北柴胡30g、五味子9g，以杀灭离开大肠的大肠杆菌感染为患（过去治疗过尿系、胆系的大肠杆菌感染，用这二味药相伍，收到较好的疗效），外加鱼腥草30g，以清解肺部的炎症。令服药十剂。服药后复诊，咳喘、吐白沫皆退，发热亦轻，其体温即再未超过38℃。在复诊时得知其病中曾出现过咯血及胸膜刺激症状病史，故在前方中加入桃仁9g、生薏苡仁30g、冬瓜子30g以肃肺去瘀。服七剂，体温已基本正常，咳喘吐白沫继续减轻，口燥咽干、胸闷掌烫等情况不复存在。舌苔有时甚清，但有时出现黄苔，脉动已降至80次每分以下，惟恶风、自汗明显，食欲恢复尚不理想，故改用益气固表之黄芪汤加味，以促进病后正虚之恢复。过后症状尽去，肺炎尚未全部吸收，继续住院观察数周，不但食欲增加，且体重上升甚快，痊愈出院，追访五年，从未复发。

案例2：过敏性支气管哮喘并发肺气肿

患者于某，男，54岁，17年前在国庆前后发作哮喘，选经某地区中西医长期治疗，均效果不显。最多一次由医院请过中西医70余人做大会诊。结果未能控制病情，乃来京就医。经过某医院明确诊断为过敏性支气管哮喘和肺气肿。曾于市某医院经中医大夫治疗，据患者所知，单麻黄一味，一剂药量达

21g之多，但病情不但不减，且有加重趋势。患者来诊时自诉：咳喘日发数次，类似小儿顿咳（百日咳）的痉挛性咳嗽，连声成阵，呼吸不续，痰出非常困难，咳久始能吐出少量状如肥皂泡之黏性甚大的白沫。连年来其咳喘发作仍以深秋至初冬为甚。每日发作则以晚睡前9时许的一阵为最严重。来诊时正值国庆节后上班伊始，患者处于发病的高峰阶段，每晚睡前总有一阵因咳喘而气厥不返，造成晕厥可达10分钟左右。由于咳喘时过度紧张，以致两眼白珠部分的小血管破损，造成"瘀血贯睛"，眼球之赤如涂朱状。印老当即根据"肺痿吐白沫"和"肺热叶焦因而成痿"的理论，投用清燥润肺之喻氏清燥救肺汤，由于患者咳喘系阵发性的，故在方中又加入僵蚕10g、全蝎6g，以定"数变"之风，实际上此两味药起的是与"脱敏"类似的作用。三剂药服毕，患者来复诊时面述，上药服毕一剂，当晚咳喘即轻，未见晕厥；三剂药服完以后，咳喘皆平，续用桑杏汤加减收功。随访10年，其病未再发，患者由长期休养转而为全日上班，并能因工作而骑自行车日行一百余里，身体照常不受影响。5年前闻该患者因病肺癌而死亡。

案例3：肺癌

李某，女，82岁。病咳喘胸憋，呼吸困难，不能平卧，喉间有声，已逾半月，经某医院放射科透视，已确定为肺癌引起上列诸症。衰年患此，已排除外科手术治疗之可能性。故请印老出诊。经诊得患者脉数，口干，咳吐白沫不爽，已历两载有余，初尚能料理家务，并协助家庭看管小孩及做饭等，近二周来，才因症状加重而不能下炕。印老遂根据其病情以咳喘吐白沫为主，确定其病属肺痿，由肺热叶焦，热在上焦引起，故投用喻氏清燥救肺汤为主的方剂，由于其病为肺癌，乃加用了白花蛇舌草30g、半枝莲18g，令服五剂，据患者家属来云，药后喘平咳减，胸憋亦基本缓解，继用前方一月有余，患者已能下地行走并协助家庭料理家务。历时一年有余，患者自我感觉良好，后因突患感冒发热，致咳喘气憋复作，未及延医服药，即行死去。其死是因于肺癌抑或其他疾病，则甚不可知，总的来说，本方对改善肺癌的早期症状和取得近期疗效，还是较为可靠的。

案例4：肺痈

朱某，男，28岁，农民。突然胸痛不能顺利呼吸，张口抬肩，时时大声呼叫，以缓解其胸中憋闷。自胸至腹，强直不能俯仰，躺坐均需他人扶持。卧时不能左右侧。前医曾投用大黄附子汤类方，病情不但不减，且增阵寒壮热，大口咳吐恶臭黄痰（实即吐脓）。请印老诊视，知为肺痈重证，舌暗红，苔厚腻，盖郁热脓毒已深，非急用开利大肠，不足以泄去肺之瘀热，故即投用《千金》苇茎汤加味（加丹参、赤芍、郁金、鱼腥草等），服后胸痛逐渐减轻，身体渐能转动及侧卧，惟咳吐恶臭脓液，骤不尽除，前后服《千金》苇茎汤加味达三十余剂，脓尽病已。但毛发枯瘁，皮肤干燥，渐至表皮成片脱落，数月后始身体日渐恢复，能参加轻体力劳动。因此，更悟出中医理论中"肺合皮毛"的重要意义。

【体会】

肺痿与肺痈，均为"上焦有热"，同是以肺为主的疾病，但肺痿为"肺热叶焦，因而成痿"；而肺痈则是热甚伤血，化为痈脓，"热过于荣"血结成痈。二者是两种不同性质的疾病，有虚实之别，故仲景分而论治。印老又将其主症高度概括为"肺痿吐白沫""肺痈吐脓血"，确有执简驭繁、画龙点睛之妙。

对于肺痿的治疗，印老经过长期的医疗实践认为，清燥救肺汤的问世，对肺燥咳喘投下了苦海的慈航，纠正了千古医坛将"沫"做"痰"的弊端。首选清燥救肺汤治疗肺痿，取得了可喜的效果。对沫与痰做了严格的区分，更明确地指出"痰是湿的产物，而沫则由燥生"，告诫后学冰炭之别，水火之分，千万不可混为一谈。

关于燥，印老曾言"叶桂明之，喻昌倡之"，喻嘉言在《秋燥论》中阐明《内经》病机十九条中的"诸气膹郁皆属于肺"和"诸痿喘呕皆属于上"，指的就是肺燥，因而创制了清燥救肺汤。后世吴鞠通著《温病条辨》时，就顺理成章地写为："诸气膹郁，诸痿喘呕之因于燥者，喻氏清燥救肺汤主之。"喻氏认为燥为津液、阴血不足，即"燥胜则干"之意。燥与火有虚实之分，天壤之别，其治疗之法大相径庭。火可以苦寒直折，而燥必须甘寒濡润。从而补充了《金匮要略》所言"其人咳，口中反有浊唾涎沫"而用麦门冬汤治疗肺痿之不足。清燥救肺汤对肺痿的"热在上焦"，既具备了审因论治的特色，同时又解除其"肺热叶焦而成痿"的病理因素。病例二死于晚期肺癌患者都是以咳喘吐白沫为主症，而印老用清燥救肺汤加味治之甚效。其中一例缓解肺痿的症状达十年之久。是否咳喘吐白沫与肺癌有一点蛛丝马迹的联系，如果能通过科学实验将肺痿吐白沫的问题弄清楚，把喻氏清燥救肺汤作用于肺痿甚至肺癌的机制搞清楚，则喻氏对祖国医学的贡献就可能更为光大。

对于肺痈的治疗，印老遵《金匮》之意，采用《千金》苇茎汤之法，因为苇茎汤治疗咳吐脓血，疗效之显著千年不衰，而受历代医家的重视。特别值得提倡的是：印老运用传统的中医理论详细论述了"脏实治腑""腑虚治脏"的道理，从而揭示了肺与大肠相表里在临床应用《千金》"肺实泄大肠"的奥妙所在。这是用微观医学理论难以说明的。令学者耳目一新，受益匪浅。

印老首倡抓主症，在肺痿、肺痈的治疗中，他的可贵经验告诉我们，临床中只要主症为"咳喘吐白沫，伴口燥咽干者"，不论其病为肺炎、支气管哮喘、肺气肿、肺心病、肺结核及肺癌等等均可率先使用清燥救肺汤，其效非凡。凡外感热病，只要主症为"咳喘吐脓血伴腥臭者"或有引胸作痛者，或胸痛不能偏胜一侧，不论其病为肺炎、肺脓肿、胸膜炎均可率先使用《千金》苇茎汤加味，都能取得很好的疗效。印老在治疗大肠杆菌感染性肺炎中，果断应用了大量的北柴胡和五味子二味药，并取得了特殊的疗效，实属首创，也是与现代医学接轨之典范。

附一

传承脉络

一、传 承 谱 系

孟河医派源远流长,发源于江苏常州。明末清初,费尚有弃官从医,迁居孟河,开创了孟河费氏的医人生涯。在清道光、咸丰、同治年间,孟河名医云集,业务兴盛,经验成熟,逐渐形成了以费、马、巢、丁四大家为代表的孟河医派。黄理堂作为费氏之传人,精研典籍,治学严谨,善于治疗多种内科杂病。印秉忠受业于孟河名医黄理堂先生名下,悬壶家乡靖江,疗效卓著,医誉颇盛。印会河先生生于世医之家,随父印秉忠学医,尽得其传,临床疗效显著。

侯振民于 20 世纪 70 年代初即师从孟河医派第四代传承人印会河先生学习孟河医派的理论和临证经验,1972 年拜师后至 1974 年底,课堂学习和随师侍诊 2 年余(1 000 余次),后撰写孟河医派研究学术论文数十篇,出版孟河医派研究专著 3 部,以孟河医派学术思想为指导立项科研课题 10 余项,研发新药 8 项,获科技进步奖 4 项。从 20 世纪 80 年代中期起,在山西传播孟河医派学术思想和临证经验,先后接收弟子百余人,广泛传承孟河医学精髓,形成了独具特色的源于孟河医学的三晋孟河学派。

侯振民从 50 年代末至 80 年代中期,还先后拜国医泰斗、伤寒大家刘渡舟、山西四大名医之首、经方大家李翰卿和山西名医、杂病大家张子琳为师,跟师学习辨证论治理论和临证经验,随师侍诊万余次,夯实了临证辨治常见病、多发病和疑难病的基础。

二、传 承 方 法

1. 立足"医者仁术",传承"大医精诚"的医德观　侯振民在传承的过程中,受其师尊影响,常以品德教育为要,遴选入室弟子无不以医德操守为第一条件,以孙思邈"大医精诚"作为座右铭,需品德高尚,无欲无求,言行一致,欲成大器者必以德为先，才可德艺双馨。

2. 立足经典，传承中医理论精髓　侯振民在拜师期间，在诸位大师口授讲解、临证感悟下，充分学习、深刻理解四大经典的实质和内涵。侯振民循循善诱，言传身教，弟子熟读经典、背诵经典、理解经典、验证经典，实践中进一步领悟经典的真谛，真正夯实了中医基本理论功底。

3. 立足临证，传承辨证论治方法　侯振民坚持以临床疗效作为检验弟子培养成功与否的标准。凡弟子侍诊，必以领会证治法则，以疗效佐证施治的准确性为首务。从望闻问切教会弟子识证，从因机论治教会弟子施治，将自己毕生学习掌握的临证经验毫无保留地传授给后学者。

4. 立足实践感悟，传承中医思维方式　侯振民在实践中，不但注重言传身教，更倾向于循循善诱，举一反三，培养弟子传统中医学的思辨方式，形成中医固有的思维，从整体观中悟清疾病发生发展的机制和规律，从辨证观中悟通病证诊疗的特点和经验。

5. 立足有形知识体系，传承各类资料整理总结方法　侯振民多年来坚持要求弟子撰写典型医案，并强调弟子们要进行误诊误治分析，以论文、读书笔记、跟师笔记、临证笔录等方式总结以往有据可查的资料，挖掘内在的学术内涵，凝练其学术思想和临证经验，便于代代相传。

三、传承人员（已拜师者）

全国名老中医药专家学术经验传承弟子3人；全国中医临床优秀人才传承弟子3人；国家中医药管理局名医工作室继承人8人；山西省领军人才传承弟子1人；山西省优秀中医临床人才传承弟子100余人；其他传承弟子40余人。

附：拜师名单（按姓氏音序排列）

班江文	陈星星	程育新	戴冬跃	董　锐	董　文	樊建红	房　昌
冯云萍	高　亮	高汉勇	高立志	高异泽	高玉慧	苟　稳	关云岗
郭　强	郭　焱	郭拥军	郭志勇	郝志燚	黄　华	霍瑞芝	贾　敏
焦　孟	景海峰	李　静	李　伟	李　中	李北峰	李陈云	李鸿贤
李建玲	李聚林	李聚梅	李丕照	李晓东	李彦军	李云霞	栗雁峰
梁春华	梁桂兰	蔺德芳	刘　琳	刘爱军	刘光珍	刘国玲	刘丽坤
刘美凤	刘事平	刘守杰	刘伟基	刘英丽	刘振民	刘志勇	路枝红
孟建生	穆志明	齐　媛	乔宏双	乔增毅	尚文举	尚赵军	石明海
石素英	宋政昌	孙艳丽	王宝生	王国莲	王济梅	王继荣	王金亮

王灵萍　王绍刚　王世荣　王志萍　温　平　武　轶　武国富　武建龙
徐小娜　许建平　闫凤琴　杨强馨　姚存荣　于小梅　袁　媛　张　杰
张　蕾　张　玉　张海龙　张进珍　张晋波　张永宏　张永康　赵保东
赵春娟　赵建军　赵英杰　赵育群　周益新

四、弟子成才情况

已有 3 人成为国家中医药管理局第六批全国老中医药专家学术经验继承工作指导老师，4 人成为全国中医临床优秀人才，6 人成为山西省老中医药专家学术经验指导老师，8 人成为山西省名医和名中医，3 人成为山西省学术技术带头人，2 人成为"三晋英才"高端人才，5 人成为"三晋英才"拔尖骨干人才。获国务院政府特殊津贴专家 1 名，博士研究生导师 3 名，硕士研究生导师 6 名，担任科主任以上职务者 30 余人。部分弟子代表的成才情况列举如下。

刘光珍，男，主任医师，教授，博士研究生导师。山西省中医药研究院、山西省中医院院长。第二届全国名中医，享受国务院政府特殊津贴专家，第六批全国老中医药专家学术经验继承工作指导老师，全国百名优秀青年中医专家，全国中医临床优秀人才，山西省名医，山西省"三晋英才"高端领军人才，山西省委直接联系的高级专家，全国百姓放心示范医院优秀管理者。国家肾病临床重点专科带头人，国家中医药管理局肾病重点专科带头人，国家中西医结合临床重点学科带头人，山西省学术技术带头人、333 工程人才，山西省跨世纪医学学科带头人，山西省中医院中西医结合临床学科带头人，山西中医药大学中西医结合临床学科带头人，国家中医药管理局名医工作室负责人。中华中医药学会理事，中华中医药学会肾病分会副主任委员，中华中医药学会内科分会常委，中国民族医药学会肾病分会副会长，中国中药协会肾病中药发展研究专业委员会副主任委员，中国中医药研究促进会肾病分会副会长，中国中医药研究促进会理事，世界中医药学会联合会头针专业委员会副会长，中国中医药肾脏病防治联盟专家委员会常委，中国中医药肾脏病防治联盟血液透析技术专家委员会常委，山西省中医药学会肾病专业委员会主任委员，山西省医师协会中医师分会会长，山西省医院协会中医医院分会副会长。致力于中医药防治肾病临床、科研、教学工作 30 余年，擅长治疗各种急慢性肾炎、急慢性肾功能衰竭、过敏性紫癜性肾炎、狼疮性肾炎、糖尿病肾病等肾脏疾病。总结了"凉血化瘀"和"从五脏论治蛋白尿"的学术思想，提出了从"浊毒"论治慢性肾脏病、"凉血散血法"治疗紫癜性肾炎、"除蛋白六法"治疗水肿病、保护肾功能"降肌酐五法"治疗慢性肾衰竭等学术思想,临床疗效确切。先后主持国家国际合作项目、国家科技部行业项目、国家科技部973计划基础研究项目、国家科技部攻关项目、国家科技部科技支撑项目等国家、省部级科研课题20余项。获得省部级科技进步奖11项、国家发明专利2项,研发中药新药6项、中药制剂20种。发表专业学术论文200余篇,出版专著(译著)10部。

　　刘丽坤,女,主任医师,教授,硕士研究生导师,第六批全国老中医药专家学术经验继承工作指导老师,第二批全国优秀中医临床人才,山西名中医,山西省优秀专家,山西省学术技术带头人,三晋英才。山西省中医药研究院/山西省中医院肿瘤科主任,国家临床重点专科负责人,国家中医药管理局重点学/专科负责人。现任世界中医药学会联合会肿瘤经方专业委员会副会长,世界中医药学会联合会肿瘤专业委员会常务理事,中国中西医结合学会肿瘤分会常委,中华中医药学会肿瘤分会常委,中国民族医药学会肿瘤分会副会长,中国老年学学会肿瘤专业委员会中西医结合分委会副主任委员,中国肿瘤微创联盟中西医结合微创专业委员会副主任委员,山西省中西医结合学会肿瘤专业委员会主任委员等职务。在30多年的临床工作中,对中西医结合防治肿瘤的研究有较深造诣,中西医结合治疗各种良恶性肿瘤,尤其擅长肺癌、乳腺癌、结直肠癌等疾病的诊治。主要研究方向:中医药结合放化疗减毒增效、中医药抗肿瘤复发转移、中医药提高晚期肿瘤患者生活质量。用中医药抑制肺癌、胃癌、结直肠癌、肾癌等肿瘤的生长转移,防治放化疗致白细胞减少症,防治放射性直肠炎、化疗性静脉炎及延长或改善肿瘤恶病质患者生存期及生活质量等疗效显著。在临床工作中学习前辈经验,注重发展创新,积极探索,将多年对"和法"的感悟引入到肿瘤治疗中,并加以传承。提出肿瘤发病,诸般不"和"。机体脏腑、气血、阴阳失和而致肿瘤发生,治疗的关键是"以人为本",提高生活质量,带瘤是"和"的手段,生存是"和"的目的。阐释"和法"治疗肿瘤的内涵、缘由、基本原则、应用及常用"和法"方药在肿瘤临床中的应用,正在进一步将"和法"理念拓展到其他疑难杂病中。先后承担国家级及省部级重大科研课题20余项,通过省科技成果鉴定9项,获省部级科技成果奖8项,其中省科技进步奖一等奖1项、二等奖3项、三等奖2项;国家发明专利6项,研制系列抗肿瘤中药制剂9种,如软坚散结胶囊、益气散结胶囊、二藤散结胶囊、芪精颗粒等,取得了良好的社会效益和经济效益。发表学术论文 130 余篇,培养硕士研究生 30 名。

　　王世荣,女,主任医师,硕士研究生导师,第四批全国老中医药专家学术经验继承人,第三批全国优秀中医临床人才,山西省"三晋英才"拔尖骨干人才,山西省中医院肾二科副主任。中华中医药学会肾病分会常委,中国中药协会肾病中药发展研究专业委员会常委,中国中医药研究促进会肾病分会常委,中国中医药研究促进会专科专病建设委员会常委,山西省中医药学会肾病分会副主任委员,山西省中医药养生保健学会副主任委员。致力于中医药治疗肾脏病临床工作 30 年。于 2008—2012 年作为第四批全国老中医药专家学术经验继承人师从侯振民,并获国家中医药管理局优秀继承人奖。2012—2016 年作为第三批全国优秀中医临床人才,师从侯振民、韩履祺教授及中日友好医院李平教授,并以山西省内第一的成绩入选并结业。2018 年拜国医大师王世民为师。擅长各种慢性肾脏病的中西医结合治疗及内科杂病的中医治疗,在膜性肾病、糖尿病肾病、慢性肾衰竭等疑难病及过敏性紫癜性肾炎、慢性肾炎、肾病综合征、尿路感染等常见病的诊治上取得良效。将活血化瘀的治疗方法运用于各种肾脏病的治疗,如凉血散血法治疗过敏性紫癜性肾炎;清热解毒凉血化瘀法治疗 IgA 肾病;益气养阴活血消癥法治疗糖尿病肾病早期及清热利湿活血法治疗慢性肾盂肾炎。并将中医的宏观辨证与西医病理的微观辨证相结合,提出从病机病理的相关性论治膜性肾病,认为气虚血瘀是膜性肾病的基本病机,益气活血消癥是治疗膜性肾病的基本大法。对慢性肾脏病的治疗提出整体辨治的思想,从气机升降、五脏相关、经络络属、天人相应等中医辨治思维出发,既病防变,已病防传,瘥后防复,防治及延缓慢性肾脏病的进展。继承了侯振民抓主症治疗内科杂病及老年病的经验,运用于临床,疗效良好。主管本科室国家药物临床试验工作,完成药物临床试验 7 项。为《印会河抓主症经验方解读》副主编,参编《中医肾脏病学》,发表论文 20 余篇,主持山西省科技攻关课题 1 项,重点计划项目 2 项,参与国家级课题 4 项,国际合作项目 1 项,省级课题 3 项,获山西省科技进步奖二等奖 2 项。

　　张永康,男,主任医师,省优专家,硕士研究生导师,第六批全国老中医药专家学术经验继承工作指导老师,第三批全国优秀中医临床人才,山西省"三晋英才"高端领军人才,山西省学术技术带头人,"十二五"国家中医老年病专科学术带头人,国家中医药管理局中医药文化科普巡讲专家。获全国首届百名中医药科普专家称号及全国首届中医药传承高徒奖,受到中华中医药学会表彰。2003年获山西省抗击"非典"双学双比标兵荣誉称号。先后师从原明忠、吕仁和、肖承悰、侯振民，擅于治疗中医内科、妇科疾病，尤其对于心肺疾病治疗有较丰富的经验，逐步形成了和解为先调气机，临证查舌索脾胃，调气化饮治胃瘫，补肝肾化除湿痹，化湿宣畅重三焦，养血调经寻归脾，保肺抑纤治肺纤，干咳从冰伏论治，治未病结合运动，参理化延伸四诊的学术特点。提出阴升阳降是达到阴平阳秘的必然运行形式，获得中华中医药学会首届"展望未来仁心雕龙"十大优秀中医药论文评选优秀奖。对中医整体观念理会较深，成功救治了肺癌伴急性心肌梗死急性左心室衰竭患者、糖尿病合并急性心肌梗死肺部感染患者、垂体瘤术后电解质紊乱昏迷患者、气管切开气管内较大内生异物窒息患者、肠伤寒大出血患者、外伤后脑干损伤患者。主要参与的益气通脉冲剂治疗冠心病心绞痛（气滞血瘀证）获山西省科技进步奖三等奖；主持完成国家"十一五"科技支撑计划"全国名老中医原明忠学术思想临床经验研究"；主持完成国家中医药管理局"全国名老中医原明忠传承工作室建设"，出版《原明忠经验选粹》，参编图书7部，发表论文30余篇。作为山西省优秀中医临床人才研修项目教学指导委员会委员和导师，参与教学和带教工作。2015年12月被聘为北京中医药大学首批临床特聘专家。

李怀长，男，主任医师，山西省中医院肝病科主任。第五批全国老中医药专家学术经验继承人，山西省首批优秀中医临床人才，中国中西医结合学会传染病专业委员会委员，山西省中西医结合学会肝病专业委员会常委，山西省医学会肝病分会委员。从事肝病临床20余年，对各型肝炎、脂肪肝、肝硬化及顽固性腹水、顽固性黄疸、肝源性糖尿病的治疗有专长。共参加科研项目6项，发表医学专业论文10余篇，参编论著2部。从1992年进入山西省中医院工作至今，一直坚守在临床第一线，曾先后在血液科、急诊科、内分泌科工作，自1999年开始从事中医、中西医结合治疗肝病的临床研究工作。在老一辈专家侯振民、梁瑞敏、曹月英老师的指导下，潜心学习他们的学术思想和临床经验，结合临床实践中的体会，总结出慢性肝病"治病宜缓、扶正为先、调肝活血贯穿始终"，肝脏肿瘤宜"扶正固本，带瘤生存"，肝性脑病宜"清营凉血"，腹水利水"缓消缓散，切防伤阴"等多种方法，治疗慢性乙肝、肝硬化腹水、顽固性黄疸、肝源性糖尿病、肝癌等多种肝病及并发症取得良好的疗效。1999年至2012年参加山西省首批优秀中医临床人才培训班，师从侯振民老师。2012年8月至2016年8月参加第五批全国老中医药专家学术经验继承工作,系统学习、整理梁瑞敏老中医学术经验并顺利出师结业。已发表专业学术论文 10 余篇,参与科研 6 项,其中,参与的"芪苓益肝颗粒治疗肝纤维化"被鉴定为具国际领先水平。参编著作两部,参编的《甲子回眸:山西省中医院建院 60 周年学术传承经验集》已在人民卫生出版社出版。学术观点:①慢性肝病多以湿热瘀毒为患,还存在肝脾不调、正气不足。早中期表现为邪盛正不虚,多以攻邪为主,切记不可伤正。晚期多表现为正虚邪恋,应以扶正祛邪为主。祛邪药物避免选择峻猛重剂以防戕伤正气。扶正应以调补肝、脾、肾为主,依据病情变化及时调整调补肝、脾、肾的侧重。治疗全过程始终重视条达肝气,防止肝郁而加重病情。②肝硬化为慢性肝病长期肝纤维化、肝损伤的结局,毒瘀胶结,久而成积,积瘀致损,损伤正气,虚损则瘀积更甚,形成恶性循环。治疗肝硬化应以扶正祛瘀为法,根据病情的不同变化而选择扶正和祛瘀的侧重,然扶正始终贯穿治疗的始终。扶正应以补益肝脾肾为法。活血软坚贯穿治疗始终。肝硬化腹水较重时多以温化为法,腹水较轻时可选用桂枝通阳利水,较重时应选用附子温补脾阳。顽固性腹水多存在顽积内结,可选用水蛭、土鳖虫通络剔积、消散顽积。如有出血倾向,须佐加三七、仙鹤草活血止血以防出血之弊。③肝癌为肝病末期,正气严重亏虚,毒瘀积损更甚。此时应以健脾扶正为法,主张"带瘤生存",临床多以柴芍六君子合六味地黄汤为底方加减调治。治疗总以扶正固本为主,消癥散结为辅。留得一分正气,便有一分生机,总以扶正为要。④抓主症。慢性肝病病症复杂,多为正虚邪实,寒热错杂,毒瘀互结。临证时所见复杂多变,每一阶段具有不同表现,虚中夹实,实中有虚。治疗时需善抓主症,解决此时的主要矛盾,才能取得疗效。

赵保东,男,主任医师,硕士研究生导师,山西省老年医学学会康复分会常委,山西省老年医学学会继续教育分会常委,山西省医师协会康复医师分会常委,山西省医学会物理医学与康复学专业委员会委员,山西省康复医学会常委,山西省专家学者协会专家,山西省保健局保健干部联系专家,现任山西省中医院康复科主任。毕业于广州中医药大学针灸系,从事医疗工作 26 年,第三批全国老中医药专家学术经验继承人,师从山西名医侯振民,继承了印会河教授临床内科经验,为孟河派传人。曾任新疆生产建设兵团第六师人民医院康复科主任,诊治了大量内科、骨科、康复科疑难病例。近年来诊治中风、脊髓空洞症伴椎管狭窄、颈椎病、腰椎间盘突出、骨关节疾患、感觉障碍、甲状腺结节、动脉狭窄等取得了良好效果，有独到的见解与临床经验。

李聚林，男，主任医师，硕士研究生导师，北京中医药大学临床医学博士，山西省中医院和平分院院长。山西省百千万人才工程高端领军人才，第四批全国老中医药专家学术经验继承人。中华中医药学会内科分会第七届委员会常务委员，中华医学会变态反应学分会中西医结合学组成员，山西省中西医结合学会消化病专业委员会常委兼秘书，山西省专家学者协会医学分会常务理事，山西省医学会第一届变态反应学专业委员会中西医结合学组副组长、青年委员。山西省老年医学学会中医药分会第一届委员会常务委员、社区卫生学分会第一届委员会常务委员。从事中医内科脾胃病临床、教学、科研工作 24 年。运用中医药防治脾胃病，尤其是功能性胃肠病、慢性胃肠炎、胆囊炎、胰腺炎具有丰富的临床经验，对消化道癌前病变、功能性胃肠病、脂肪肝的中医药防治具有较深入的研究。治疗脾胃病主张"从气论治"，以恢复中焦脾胃升降功能为出发点和落脚点，论治各种脾胃系统疾病，取得了较好疗效。主持山西省科学技术厅功能性消化不良相关自然基金课题 1 项，参与完成溃疡性结肠炎、非酒精性脂肪肝等省部级课题 6 项，参与国家 973 课题证候研究 1 项，获山西省科技进步奖三等奖 2 项。发表相关论文 20 余篇。

黄华，男，山西坤道堂医馆负责人，主治中医师，山西省首批优秀中医临床人才，傅山医学专业委员会委员。早年跟随阎钧天先生背诵学习《伤寒论》等，山西中医学院毕业后临证摸爬滚打，于 2007 年拜侯振民为师。侯振民要求诸弟子临证以读中医经典为主，对其理论、方药，细心揣摩，并于临证中验之，尤其仲圣用药增一味、减一味，增一两、减一两极为讲究。只有反复诵读，或前后条文对照参看，认真领会其中精髓，再参以历代医家论述，才能更深入地理解经典。侯振民每诊一患者，或对一疾病进行论述的时候，往往上溯《内经》《伤寒论》，又必向学生解说自己追随印会河学习时，印老如何思辨诊疗，再解说自己诊辨思路，由此诸弟子对其中医传承脉络及临证经验尽得其传，犹如随印老诊疗一般。2009 年考入首届山西省优秀中医临床人才班学习，成为侯振民入室弟子，每日耳濡目染，师传手授，对印会河抓主症经验更熟于心间。2012 年为完成《印会河抓主症经验方解读》一书，搜集了印老百余篇著作，在侯振民指导下更是深入地学习了印老诊辨思路、学术体系。

穆志明，主任中医师，世界中医药学会联合会药膳食疗研究专业委员会副秘书长，山西省药膳养生学会副会长兼秘书长，山西省科协 96365 健康热线特聘健康专家，山西省优秀中医临床人才研修项目教学委员会委员。自拜侯振民十余年来，不忘师训，争做上医，精研内科疑难杂病，抓主症重临床，尤其重视先天肾精及后天脾胃的顾护调治，现于山西省中西医结合医院名中医工作室开展"治未病"及养生方案的制定等工作。针对"治未病"预防亚健康的 2 项国家发明专利，已作为院内制剂用于临床。在日常诊疗中，保持侯振民一贯热情细致的工作态度，除对症处方外，对适合患者的饮食、情志、运动、环境及生活习惯等全方位嘱咐，特殊患者制订详细的全年或短期"治疗及养生方案"，收效甚大，受到大家一致好评，并于 2010—2012 年承担山西省科技攻关课题"调理乾坤胶囊亚健康的研究"，发表国家级论文 10 余篇。先后荣获山西省科技传播先进工作者、山西省中西医结合医院第三批"中青年知名专家"称号，获得山西省五小竞赛优秀奖、第十八届山西省优秀学术论文二等奖等。

　　刘爱军，女，副主任医师，硕士研究生导师，第四批全国老中医药专家学术经验继承人，2009—2012 年跟随山西名医侯振民学习，积累了丰富的临床经验，具备扎实的临床技能，长期从事老年病的中西医结合防治研究，现从事老年病及脑病的临床研究，就职于山西省中医院老年病科。擅长中西医结合治疗头痛、眩晕、中风、失眠、脑梗死、脑出血、焦虑抑郁、老年痴呆等脑血管疾病。2010—2018 年期间发表《侯振民名老中医治疗美尼尔氏征经验》等 10 余篇论文，并于 2017 年参与撰写《印会河抓主症经验方解读》《王裕颐经验选粹》《甲子回眸：山西省中医院建院 60 周年学术传承经验集》；2010—2014 年参与"脑卒中后抑郁症的疏脑解郁应用研究"等省级及院级科研课题 4 项。现主持山西省卫健委科研课题 1 项，主持山西省科学技术厅科研项目"基于数据挖掘技术探讨侯振民名老中医治疗脑系疾病临床经验总结" 1 项。

　　梁春华，主治医师，2006 年毕业于山西中医学院，2007 年拜师侯振民跟随学习。2009—2010 年参加山西省首届优秀中医临床人才研修班学习，获得"山西省优秀中医人才"称号。从事临床工作以来，始终坚持中西结合、西为中用的理念，在儿科病症（如鼻窦炎、急性细菌性及病毒性肠炎、吸收不良、发育迟缓）、妇科病症（如闭经、卵巢早衰）等方面疗效显著。

五、传承谱系图

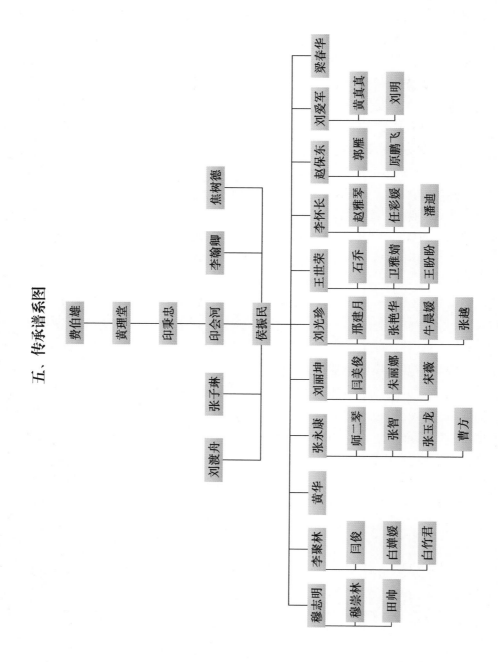

附二

学术成果

一、科研获奖及成果转化

1. 1993 年"R-A 型人体信息诊疗技术研究"获山西省科技进步奖二等奖。

2. 1994 年"毫塞通治疗老年便秘的临床及实验研究"获山西省科技进步奖二等奖。

3. 2007 年"骨质疏松胶囊治疗老年性骨质疏松症的临床研究"获首届中国老年学奖—学术成果奖。

4. 2012 年"骨质疏松胶囊治疗老年性骨质疏松症的再评价研究"获山西省科学技术奖科技进步类二等奖。

5. 2009 年治疗老年性便秘的药物"毫塞通软胶囊"获新药证书,后转让某药企,更名为"芪黄通便软胶囊"。

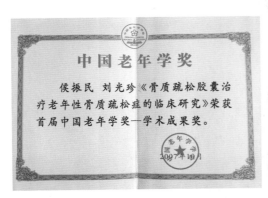

"骨质疏松胶囊治疗老年性骨质疏松症的临床研究"2007 年获得首届中国老年学奖—学术成果奖

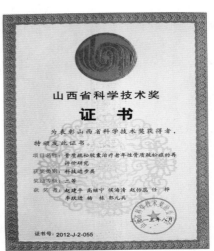

"骨质疏松胶囊治疗老年性骨质疏松症的再评价研究"获山西省科学技术奖科技进步类二等奖

二、著 作

（一）担任主编2部

1.《古今特效单验方》：山西科学技术出版社 1992 年出版。

2.《印会河抓主症经验方解读》：中国中医药出版社 2012 年出版。

（二）担任副主编3部

1.《医苑英华》：中国中医药出版社 2007 年出版。

2.《傅山养生之道·思想篇》：山西人民出版社 2012 年出版。

3.《傅山养生之道·实践篇》：山西人民出版社 2012 年出版。

（三）担任编委4部

1.《张子琳老中医 60 年临床经验精华》：山西科学技术出版社 2011 年出版。

2.《印会河中医内科新论》：化学工业出版社 2010 年出版。

3.《山西省著名中医临床经验选粹》：人民卫生出版社 2009 年出版。

4.《中国药酒谱》：科学技术文献出版社 1998 年出版。

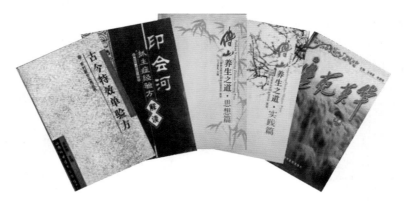

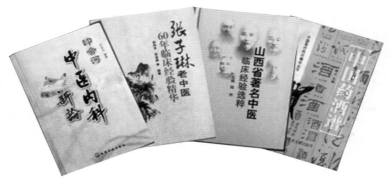

三、论　　文

1.《侯振民名老中医治疗美尼尔氏征经验》: 发表于《光明中医》2017 年第
10 期。

2.《侯振民辛香化浊、祛痰活血法治疗高脂血症经验介绍》: 发表于《中西
医结合心脑血管病杂志》2014 年第 5 期。

3.《侯振民教授治疗老年便秘临证思辨规律》: 发表于《光明中医》2011 年
第 9 期。

4.《侯振民教授治疗慢性老年性便秘经验》: 发表于《光明中医》2011 年第
8 期。

5.《侯振民辨证论治口腔黏膜溃疡的经验》: 发表于《山西中医》2011 年第
7 期。

6.《侯振民老师从痰论治咳喘哮临床经验》: 发表于《山西中医学院学报》
2010 年第 6 期。

7.《侯振民治疗眩晕经验撷要》: 发表于《山西中医》2009 年第 12 期。

8.《从痰论治咳喘哮》: 发表于《山西中医》2005 年第 2 期。

9.《通脑灵胶囊治疗中风后遗症疗效观察》: 发表于《山西中医》2005 年第
12 期。

10.《山西省太原地区健康老年人常量及微量元素水平研究》: 发表于《微
量元素与健康研究》2002 年第 12 期。

11.《耄塞通丸治疗老年性便秘的临床研究》: 发表于《中国中药杂志》
1995 年第 8 期。

12.《除痰降火汤的临床应用》: 发表于《中国中药杂志》1995 年第 7 期。

13.《以痰为主辨治咳喘哮》: 发表于《中医杂志》1995 年第 6 期。

14.《耄塞通的药效学实验研究》: 发表于《中医药研究》1994 年第 2 期。

15.《印氏清理肠道方治疗溃疡性结肠炎的遵用体会》: 发表于《中医药研
究》1993 年第 8 期。

16.《中医药治疗老年性便秘概况》: 发表于《山西中医》1992 年第 8 期。

17.《咯血》: 发表于《山西中医》1987 年第 6 期。

18.《暴泻证治》: 发表于《山西中医》1986 年第 8 期。

19.《泄泻的病因症治》: 发表于《中医药研究杂志》1986 年第 8 期。

四、学术交流与传承影像

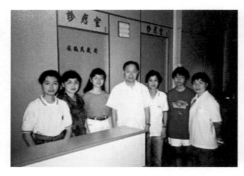

1992 年赴马来西亚医疗讲学

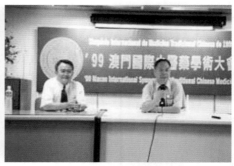

1999 年澳门学术讲座

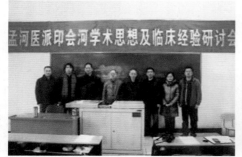

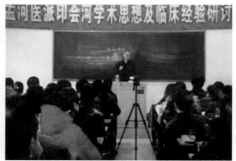

2016 年在山西主持举办孟河医派印会河学术思想及临床经验研讨会

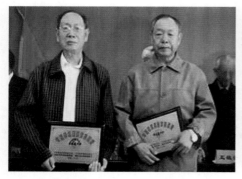

侯振民与王世民开展学术传承讲座

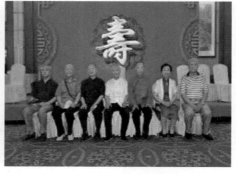

侯振民与国医大师吕景山（左四）、王世民
（左三），全国名中医贾六金（右一）等专家在
一起

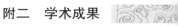

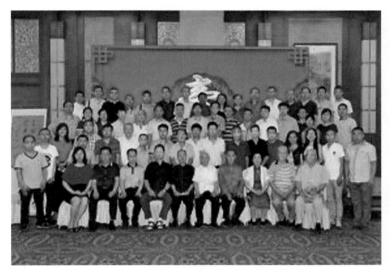

侯振民八十岁生日与弟子代表们合影

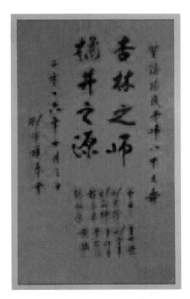

侯振民八十大寿弟子们贺寿